最新版

アスペルガー・ADHD 発達障害 シーン別解決ブック

司馬クリニック院長
司馬理英子

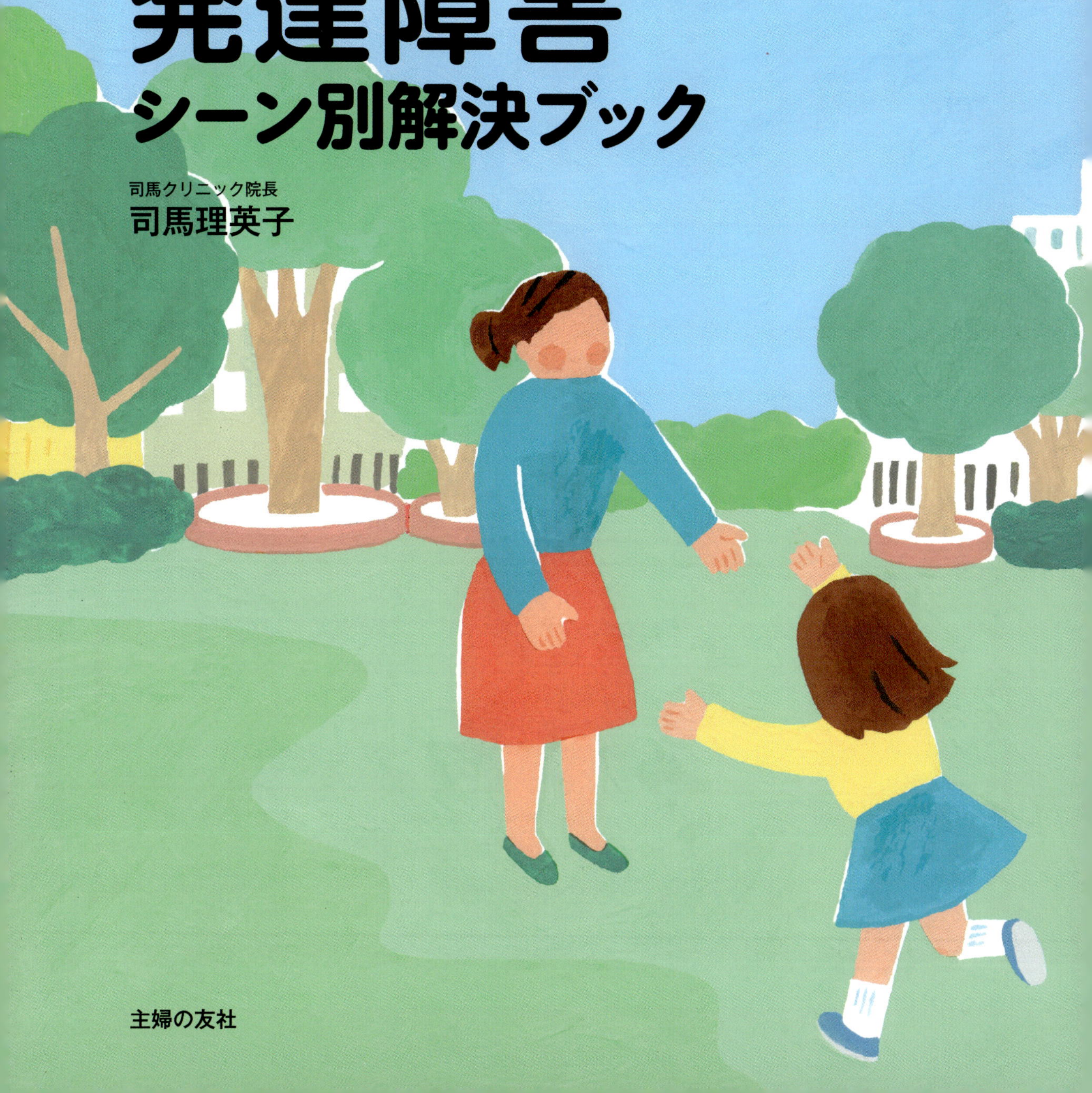

主婦の友社

目次

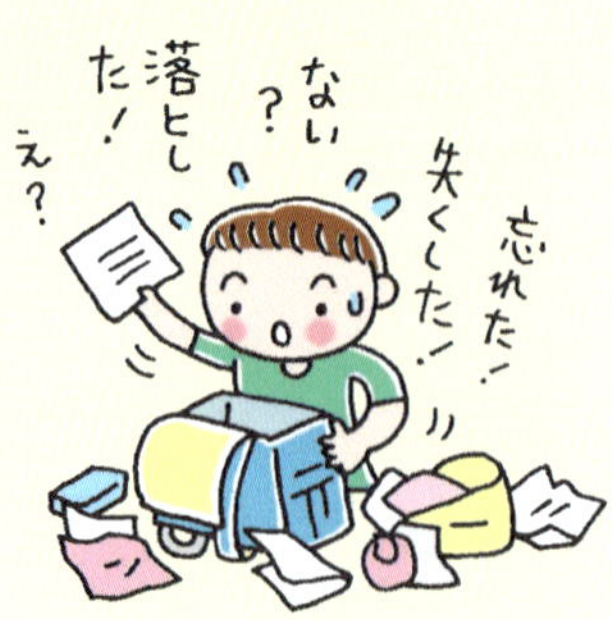

第2章
ADHD
子育て実践対策 ここがポイント…
49

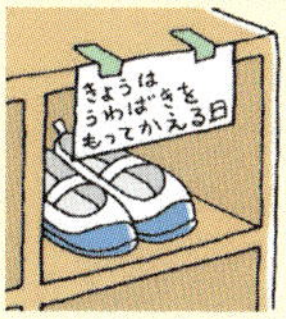

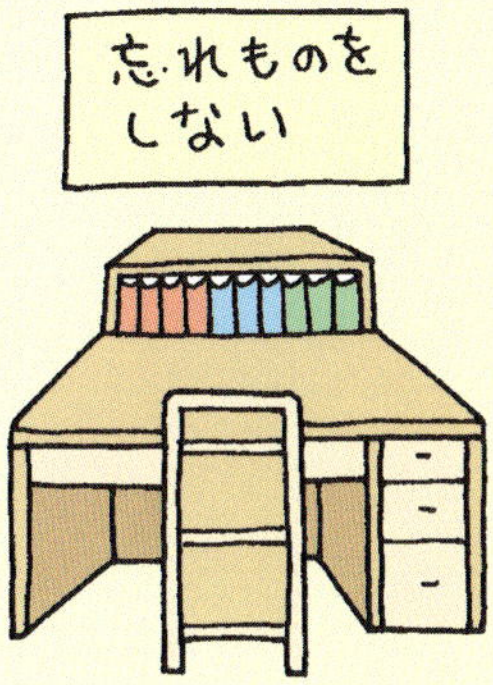

第3章
アスペルガー症候群
子育て実践対策 ここがポイント…
85

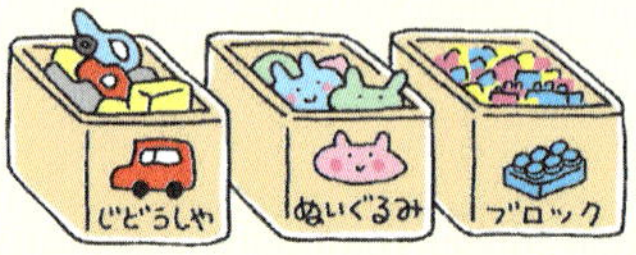
じどうしゃ
ぬいぐるみ
ブロック

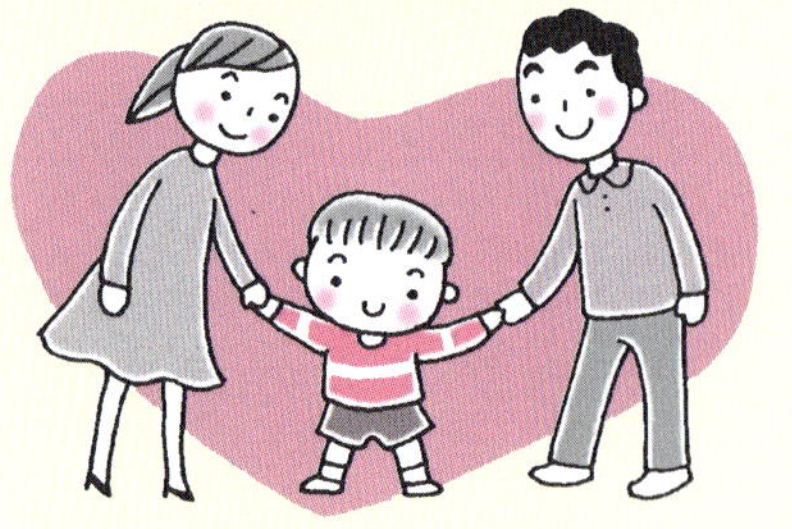

ADHD
小学校4年生
タロウ君の場合

CASE 1

授業中座っていられず、集中できない

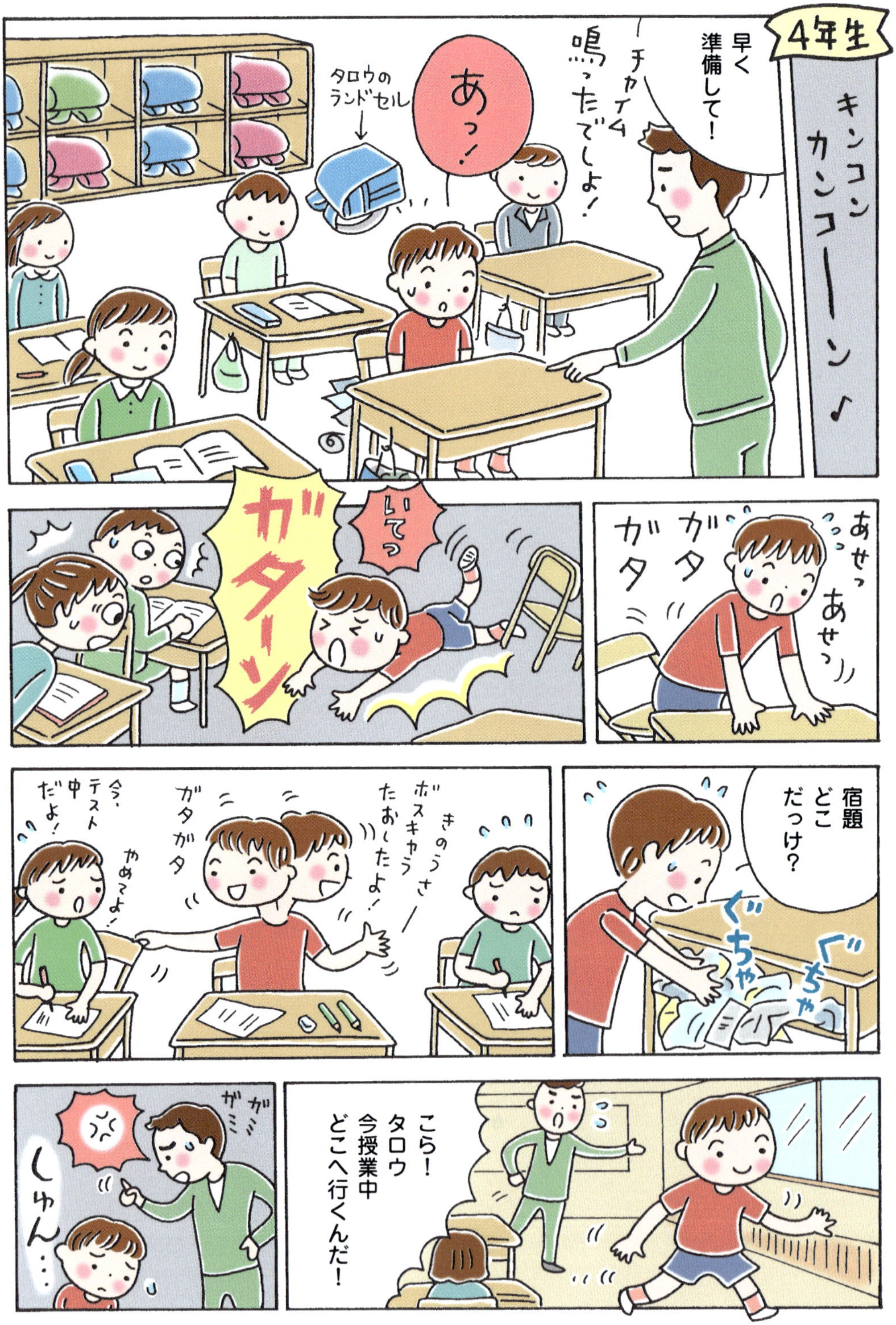
4年生
キンコンカンコーーン♪
早く準備して！
チャイム鳴ったでしょ！
あっ！
タロウのランドセル
ガタガタ
あせっあせっ
いてっ
ガターン
宿題どこだっけ?
ぐちゃぐちゃ
きのうさボスキャラたおしたよ！
ガタガタ
今、テスト中だよ！
やめてよ！
こら！タロウ今授業中どこへ行くんだ！
ガミガミ
しゅん…

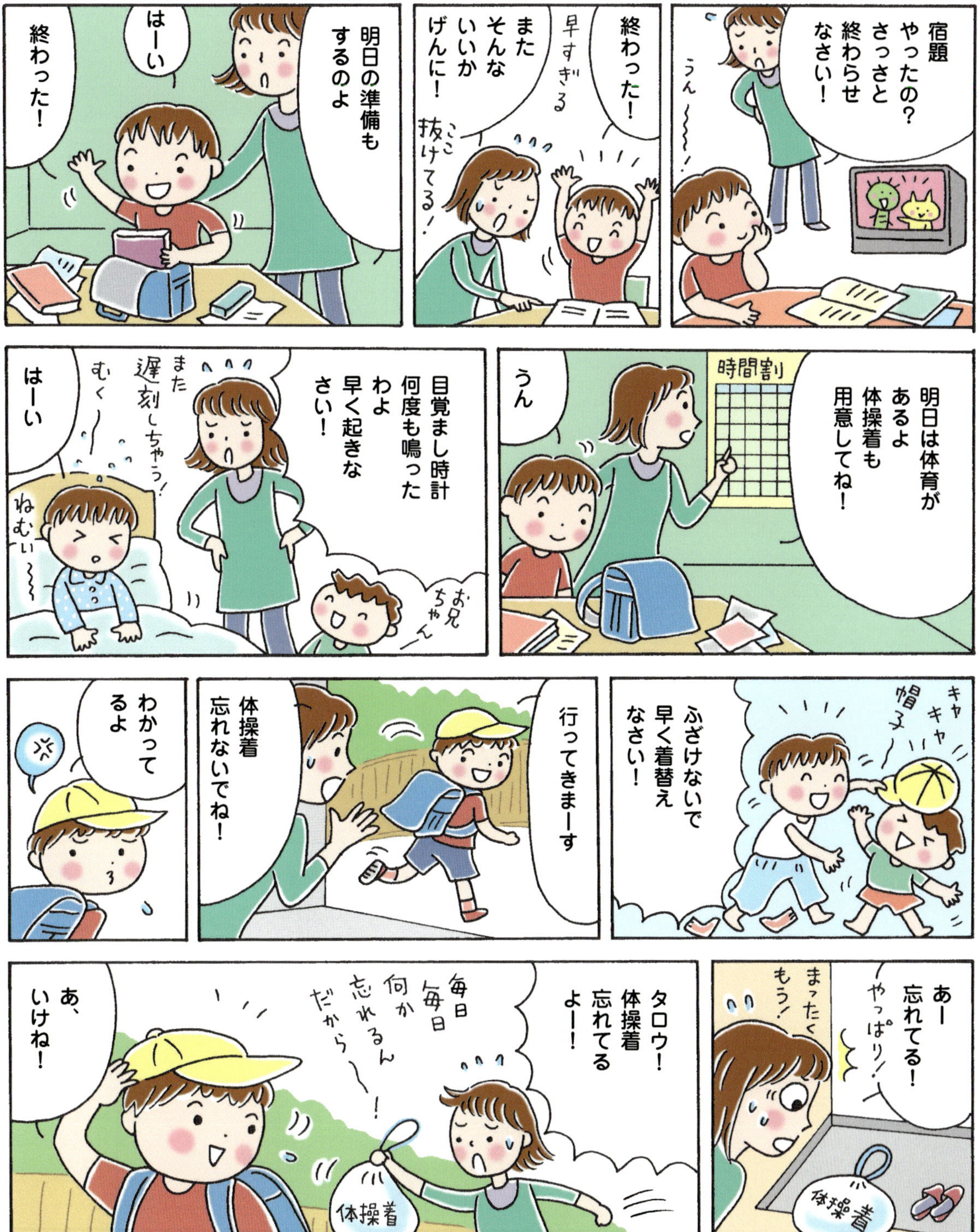

宿題やったの？さっさと終わらせなさい！
うん～～～！
終わった！
早すぎる
またそんないいかげんに！
ここ抜けてる！
明日の準備もするのよ
はーい
終わった！
明日は体育があるよ体操着も用意してね！
時間割
うん
目覚まし時計何度も鳴ったわよ早く起きなさい！
また遅刻しちゃう！
むく～
はーい
ねむい～～
お兄ちゃん～
ふざけないで早く着替えなさい！
キャキャ
帽子～
行ってきまーす
体操着忘れないでね！
わかってるよ
あー忘れてる！
やっぱり！
まったくもう！
タロウ！体操着忘れてるよー！
毎日毎日何か忘れるんだから～～！
体操着
あ、いけね！

ADHD
高校1年生
アキさん
の場合

CASE 2 片づけが苦手で忘れ物が多い

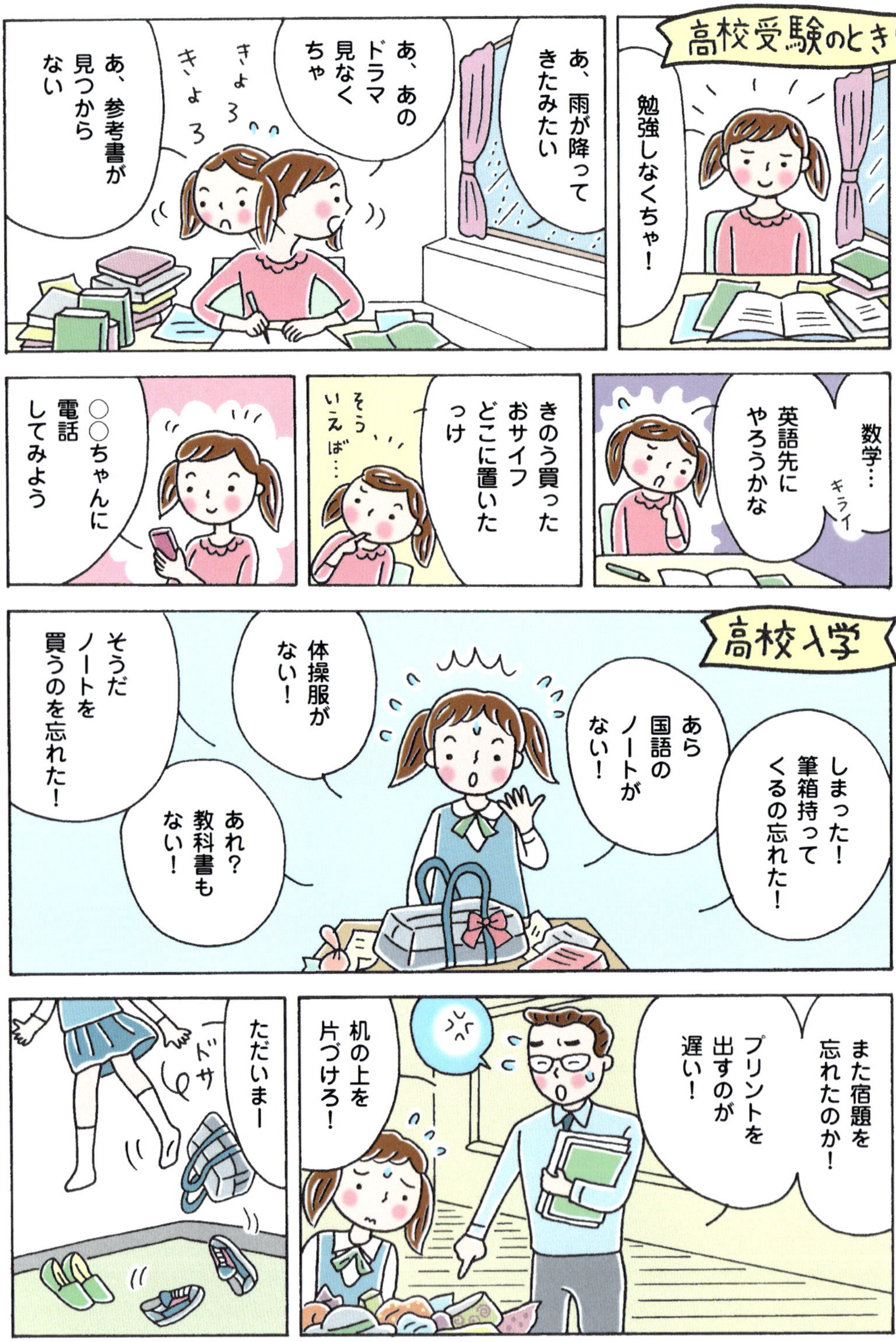

高校受験のとき
勉強しなくちゃ！
あ、雨が降ってきたみたい
あ、あのドラマ見なくちゃ
きょろきょろ
あ、参考書が見つからない
数学…
キライ
英語先にやろうかな
きのう買ったおサイフどこに置いたっけ
そういえば…
○○ちゃんに電話してみよう
高校入学
しまった！筆箱持ってくるの忘れた！
あら国語のノートがない！
体操服がない！
あれ？教科書もない！
そうだノートを買うのを忘れた！
また宿題を忘れたのか！
プリントを出すのが遅い！
机の上を片づけろ！
ただいまー
ドサ

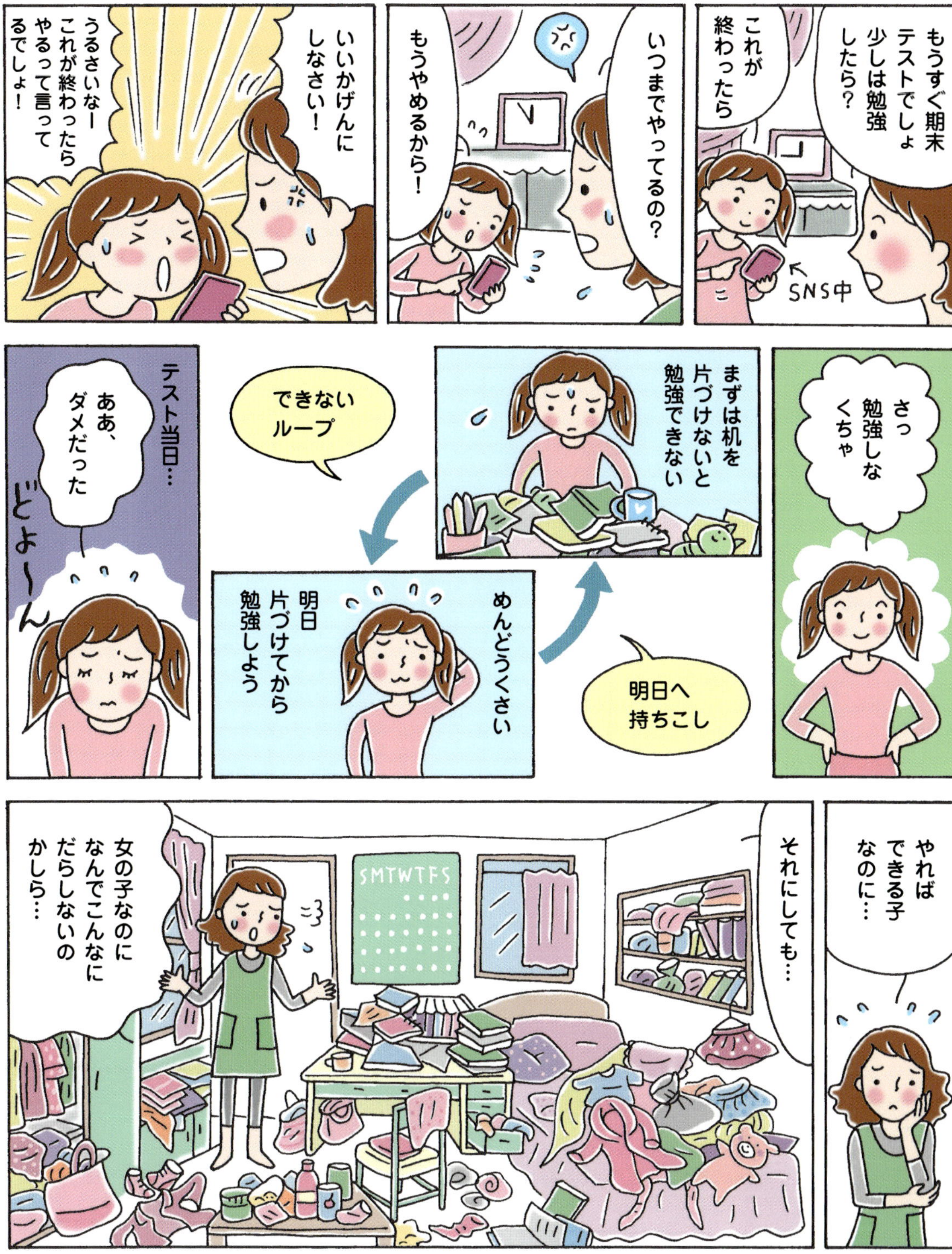
もうすぐ期末テストでしょ少しは勉強したら？
これが終わったら
SNS中
いつまでやってるの？
もうやめるから！
いいかげんにしなさい！
うるさいなーこれが終わったらやるって言ってるでしょ！
さっ勉強しなくちゃ
まずは机を片づけないと勉強できない
明日へ持ちこし
めんどうくさい
明日片づけてから勉強しよう
できないループ
テスト当日…
ああ、ダメだった
どよ〜ん
やればできる子なのに…
それにしても…
SMTWTFS
女の子なのになんでこんなにだらしないのかしら…

アスペルガー症候群
5歳マイちゃんの場合

CASE3 自分の言いたいことが言えない

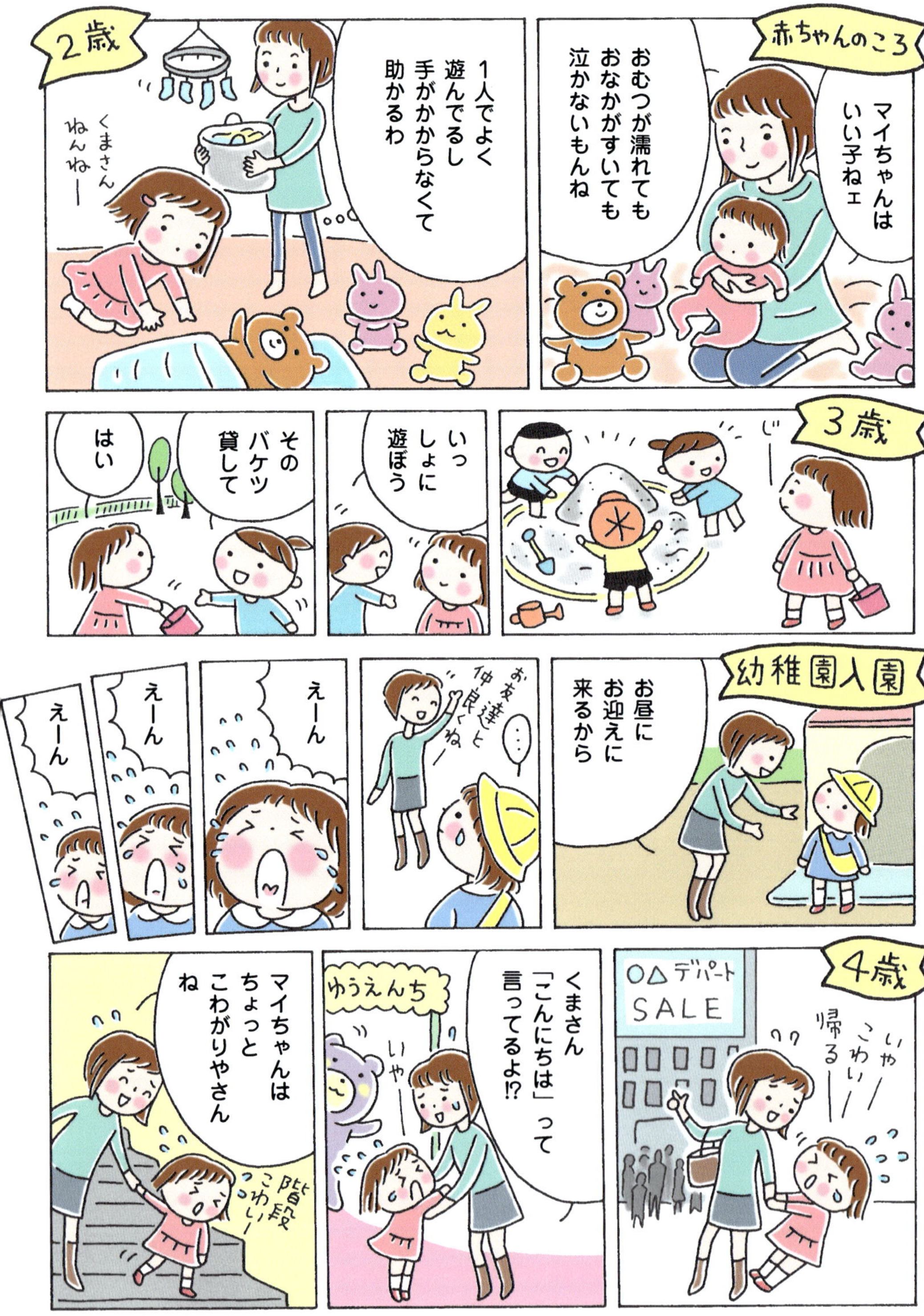

赤ちゃんのころ
マイちゃんはいい子ねェ
おむつが濡れてもおなかがすいても泣かないもんね
2歳
1人でよく遊んでるし手がかからなくて助かるわ
くまさんねんねー
3歳
じー
いっしょに遊ぼう
そのバケツ貸して
はい
幼稚園入園
お昼にお迎えに来るから
お友達と仲良くね
…
えーん
えーん
えーん
4歳
○△デパート
SALE
いやこわい帰るー
ゆうえんち
くまさん「こんにちは」って言ってるよ!?
いやー
マイちゃんはちょっとこわがりやさんね
階段こわいー

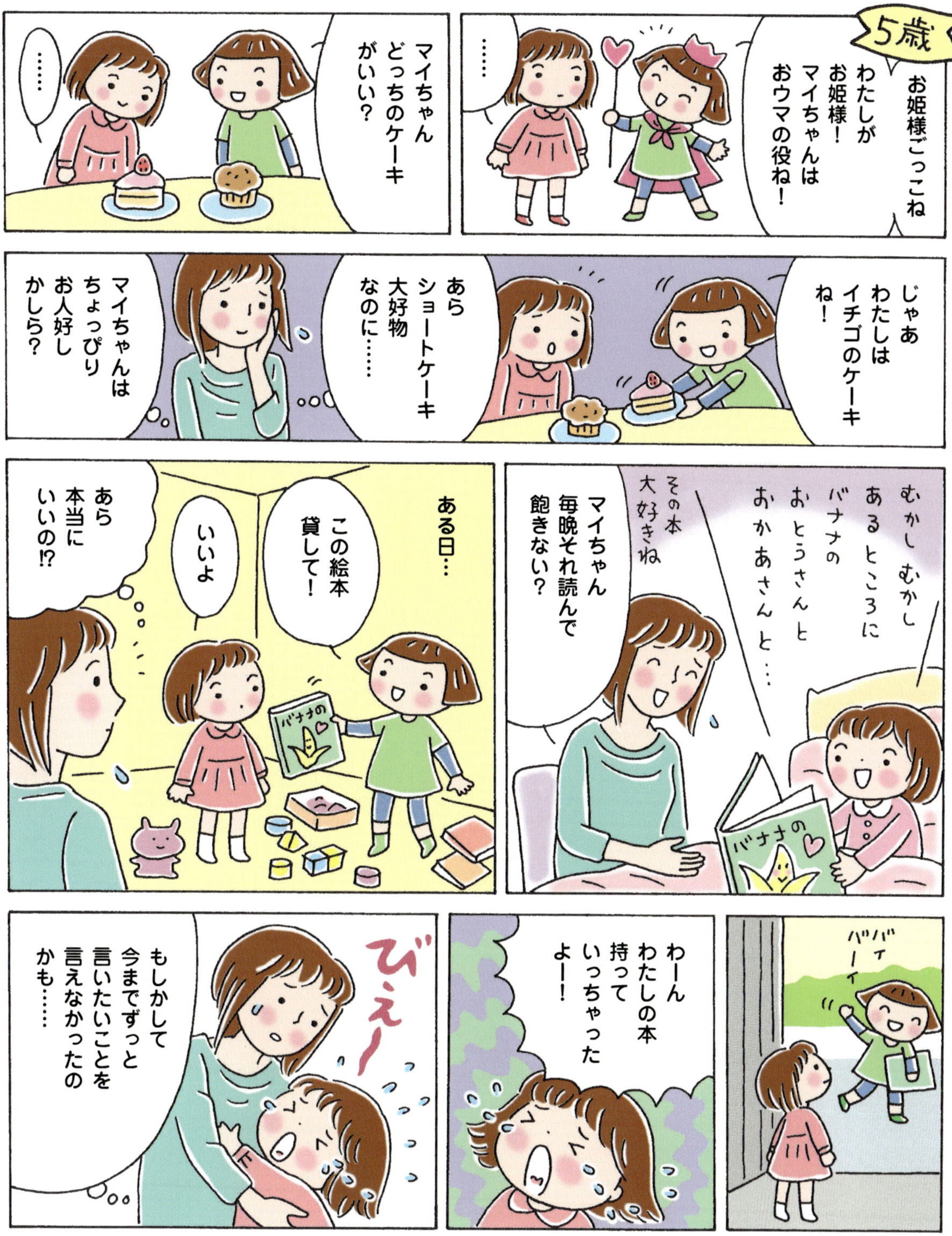
5歳
お姫様ごっこね
わたしが お姫様！ マイちゃんは おウマの役ね！
……
マイちゃん どっちのケーキがいい？
……
じゃあ わたしは イチゴのケーキね！
あら ショートケーキ 大好物なのに……
マイちゃんは ちょっぴり お人好しかしら？
むかし むかし あるところに バナナの おとうさんと おかあさんと…
その本大好きね
マイちゃん 毎晩それ読んで 飽きない？
バナナの
ある日…
この絵本 貸して！
いいよ
バナナの
あら 本当に いいの⁉
バイバーイ
わーん わたしの本 持って いっちゃった よー！
びぇ～
もしかして 今までずっと 言いたいことを 言えなかったの かも……

アスペルガー症候群
小学校2年生リョウ君の場合

CASE4 興味のないことに関心を向けるのが極端に苦手

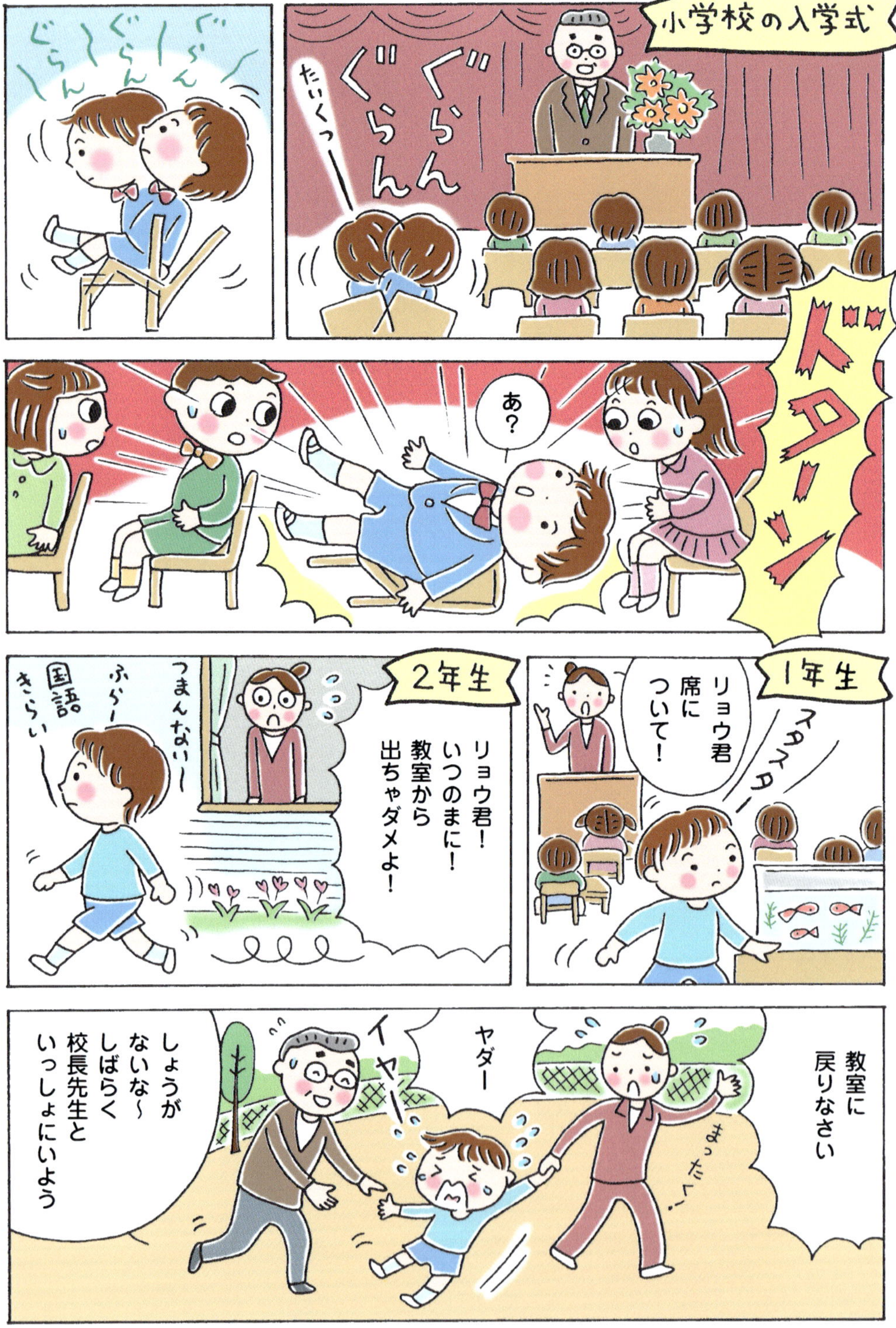
小学校の入学式
ぐらん ぐらん
たいくつー
ぐらん ぐらん ぐらん
ドターン
あ?
1年生
リョウ君 席について!
スタスタ
2年生
リョウ君! いつのまに! 教室から出ちゃダメよ!
つまんないー
ふら〜
国語きらい〜
教室に戻りなさい
まったく〜
ヤダー
イヤー!
しょうがないな〜 しばらく校長先生といっしょにいよう

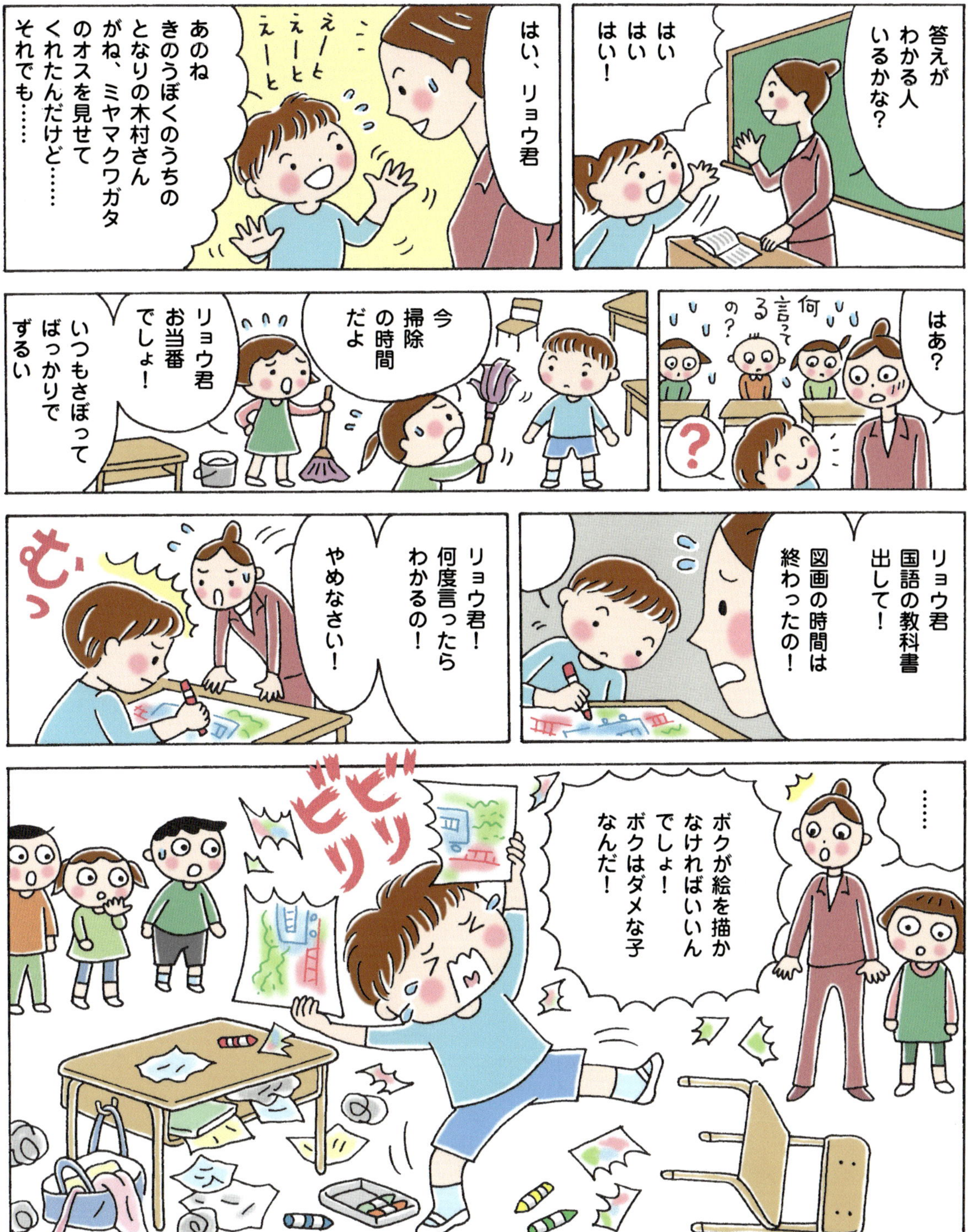
答えがわかる人いるかな?
はいはいはい!
はい、リョウ君
えー!と
えーと
えーと
あのねきのうぼくのうちのとなりの木村さんがね、ミヤマクワガタのオスを見せてくれたんだけど……それでも……
はあ?
何言ってるの?
?
今掃除の時間だよ
リョウ君お当番でしょ!
いつもさぼってばっかりでずるい
リョウ君国語の教科書出して!
図画の時間は終わったの!
リョウ君!何度言ったらわかるの!
やめなさい!
むっ
……
ボクが絵を描かなければいいんでしょ!
ボクはダメな子なんだ!
ビリビリ

アスペルガー症候群
中学1年生カズ君の場合

CASE5 几帳面で融通がきかず、友達とうまくいかない

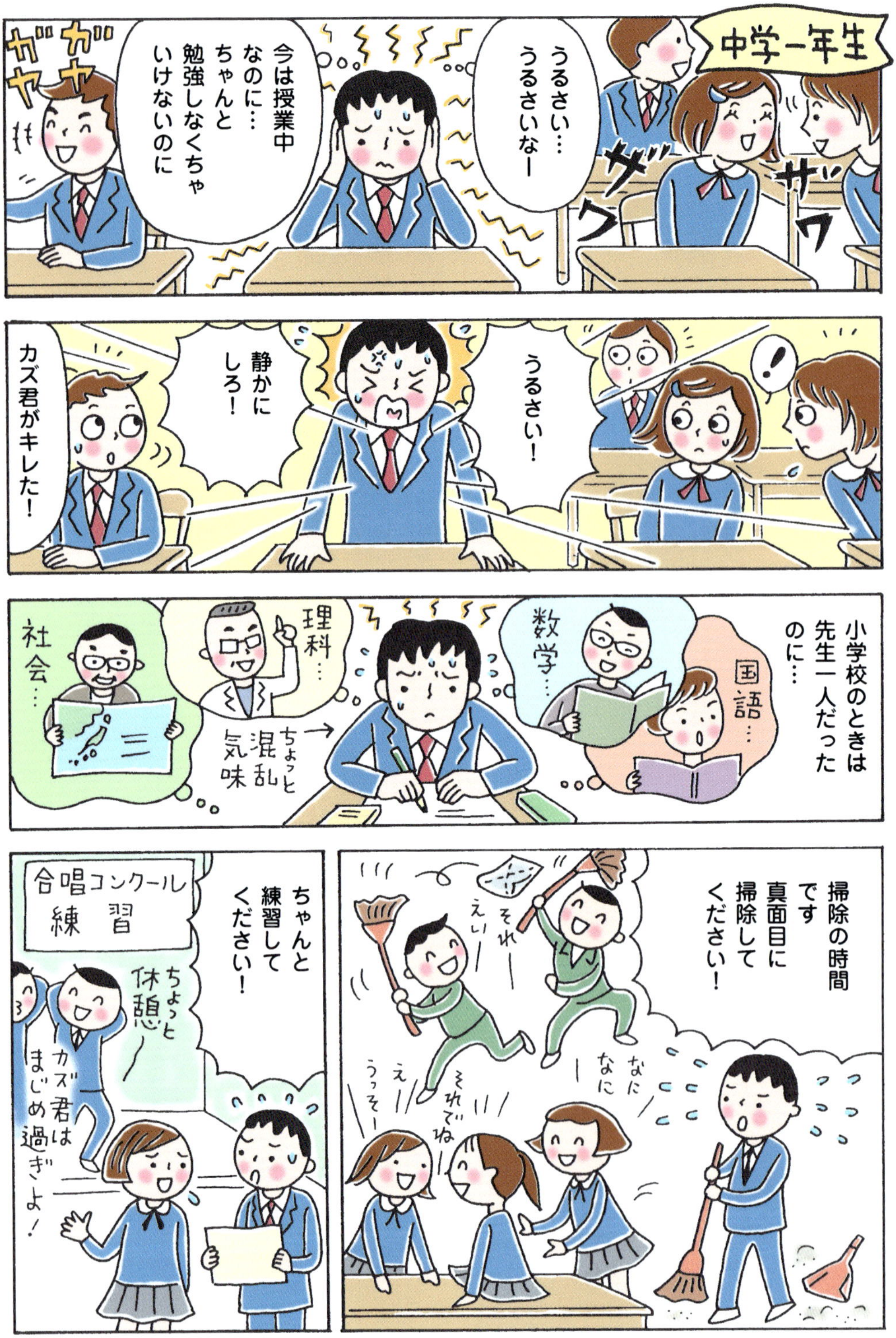
中学一年生
ザワザワ
うるさい…
うるさいなー
今は授業中なのに…ちゃんと勉強しなくちゃいけないのに
ガヤガヤ
うるさい!
静かにしろ!
カズ君がキレた!
小学校のときは先生一人だったのに…
国語…
数学…
理科…
社会…
ちょっと混乱気味
掃除の時間です
真面目に掃除してください!
それー
えいー
なになに
それでね
え
うっそー
ちゃんと練習してください!
合唱コンクール
練習
ちょっと休憩
カズ君はまじめ過ぎよ!

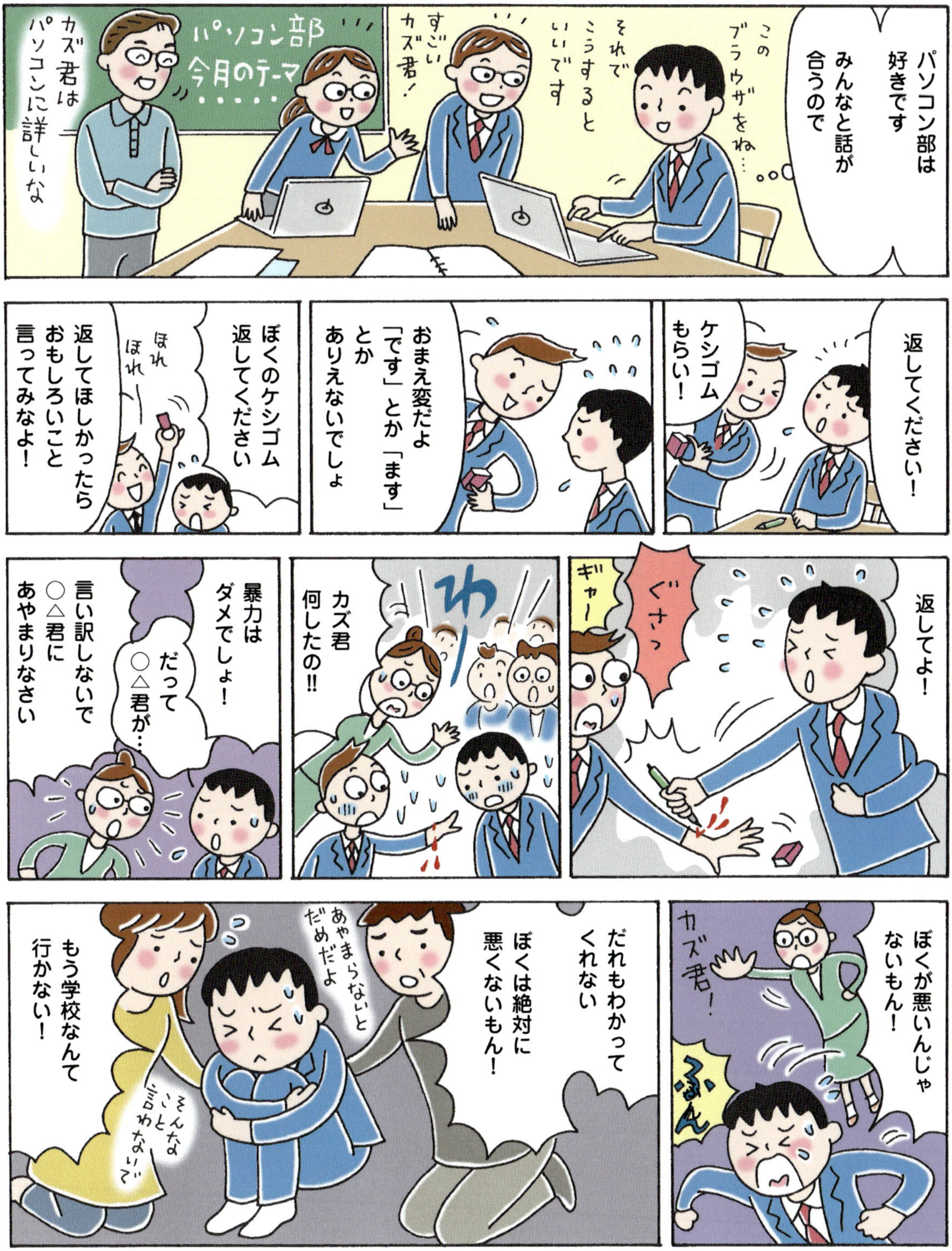

パソコン部は好きです みんなと話が合うので
このブラウザをね…
それでこうするといいです
すごいカズ君!
パソコン部 今月のテーマ ……
カズ君はパソコンに詳しいな
返してください!
ケシゴムもらい!
おまえ変だよ「です」とか「ます」とかありえないでしょ
ぼくのケシゴム返してください
ほれほれ
返してほしかったらおもしろいこと言ってみなよ!
返してよ!
ぐさっ
ギャー
わ
カズ君何したの!!
暴力はダメでしょ!
だって○△君が…
言い訳しないで○△君にあやまりなさい
ぼくが悪いんじゃないもん!
カズ君!
ふん
だれもわかってくれない ぼくは絶対に悪くないもん!
あやまらないとだめだよ
もう学校なんて行かない!
そんなこと言わないで

アスペルガー症候群とADHDは似ている?

アスペルガー症候群とADHDは似て見えるところもあり、併存することも多いのですが、子どものころにはこんな違いが見られることがあります。

	ADHD	アスペルガー症候群
多動	**あることも** 場面に関係なく、いつも動く	**あることも** その場の状況やルールを理解していないときに動き回る
不注意	**問題あり** 気が散りやすい。一つのことに集中する時間が短い	**偏りがある** 好きなことには熱中するが、興味がないものに対しては集中できない
衝動性	**あることも** 待つことができない	**あることも** 待つことができない。状況を読めないので、突然の思いつきで動いているように見える
言語	**遅れはない** おしゃべりだったり、早口で自分中心にしゃべることはあるが、会話のやりとりに不自然さはない	**著しい遅れはない** 難しい言葉を使ったり、大人びたしゃべり方をしたりする。話し相手を無視した一方的な会話。言葉の意味を字義どおりにとらえて、たとえやユーモアが通じない
対人関係	**さほど問題なし** 周囲の反感を買う行動のためトラブルを起こしやすいが、基本的には対人関係が理解できるので、同年代の子どもと適切な関係を築くことができる	**問題あり** 風変わり、一方的、冗長で無神経な方法で人とかかわる。他者に言われるがままに動く、自分の気持ちをうまくあらわせないタイプもいて、対人関係の難しさを抱えていることに気づかれにくい
こだわり	**ない** 物事への極端な執着やこだわりはない	**ある** 興味の幅が狭く、深い。興味を持ったものの情報や事実を集めるために膨大な時間を費やす
感覚	**問題なし** 極端な感覚の過敏さ・鈍感さはない	**あることも** 聴覚、視覚、触覚などで過敏さや鈍感さが見られる
その他		不器用さ(発達性協調運動障害)がよく見られる

第1章

これだけは
知っておきたい
発達障害の
基礎知識

子育てがうまくいかないと感じたら

なぜ、こんなにうちの子は手がかかるのだろう、と悩んでいるお母さんは少なくありません。とても育てにくいと感じる場合は、ＡＤＨＤやアスペルガー症候群が隠れているかもしれません。こんな症状に思いあたることはないでしょうか。

注意力が散漫で落ち着きがない子

とにかく忘れ物が多く、教科書や筆箱、体操服など、毎日何かを忘れてしまいます。前日にきちんと準備するように、お母さんが口をすっぱくして言っても、どこ吹く風。そのうえ、あれをなくした、これをなくしたと、次々にモノをなくしてくるのです。

そのつど叱りつけ、いっしょに探し回るのですが、その最中にほかのことに気をとられ、探し物をしていることも忘れてしまいます。

学校でも落ち着きがなく、授業中にそわそわと手足を動かしたり、席を離れてうろうろしたりするので、友達や先生にいつも怒られています。お母さんもイライラがつのって爆発寸前です。

こんな子はよく見かけますが、度を超えている場合は、ＡＤＨＤが疑われます。

友達とうまく遊べずけんかばかりしている子

「ちょっと待っててね」

何気なくこう言うと、「ちょっとってどのくらい？　1分？　2分？」

「いや、だからちょっとだけ」

「だから、ちょっとって何分？　5分？」

しつこく食い下がられてお母さんはうんざり。普通の会話がなかなか成り立ちません。

冗談が通じず、言葉どおりに受けとって怒ることもあれば、相手の気持ちを察することができずに怒らせてしまうこともしばしば。場を読んだり相手に合わせることができません。

いつもこんな調子なので、面倒くさいやつと、友達にも嫌われてしまいます。

また、何かにつけてこだわりが強く、ふだんと少しでも手順が狂うとパニックになることもあります。

こんな兆候が見られる場合は、アスペルガー症候群が疑われます。

よく見られる発達障害の症状

ADHDの子どもによく見られる症状

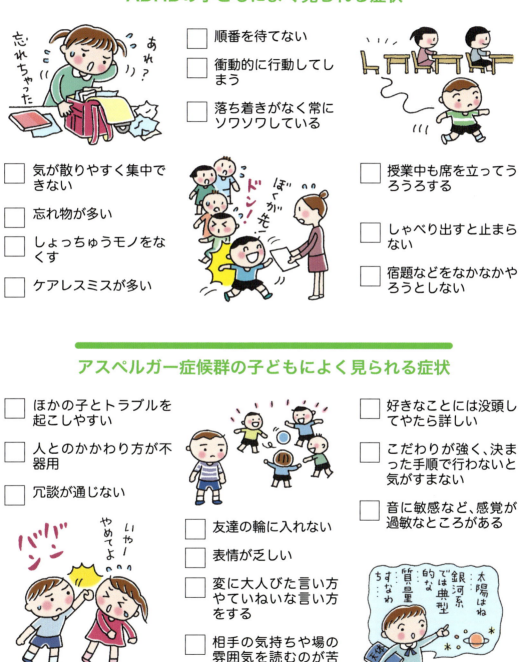

- □ 順番を待てない
- □ 衝動的に行動してしまう
- □ 落ち着きがなく常にソワソワしている

- □ 気が散りやすく集中できない
- □ 忘れ物が多い
- □ しょっちゅうモノをなくす
- □ ケアレスミスが多い

- □ 授業中も席を立ってうろうろする
- □ しゃべり出すと止まらない
- □ 宿題などをなかなかやろうとしない

アスペルガー症候群の子どもによく見られる症状

- □ ほかの子とトラブルを起こしやすい
- □ 人とのかかわり方が不器用
- □ 冗談が通じない

- □ 好きなことには没頭してやたら詳しい
- □ こだわりが強く、決まった手順で行わないと気がすまない
- □ 音に敏感など、感覚が過敏なところがある

- □ 友達の輪に入れない
- □ 表情が乏しい
- □ 変に大人びた言い方やていねいな言い方をする
- □ 相手の気持ちや場の雰囲気を読むのが苦手

気づかれる時期は障害によっても違う

どこかほかの子とは違うと気づき始めるのは、アスペルガー症候群の場合は3～4歳ごろ、ADHDの場合は、6歳ぐらいからです。

赤ちゃんのころには気づかないことも

おなかがすいたり、おむつが濡れたりすると、普通は泣いて知らせます。しかし、自閉症の赤ちゃんの場合は、泣いて訴えることはあまりないこともあります。いつもベッドでおとなしくしているので、お母さんは手がかからない育てやすい子と感じるかもしれません。

逆に、アスペルガー症候群やADHDの赤ちゃんは気難しいことが多く、四六時中泣いてお母さんを悩ませます。寝つきが悪く、やっと寝たと思ってもすぐに目を覚まして泣き叫び、ミルクもきちんと飲んでくれません。お母さんはクタクタになってしまいます。

でも、これらの特徴は健常の子にも見られます。おとなしいから、泣き続けるからといって、すぐに発達障害というわけではありません。

1～2歳になると気づき始める

自閉症の場合は、1～2歳ぐらいになると、うちの子はちょっと変かもと気づき始めます。名前を呼んでも振り向かない、意味のない声は出しても、「ママ」とはなかなか言えないなど、言葉の発達の遅れも目立ってきて、「あれっ？」と思うことが増えてきます。一人遊びが好き、一つのおもちゃに異常に執着する、なども特徴的な症状です。

でも、ただ単にその子の個性だったり、言葉が遅いだけというケースもあります。診断がつくのは3～4歳ごろになることもあります。

アスペルガー症候群の場合には、3歳児健診でも気づかれないこともよくあります。ADHDの場合はもっと遅く、小学校入学後くらいになってからです。

小学校に入学し集団行動をするようになり、努力して課題に取り組む必要が出てきたときに、問題が表面化することがほとんどです。

それぞれの年齢で見られる発達障害のサイン

0~1歳

●自閉症・アスペルガー症候群
- 「手のかからない赤ちゃん」または「すごく手がかかる赤ちゃん」
- 泣かない
- 一人で寝かされていても平気
- あやしても笑わない
- 視線が合いにくい
- 多動
- 後追いがない
- 人見知りをしない。またはしすぎる

1~2歳ごろ

●自閉症
- 言葉が出ない
- 名前を呼んでも振り向かない
- 視線を合わせない
- 一人にされても泣かない
- だれかと遊ぶより一人遊びが好き
- おもちゃなど一つのモノに執着する
- 寝つきが悪い
- 偏食が激しい

●アスペルガー症候群
- 知らない人でも話しかける
- 迷子になっても平気

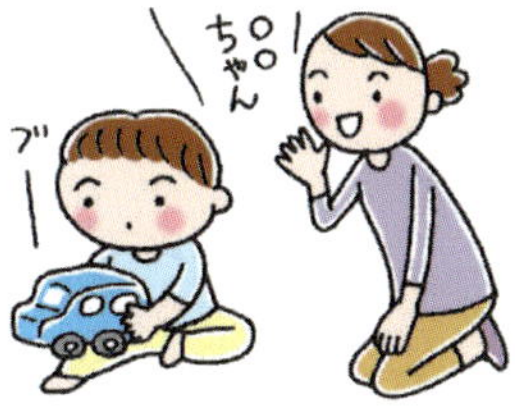

1歳半

●自閉症
- 指さしをしない
- 悲しくても慰めを求めない
- 甘えてこない

●アスペルガー症候群
- 言葉が遅れているかなと思っていたが急に話し始め、話し出したらうるさいくらいのことも

3~4歳ごろ

●アスペルガー症候群
- 遊びが限られている
- ほかの子とうまく遊べず、けんかになる
- 集団行動でうまくいかない
- 敬語で話すこともあり、子どもらしくない難しい言葉を使う

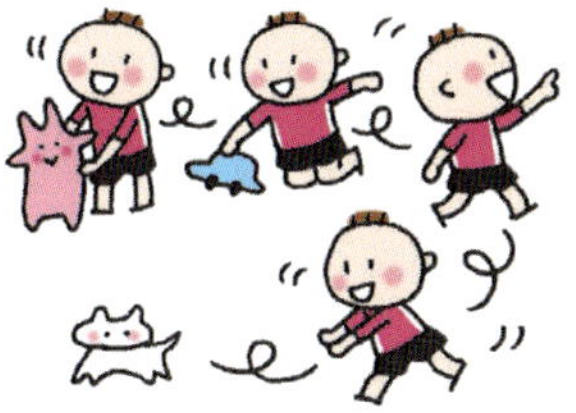

3~4歳ごろ

●自閉症
- 言葉が増えず、会話が成立しにくい
- 他人との感情の交流がない
- いろいろな物や手順にこだわりが見える
- かんしゃくを起こすとなかなかおさまらない

1歳 2歳 3歳 4歳

発達障害はアスペルガー障害、ADHD、LDなどの総称

ひと口に発達障害といっても、その特性は少しずつ異なります。適切なサポートで可能性を広げることができます。

発達障害は合併することもある

発達障害は「自閉症」「アスペルガー障害」「ＡＤＨＤ」「ＬＤ」などをまとめたものです。

アメリカ精神医学会の「ＤＳＭ－5」では自閉スペクトラム症と総称されます（詳しくはＰ48参照）が、本書ではアスペルガー障害や自閉症という名称で解説します。

自閉スペクトラム症とは、「社会性」「コミュニケーション」「社会的想像力」といった分野において、なんらかの障害が見られるものをいいますが、社会性には乏しくても、知能は優秀という人もいます。

また、ＡＤＨＤやＬＤ（学習障害）は、不注意、多動性、衝動性がある（ＡＤＨＤ）、全般的な知的能力は標準的に発達しているにもかかわらず、読み書きや計算、推論、運動など、学習面のある特定の領域が著しく劣っている（ＬＤ）ものをいいます。

これらの障害が重なり合うこともあります。

早期発見と適切な支援が能力を伸ばすカギ

発達障害は発達の偏りの特徴です。根本から治すというものではありません。

しかし、障害に早く気づき、適切なサポートをしてあげれば、能力を伸ばし、社会に適応しやすくなることがわかっています。

むしろ、発達障害のために起きているさまざまな症状に対し、繰り返し叱責したり体罰をするなどの不適切な対応をすると、子どもに二次的な問題が起こり、より深刻な影響を与えます。

学校教育法が一部改正され、平成19年4月から「特別支援教育」が実施されています。

教育環境も大きく変わりつつありますので、希望を持って子どもに接するようにしてください。

主な発達障害

●ASD（自閉スペクトラム症）

アスペルガー症候群や自閉症など

■社会性の障害
友達とうまくかかわれない。友達とトラブルになりやすい　など
■コミュニケーションの障害
一方的でまとまりのない話をする。大人びた言葉遣い。冗談を真に受ける。
表情が乏しい。自分の気持ちを言えない。助けを求められない　など
■社会的想像力の障害
他人の感情が理解できない。経験したことがないことを想像できない。
こだわりが強い　など

●ADHD（注意欠如・多動性障害）

不注意、多動性、衝動性が見られる

■不注意
ケアレスミスが多い。いつも探し物をしている。整理整頓が苦手。すぐに気が散る。
集中力が持続しない　など
■多動性
じっとしていられない。落ち着きがない。授業中や食事中もすぐに席を立つ。
手や足をいつもそわそわ動かす。イスの上で体を動かす。
静かにしているのが苦手　など
■衝動性
順番を待てない。せっかち。おしゃべり。友達にちょっかいを出す　など

●LD（学習障害）

**読む、書く、計算、推論、運動など、
ある特定の分野の学習の習得に非常に時間がかかる**

■読字障害　**■書字障害**　**■算数障害**

アスペルガー症候群の子どもの特徴

アスペルガー症候群の子どもたちは、独自の見方で世界をとらえています。一般の常識では理解できないことが多いのですが、子どもの目線で世界を見るようにすると、どのように接したらいいか、わかるようになるでしょう。

幼いころは障害に気づかれにくい

アスペルガー症候群は、対人関係の障害、コミュニケーションの障害、社会的想像力の障害、こだわりが強いなどの特徴を持つ自閉スペクトラム症の一つです。

自閉症の子どもは、言葉の遅れがあるので、2～3歳ぐらいまでに言語発達の遅れによって障害に気づかれることが多く、半数くらいの人には知的な遅れも見られます。

しかし、アスペルガー症候群では、言語発達の遅れはあったとしてもわずかで、言語発達は標準的かむしろ早いということもあります。1歳半くらいまで言葉が出ずに心配していたのが、少し話し出すとワーッと言葉の量が増え、うるさいくらいに話すという子もいます。幼少期には社会性の面以外では、発達の遅れは目立ちません。

そのため、障害に気づかれにくいのです。

人の気持ちや考えを直観的に読みとれない

自閉症では、人への関心が非常に乏しい子どもが多いのに比べ、アスペルガー症候群では、積極的に人とかかわりを持とうとする子どももかなりいます。しかし、うまくコミュニケーションがとれないため、友達がなかなかできなかったり、しょっちゅうトラブルを起こしたり、いじめられたりします。

これは、人の気持ちや考えを、直観的に読みとる能力の発達がゆっくりしているからだと考えられます。通常は、深く考えなくても、こういうときには相手はこう思うだろうとか、自分がこう言ったら相手はこう感じるだろうと、直観的にわかります。

これを社会的想像力といいますが、アスペルガー症候群はこの力が乏しいため、コミュニケーションがスムーズにとりにくいのです。

アスペルガー症候群ではこんなことが…

1

人とのかかわり方が独特

2

言葉による、または言葉以外のコミュニケーションが苦手

3

社会的想像力の欠如

- 相手の気持ちがわかりにくい
- 空気が読めない
- 人からどう見られるかがわからない

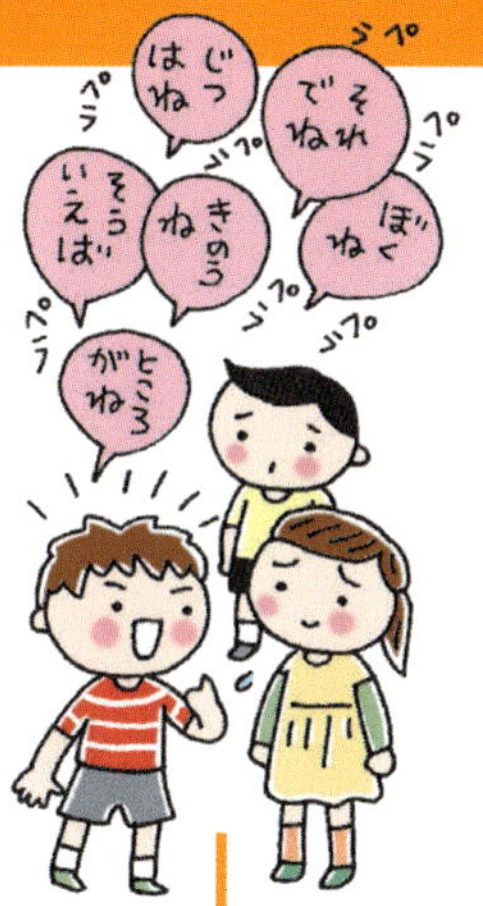

じつはね
それでね
そういえば
きのうね
ぼくね
ところがね

- 人への関心の乏しさ、人とのかかわりが不器用
- 言葉（文脈や細かいニュアンス）の理解が不十分
- 相手の気持ちや立場、その場の状況の理解が苦手
- 変化する状況に応じて、行動を予測するのが難しい
- 決まった手段、行動を好む
- こだわり

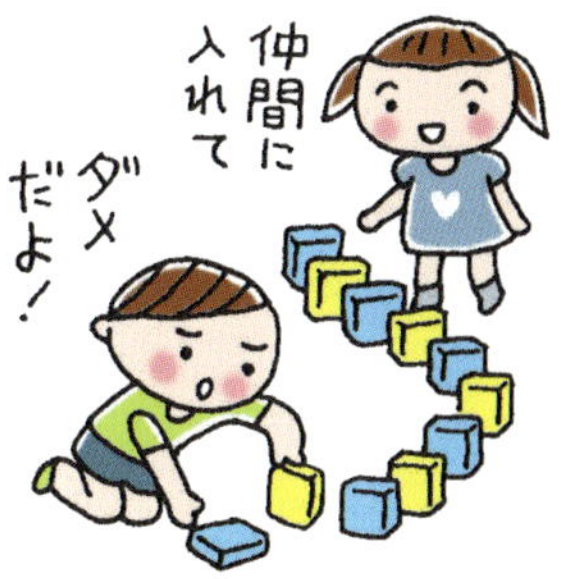

仲間に入れて
ダメだよ!

Ａ ＡＤＨＤの子どもの特徴

ＡＤＨＤの子どもは、同じ年齢の子どもに比べて、自分をコントロールする力が弱いのです。目標に向かって行動したり、努力を続けるのが苦手です。大人になるまでに時間がかかるといってもいいでしょう。

実行機能がうまく働かない

ＡＤＨＤの子どもは、不注意、多動性、衝動性という3つの特徴を持っています。全体の5％ぐらいの子どもに見られ、男子に多く、女子の4～5倍とされています。

ＡＤＨＤの特徴は、どの子どもにも、多少はあてはまるように見えます。しかし、ＡＤＨＤではその程度が強く見られ、学校生活や家庭生活に支障をきたしてしまいます。

普通の子どもは、成長の過程で年齢相応にルールやマナーを覚えていきます。幼稚園ぐらいには、友達と仲良く遊ぶために、譲ったり、がまんしたり、自分の順番を待ったりできるようになります。小学生になるころには、机に座り、先生の指示に従って学習できるようになります。

ところが、ＡＤＨＤの子どもは、実行機能がうまく働いていません。また、楽しみを先延ばしできません。そのため、その場にふさわしい行動をとったり、目標に向かって計画を立て、実行に移していくことができません。

感情や衝動も、ほどよくコントロールできず、小学生になっても、授業中なのに落ち着きなく体を動かしたり、思いつくままに行動したりするのです。

あとの楽しみのために今がんばれない

彼らは、「今」を生きています。今楽しいこと、今満足できることを追求します。「やりたくないけど、今やっておけばあとが楽だからがんばろう」という発想は、ＡＤＨＤの子どもにはありません。これを「報酬系の障害」といいます。

そのため、やるべきことを後回しにします。面倒くさいことはずるずると先延ばしにし、結局忘れてしまうのです。

彼らがやる気を出すのは、自分が面白いと思ったときだけです。

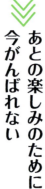

ADHDとはこんな発達障害

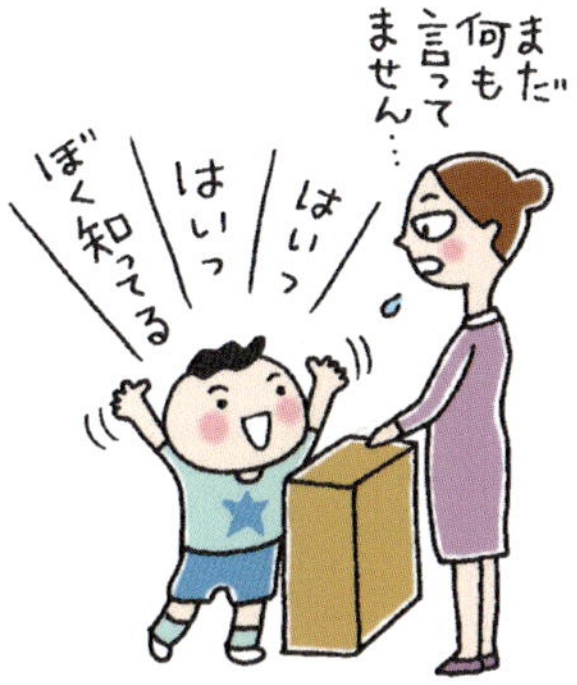
ぼく知ってる
はいっ
はいっ
まだ何も言ってません…

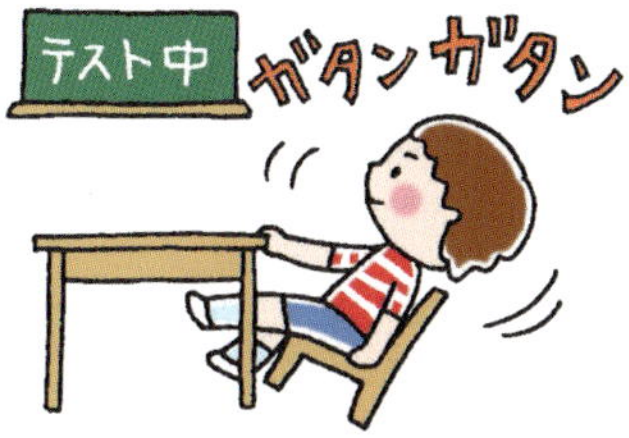
テスト中
ガタンガタン

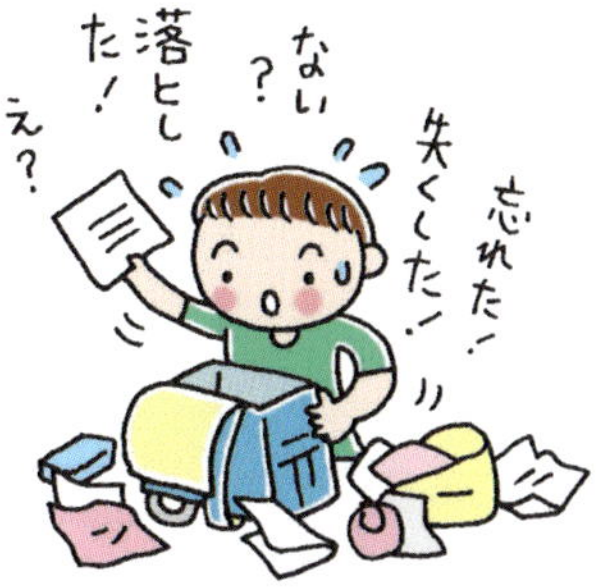
え?
落とした!
ない?
失くした!
忘れた!

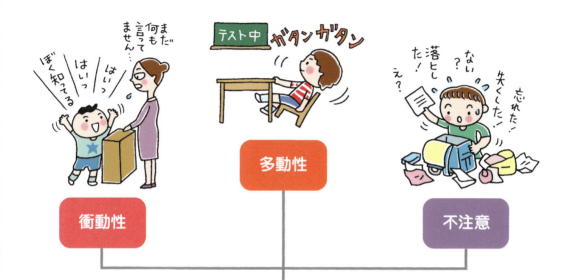

多動性

衝動性

不注意

実行機能の障害

- ルール、決まりを忘れてしまいがち
- 過去の経験を生かせない
- 未来(将来)を考えて計画できない
- やるべきことを記憶するのが苦手
- 活動に必要な記憶の保持ができない(ワーキングメモリーが不足)
- 目標に向かって計画を立て行動できない
- 運動、衝動のコントロールが下手

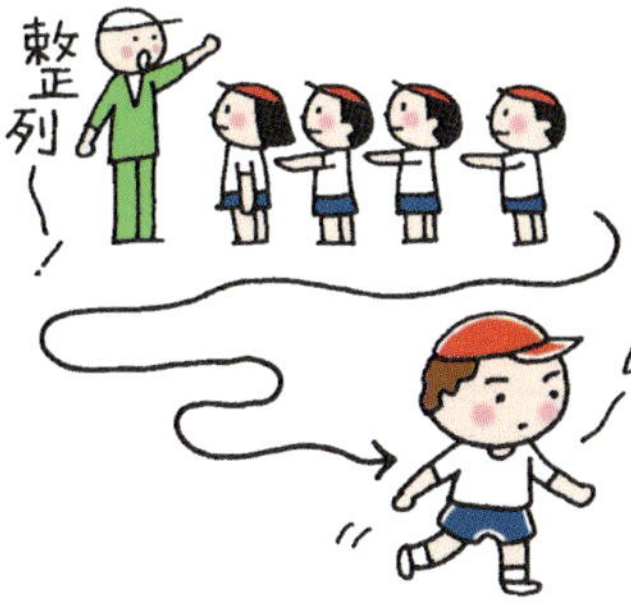
整列〜!
ぷい〜

報酬系の障害

- 目的ある行動のための動機づけが困難
- 自分が楽しい、興味があることでないと動機づけがしにくい

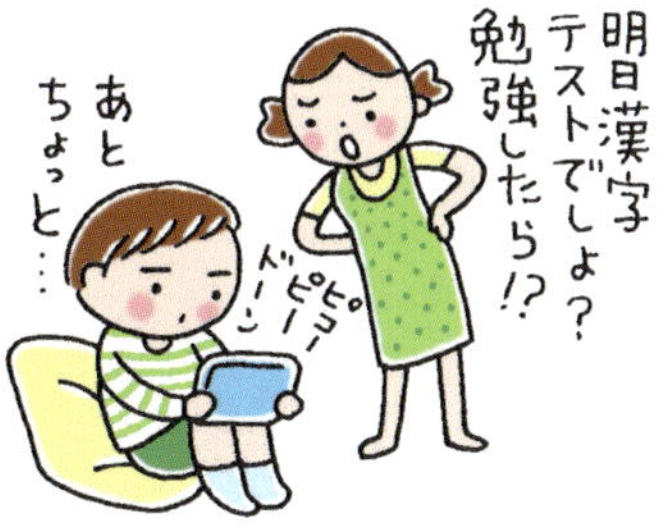
明日漢字テストでしょ?
勉強したら!?
あとちょっと…

LDの子どもの特徴

だれしも得手不得手はあります。書き取りは得意だけれど、計算は大の苦手という人もいるでしょう。しかし、LDの場合は、苦手のレベルをはるかに超えて、それのみが極端にできないのです。

特定の能力が著しく欠けている

ＬＤとは学習障害のことで、特異的発達障害の一つです。

全般的な知能には特に遅れはないのですが、「聞く」「話す」「読む」「書く」「計算する」「推論する」という6つの能力のうち、特定のものの習得や使用が著しく困難な状態になっています。

たとえば、読むことに困難がある子どもは、文字を一つひとつ拾って読んだり、文章を指で押さえながら読んだりします。読み間違えたり、行を取り違えたり、文末を適当に変えて読んでしまう子もいます。

こうなると、何を書いているのか理解できませんし、登場人物の気持ちもわかりません。

読みが困難だと、国語以外の教科にも影響が出ます。文章をだれかが読んでくれれば、理解しやすいです。

本人のせいではないが努力不足と誤解されがち

ＬＤのあらわれ方は一人ひとり異なります。

幼児期には問題行動はほとんど見られません。

たいていは、小学校に入学して、初めてそうと気づかれます。

ＬＤは、脳の認知機能の部分的な遅れや偏りによって起こる、と考えられています。本人の努力不足ではないのですが、ほかのことは支障なくできるため、誤解されがちです。

ただ、何回も繰り返し練習しても、なかなかうまくいきません。量をこなすのではなく、その子にとってわかりやすい教え方や代替の学習法を用いることも必要です。

無理な勉強を強いられたり、ピントはずれな叱責を受けたりして、心に傷を負ってしまうこともあります。

ＡＤＨＤやアスペルガー症候群など、ほかの発達障害を併発していることもあり、その見極めがなかなか難しいこともあります。

LDとはこんな発達障害

6つの能力のどれかが著しく劣っている

聞く

・聞き漏らしや聞き間違いが多い
・複雑な会話を理解できない
・指示を忘れて何度も聞き直す
・長い話に集中できない
・言葉を復唱できない

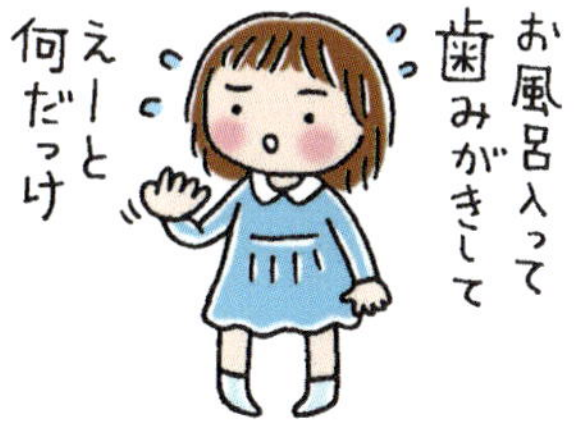

お風呂入って
歯みがきして
えーと
何だっけ

話す

・順序立てて話せない
・言葉が出てこない
・話が回りくどくて結論までたどりつかない
・何を言っているのかわかりにくい
・単語を羅列して話す

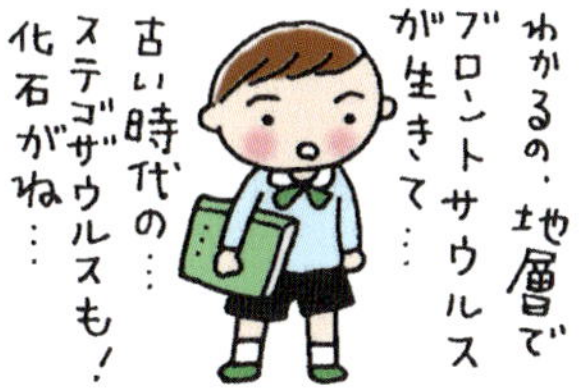

わかるの、地層で
ブロントサウルス
が生きて…
古い時代の…
ステゴザウルスも！
化石がね…

読む

・読むのが遅い
・たどたどしくしか読めない
・行を取り違える
・文章の要点を読みとることができない
・文字や単語を飛ばして読む

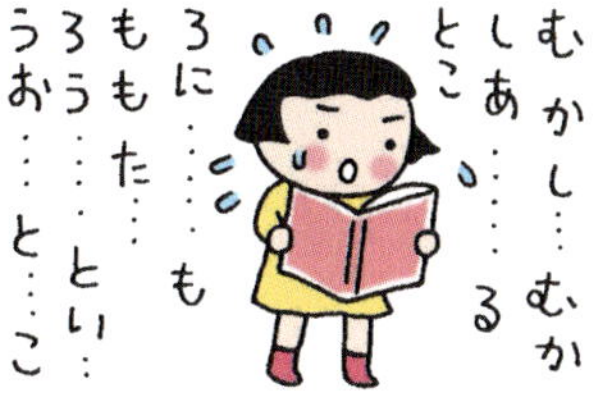

むかし……むかし
あ……る
とこ
ろに……も
ももた……
ろう……とい……
うおう……と……こ

書く

・書いた字がとても読みにくい
・小さな「っ」や「ミ」などを抜かす
・作文や日記など長い文章を書くのが苦手
・鏡文字になる
・「てにをは」をよく間違える

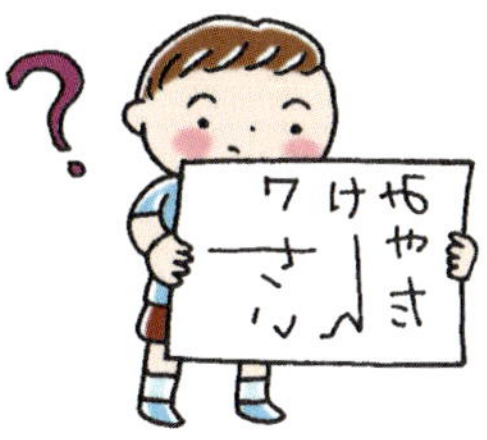

計算する

・繰り上がりや繰り下がりが理解できない
・計算ミスが多い
・やさしい足し算引き算で、指を使う
・数の概念が理解できない

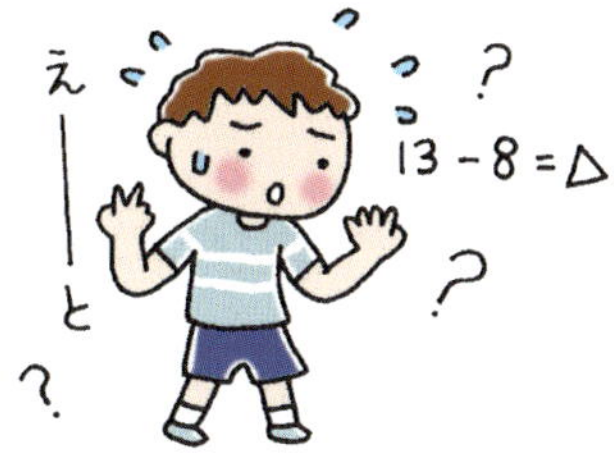

えーーと
13－8＝△

推論する

・算数の文章題が苦手
・算数の証明問題や図形問題が苦手
・因果関係の理解や説明ができない
・時計や単位の理解が困難

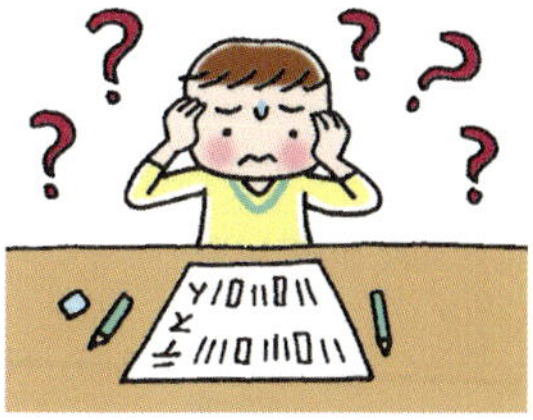

発達障害はなぜ起きるか

発達障害の原因については、まだ完全には解明されていませんが、脳の機能の不具合によって、引き起こされることがわかってきました。なぜ、脳に不具合が起きるのかについては、不明な点が多いのが現状です。

家庭環境やしつけのために起きるのではない

かつては発達障害の原因がよくわかっていなかったので、親の愛情不足とか家庭環境に問題があるなどといわれていました。そのため育て方が悪かったと自分を責め、つらい思いをした親御さんも多かったのです。

しかし、その後の研究によって、発達障害は脳の機能の不具合によって起こる生まれつきの障害であり、育て方や家庭環境、本人の性格などから起きるものではないことがわかってきました。

不具合が生じる原因については、遺伝的な要因や母胎内での感染、出産時のトラブル、環境ホルモンの影響などが指摘されていますが、まだよくわかっていません。

発達障害の原因は脳の機能障害

発達障害には、脳の前頭葉や間脳、小脳、海馬、扁桃体などの機能の低下が関係しているといわれています。たとえば、ＡＤＨＤの場合は、前頭葉の前頭前野の働きが弱いため、自分の行動や感情がうまくコントロールできなくなる、と考えられています。

前頭前野は、記憶や感情、行動のコントロールに深くかかわっています。複数の情報を整理統合したり、不要な情報をカットして集中させるのも前頭前野の働きです。ですから、前頭前野が十分に機能しないと、さまざまなトラブルが起きて、ＡＤＨＤの症状につながっているのです。

また、アスペルガー症候群や自閉症も、なんらかの原因で脳の機能に障害が起き、情報のやりとりがうまくいかなくなって起こると考えられています。

生まれつきのものではありますが、その子をとり巻く環境によって大きな影響を受けるのも確かです。なるべく環境を整えて、子どもの発達を支援したいものです。

発達障害の主な原因は脳の機能障害

大脳辺縁系や大脳基底核

運動調整や感情の表出、意欲や動機づけをコントロールする

前頭前野

考えや記憶をまとめたり、感情を調整したりして、脳全体の働きをコントロールする

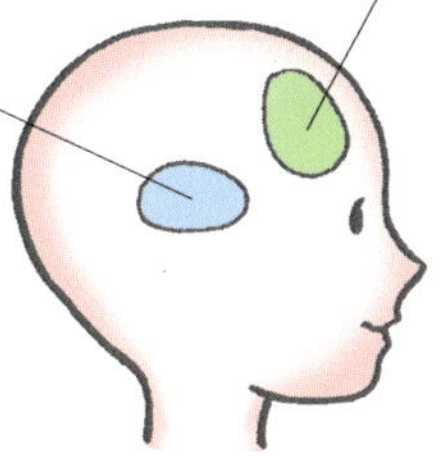

どこに脳の異常があるか、全貌はわかっていない

最近の研究により、ADHDなどの発達障害は脳の機能障害が主な原因とされ、前頭前野や大脳辺縁系、大脳基底核の働きが低下しているものと考えられている。このほか、小脳も関係しているといわれ、右図のように、神経伝達物質の異常も大きな原因の一つとされる。脳の機能障害は生まれつきのもので、遺伝もかかわっているものと考えられる。とはいえ、脳のどこにどのような障害があるか全貌はわかっていない

神経伝達物質の異常も関係がある

ADHDの場合

シナプス間のドパミン濃度が低いために、脳の情報伝達がうまく行われない

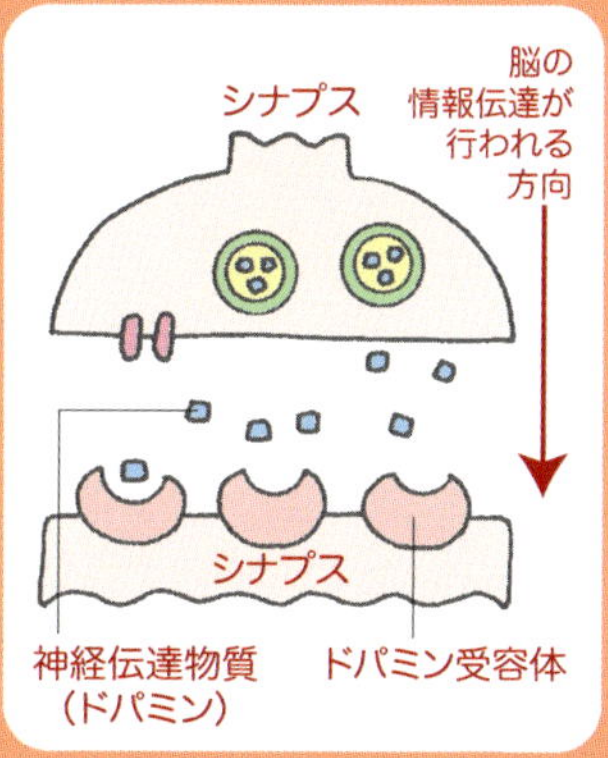

シナプス：神経細胞どうしの情報伝達を担う、各神経細胞の部位のこと。シナプス間で神経伝達物質のやりとりが行われることで、情報が伝達される

＋

環境の要因

↓ これらが複雑にからみあって

ADHDの症状が弱くなったり強くなったりする

ADHDの症状は、生まれながらの脳の機能障害が原因であり、遺伝もあるが、それだけで症状が出るわけではない。家庭や学校などの生活環境によって、症状が強くなったり、あるいは症状が弱くてほとんど目立たないこともある

何か変だと気づいたら

どこがどうというわけではないけれど、何か違和感がある、なんとなく変と感じたら、保健所・保健センターや医療機関に相談に行きましょう。対策が遅れると、子どもの負担が大きくなることもあります。

気になることがあったら 自治体の相談窓口へ

「何かおかしい」と思っても、どこに行ったらいいのかわからない、という人も多いことでしょう。

まず、子どもが通っている保育園や幼稚園、学校の先生などに相談して、アドバイスをもらうのがいいでしょう。

それでも心配なら、各自治体（市町村）の育児相談や、保健所・保健センターに相談してみるといいでしょう。「発達障害」の窓口が設けられているところも増えています。

また、各都道府県に設けられている発達障害者支援センターに相談してみるのもいいでしょう。

支援センターは、発達障害児（者）と家族のさまざまな相談にのり、アドバイスや支援を行っています。匿名での相談にも応じてくれますので、安心して相談するといいでしょう。

医療機関を受診する場合は、小児神経科や児童精神科が適切です。しかし、これらの診療科を標榜している病院は多くはありません。

日本小児神経学会では、小児神経専門医と発達障害診療医師の名簿をホームページで公開しています。これを参考にして、医療機関を探してみてもいいでしょう。

気になることは メモして伝える

医療機関を受診する際は、あまりかまえずに、率直に不安や悩みを伝えるといいでしょう。ふだんの子どもの様子や気にかかることは整理して、メモして持っていきます。

医師は子どもの様子を観察したり、いつも接している両親の話を聞いたりしながら、診断をつけていきます。幼稚園や保育園の先生からも園での様子を聞きとっておくと、診断に役立ちます。

園との連絡ノートや乳幼児健診の結果も、あれば持参しましょう。

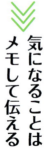

「発達障害かも？」と思ったら早めに相談しよう

発達にかかわることを相談したい

●保健・医療機関
身近な保健所や保健センターも、発達相談に応じてくれる。乳幼児期だけでなく、学童期でもOK。医療機関では、小児神経科や児童精神科を標榜しているところがよい。近くにない場合は、かかりつけの小児科に相談してみよう

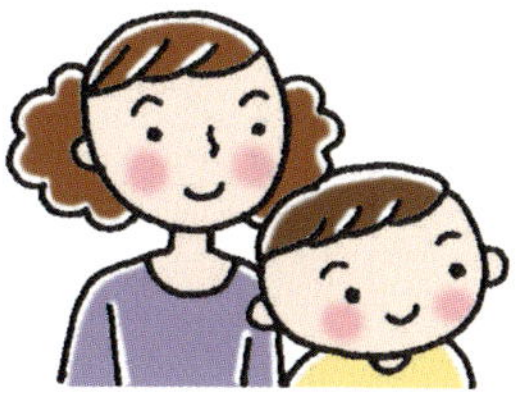

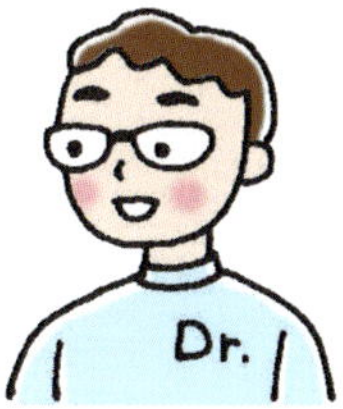

専門医を探したいとき

●日本小児神経学会
ホームページで小児神経科専門医と発達障害診療医師の名簿を公開している。専門医を探すときの手がかりになる
■日本小児神経学会
https://childneuro.jp/

●精神保健福祉センター
各都道府県に設置されている。心の健康相談を行っており、虐待や育児不安、摂食障害、精神障害、引きこもりなどの相談に応じている
■全国の精神保健福祉センター一覧
http://www.mhlw.go.jp/kokoro/support/mhcenter.html

自閉症に関することを知りたい

●発達障害者支援センター
発達障害児（者）への支援を総合的に行う専門機関。保健、医療、福祉、教育、労働などの関係機関と連携し、発達障害児（者）と家族の相談にのり、さまざまなアドバイスや指導を行っている
■発達障害者支援センター一覧
http://www.autism.or.jp/relation05/siencenter.htm

病院や相談所に持っていくとよいもの

- *健康保険証
- *母子手帳
- *乳幼児健診などの検査結果
- *相談したいことを書いたメモ
- *幼稚園や学校の先生との連絡ノートや育児日記
- *小児科医からの紹介状
- *筆記用具

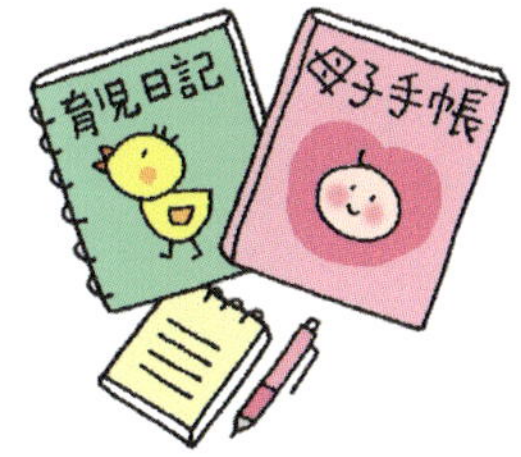

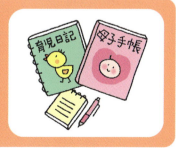

発達障害と診断されたら

発達障害と診断されたとき、ショックで落ち込む親御さんが多いものです。一人で抱え込まず、まわりに支援をお願いしましょう。

そばにいる人たちに協力を求めよう

診断は今後どのように子どもとかかわり、育てていけばいいかの道標《みちしるべ》となります。こんなやり方がうまくいく、こうすれば子どもが楽になるなどの方法を知ることができます。

また、発達障害が知られるようになり、支援者も増えています。親だけで抱え込まず、まわりの人たちに協力を求めましょう。

兄弟の場合、親は、どうしても手のかかる子どものほうを優先して、ほかの子にがまんを強いてしまいがちです。「どの子も同じように大切なんだよ」と、みんなを愛していることを常に伝えましょう。

その子が理解できない行動をとったり、言葉できちんと説明しなかったりするときは、双方を叱りつけるのではなく、「お話をするのが苦手なんだよ」とか「体に触られるのはいやなんだよ」というふうに、折にふれてその子の特徴を、ほかの子に話してあげましょう。

ある程度理解できる年齢になったら、障害についてほかの子どもたちに告げ、家族としてどんなサポートができるかを話し合うといいでしょう。兄弟は、親が亡くなったあとも長い期間、支援者として重要な役割を担うこともあります。

近所の人にもカミングアウトを

お母さんがふと目を離したすきに迷子になった、ということはよくあること。子どもは臨機応変に対応することも、他人とコミュニケーションをとるのも苦手なのですから、本当に心配なものです。

そんなときに備えて、近所の人や、交番のおまわりさん、商店街のおじさん、スーパーの店員さん、駅員さんなどに、発達障害があることや、その特徴について話しておくのもいいでしょう。多くの人の目があると、その分、安全が確保できます。

発達障害と診断されたら

専門家に相談して、どのように対応していけばいいかを学ぶ

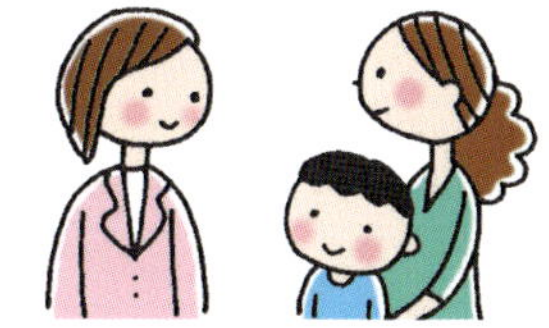

→ その子に合った対応をしていけば、子どもなりに成長していく

発達障害を持つ子どもの親と交流する

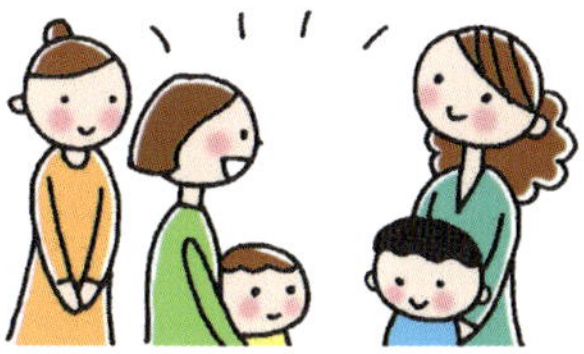

→ さまざまな支援団体や親の会がある。同じ立場にある親御さんと交流すると、勇気がわいてくる

兄弟にサポーターになってもらう

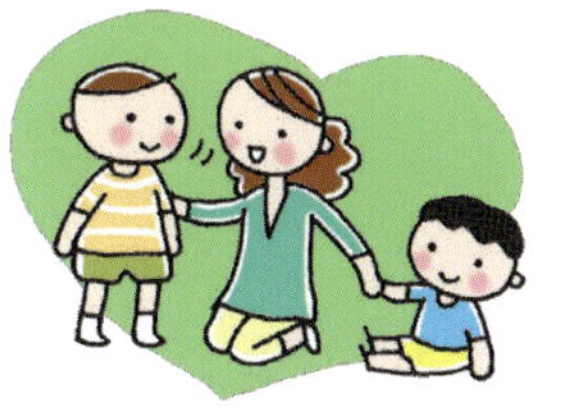

→ みんな同じように愛していることを、常に伝えるようにする。その子が持つ特徴について話し、理解を深めてもらう

近隣の人に協力を頼む

→ その子の障害の特徴や状態を知っておいてもらえば、何かあったときに助けてくれる

できることとできないことを把握する

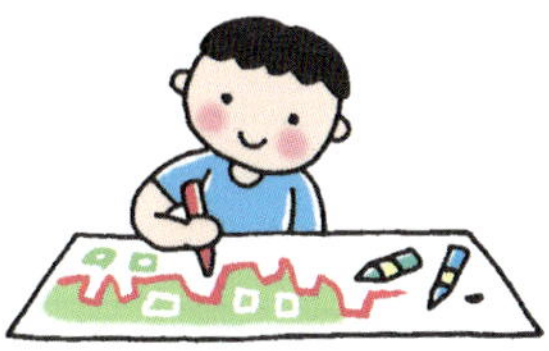

→ 発達障害だからといって何もできないわけではない。できることはやらせて、少しずつ能力を伸ばしていこう

早めに気づいて早めに支援

発達障害を持つ子どもたちを支援する、さまざまな公的なサービスがあります。積極的に利用して、発達障害への理解を深め、子どもの可能性を広げてあげましょう。

公的サービスを積極的に活用しよう

発達障害の子どもが自立するまでには、普通の子ども以上にきめ細やかなサポートが必要です。親だけでは、適切な支援ができなかったり、疲れ果ててしまうこともあります。そういうときこそ、公的機関を積極的に活用するといいでしょう。

子どもが就学前なら、33ページで紹介した、自治体の保健センターなどが相談にのってくれるでしょう。

小学生や中学生の場合は、各都道府県に設けられている「精神保健福祉センター」を利用することもできます。このセンターでは、専門家による心の健康相談を行っており、育児不安や虐待、精神障害にかかわる相談、引きこもりの相談などに応じています。

また、学校のなかでも支援を受けることができます。中心的な役割を果たすのは、養護教諭やスクールカウンセラー、特別支援教育コーディネーターという先生です。

特別支援教育コーディネーターは、学校や福祉機関、医療機関、専門家などと連携し、発達障害の子どもをサポートします。

子どもが入学して、困ったことがあれば、これらの先生に相談するといいでしょう。

子どもがいやがるときは両親だけでもOK

専門機関に相談しようとしても、子どもが行くのをいやがるときは、無理に連れていく必要はありません。まずはお父さんとお母さんだけで相談に行くといいでしょう。

子どもは初めての場所に不安を感じがちなので、どんなところで、何をするところかを話してあげましょう。施設の写真などを見せるのも有効です。カレンダーに印をつけて「○日にいっしょに行こうね」とあらかじめ教えておくと、安心するでしょう。

金銭面の公的援助

自治体では下記のような人に「療育手帳」（自治体によって名称が異なる）や「精神障害者保健福祉手帳」を交付しています。

自治体によってサービスの内容や対象者は異なりますが、これらの手帳を持っていると、特別児童扶養手当や障害児福祉手当などの優遇制度や各種の福祉サービスを受けられることもあります。軽度の場合、交付されないこともありますが、該当するようであれば、このような援助制度の申請を検討してみてもいいでしょう。詳細については、居住地の役所の保健福祉課などに問い合わせてください。

療育手帳制度

（自治体によって「愛の手帳」「みどりの手帳」などと名称が異なる）

知的発達に遅れがあり、社会生活に適応できないと判定された人が対象。障害が重複している場合は、身体障害者手帳もあわせて申請することが可能

精神障害者保健福祉手帳制度

精神障害者の自立と社会参加を促進するために、各種の支援を受けやすくすることを目的としている。

発達障害や精神疾患によって、長期にわたり日常生活や社会生活に制約がある人が対象

特別児童扶養手当制度

精神または身体に障害がある20歳未満の児童を家庭で育てている保護者に、毎月一定の金額を支給する制度。所得制限があり、前年の所得が一定額以上のときは支給されない
＊療育手帳が交付されていなくても利用できる地域がある

障害児福祉手当制度

精神または身体に重度の障害があり、日常生活において介護を必要とする20歳未満の在宅障害児本人が対象。所得制限あり。特別児童扶養手当と併給可能
＊療育手帳が交付されていなくても利用できる地域がある

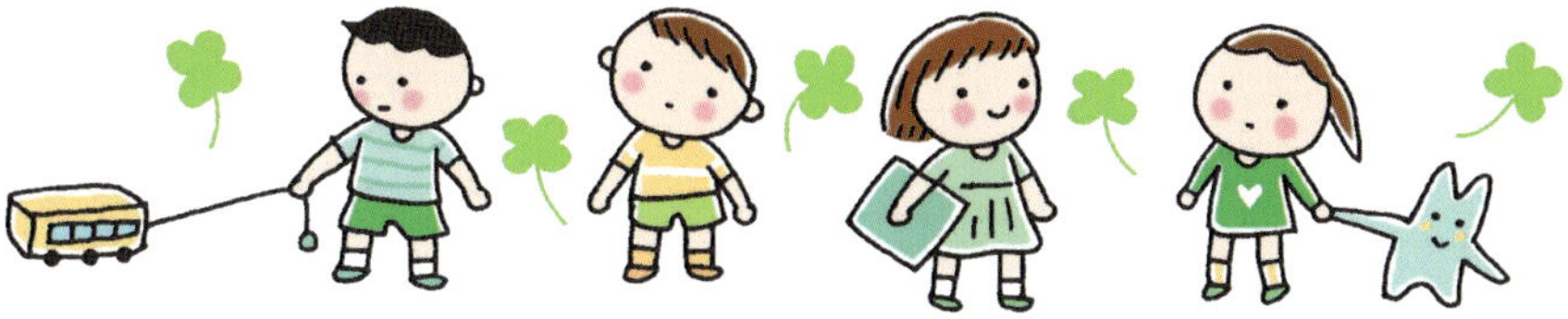

保育園、幼稚園、小・中学校はどう選ぶ？

入園や入学の時期が近づいてくると、どこに入れればいいいか、悩むことでしょう。それぞれの学校の雰囲気や教育方針をよく確かめて、子どもが安心して過ごせるところを選びましょう。

園の雰囲気と教育方針が最重要ポイント

幼稚園や保育園の多くは、入園を検討している親子のために、園庭開放や体験入園を実施しています。説明会を行っているところもあります。ぜひとも参加しましょう。その園の雰囲気がわかります。

いざ入園するとなると、先生との連携は必須です。先生とも話す機会をつくり、園の教育方針を聞いてみましょう。その際、あらかじめ、子どもができることとできないことをメモしておき、子どもの状態や特徴について、できるだけ正確に話すようにしてください。そうすると、先生も対応を考えやすくなります。

また、障害の程度が重い場合、必要に応じて保育士を増やしてもらえるか（加配）、巡回の専門相談を受けられるか、なども確かめるとよいでしょう。

子どもの特徴に合った学校を選ぶ

学校の選択肢としては、通常学級、特別支援学級、特別支援学校などがあります。発達障害のあらわれ方は一人ひとり異なりますので、一概にどこがいいとはいえません。

自治体の就学相談を、ぜひとも受けましょう。専門知識を持った相談員が子どもの様子を観察し、さまざまな角度から検討して、その子に適した就学先はどこかを判定してくれます。

とはいえ、判定は絶対ではありません。実際、特別支援学級をすすめられても、通常学級に通わせたいと思う親御さんは少なくありません。

しかし、最も重要なことは、子どもがストレスを感じず楽しく通え学べることです。学校が楽しいと友達とのかかわりも増え、社会性が発達します。通常学級にこだわらず、子どもが安心して通えて成長できる場はどこか、ということを第一に考えて選びましょう。

その子に合った場所を選ぼう

子どもの特徴や障害の程度に合ったところ、子どもが楽しく通えるところを選びましょう。

療育施設

それぞれの子どもの特徴に合った、専門的な療育が受けられる。日々の活動そのものが療育と結びついているので、大きな成長が望める。親子通園する場合と子どもだけが通園する場合がある。療育施設で友達とのかかわり方などを学んでから、保育園や幼稚園に通い始める子どももいる

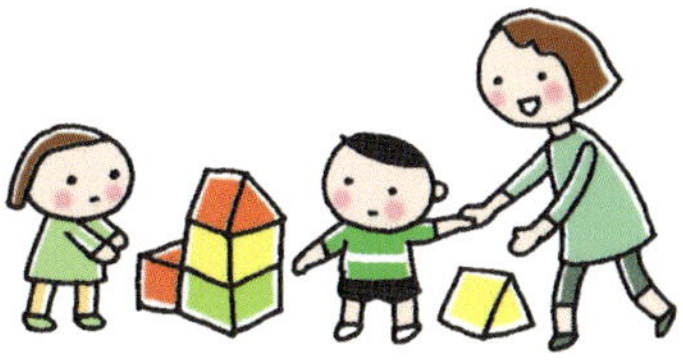

保育園・幼稚園

友達と遊んだり学んだりしながら、社会性を身につけていく。園によっては、支援が必要な子どものために保育士を増やしたり、専門家の巡回相談を実施しているところもある。発達障害に理解のある園を選ぼう

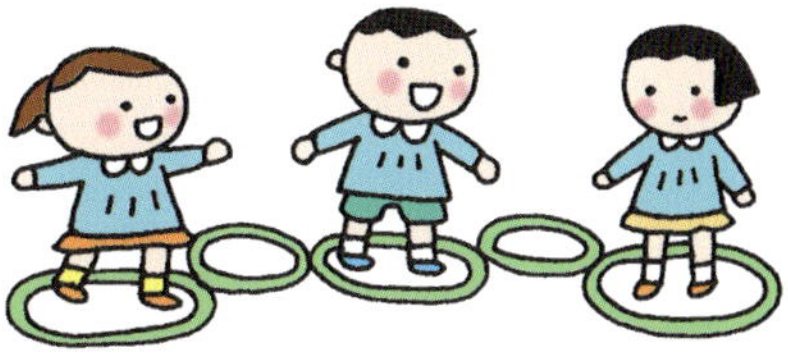

小学校・中学校

通常学級

通常のクラス。みんなといっしょに授業を受け、さまざまな活動をする。ほかの子どもたちからよい刺激を受けて、成長できるというメリットがある。その反面、コミュニケーションがうまくとれなかったり、授業についていけないと、劣等感や疎外感、不安感に悩まされることもある

通級教室（特別支援教室）

通常学級に通っている子どもで、比較的軽度の障害を持つ子が対象。発達障害児も含まれる。週に1～2回程度通って、その子の特徴に合った指導を受ける。通級教室は、自分の学校に設置されている場合と、他校まで出向く場合がある

特別支援学級

普通学校のなかに設けられている、障害のある子どものための少人数のクラス。通常学級の定員が40人であるのに対し、特別支援学級の定員は8人。先生の目が行き届き、その子に合った教育が受けられる。教科によっては、通常学級の子どもといっしょに授業を受ける場合もある

特別支援学校

従来の盲学校、聾《ろう》学校、養護学校を合わせた学校。主な目的は、自立支援と生活支援。現在のところ、知的障害のない発達障害児を対象とした特別支援学校はない。普通学校よりクラスの人数が少ないので先生の目が届きやすい、先生が専門的な知識を持っている、などのメリットがある

思春期の対応

思春期になると、友達との関係や自分の特徴についての悩みが大きくなっていきます。劣等感にとらわれたり、自暴自棄になることもあります。親としてもつらい時期ですが、まわりと連携してしっかり支えてあげましょう。

まわりの友達へのフォローを忘れない

思春期になると、自分がほかの子どもとどこか違う、と意識し始めるようになることもあります。

ほかの子どもたちのように冗談を言い合って笑い転げることもなければ、みんなと協調して何かの作業をやり遂げることも難しいです。

本人にとってはどうしようもないことなのですが、いつもグループ活動に参加しないと、友達にさぼっていると思われてしまいます。

放置しておくと、仲間外れにされたり、いじめにあうこともありますので、先生や親がフォローしてあげましょう。

その子の特性によるものであって、さぼっているのではないと、ほかの子どもたちに説明します。

家庭では、コミュニケーションのとり方を教えたり、子どもが自信を持てるような言葉がけを心がけます。ささいなことでも、できたらほめるようにしてください。

段階を踏んで少しずつ

子どもは、なぜ自分だけがみんなと同じようにできないのかと悩み、劣等感を持つことがあります。ときには、家庭内暴力という形であらわれることもあります。

本人の様子を見ながら、中学入学ぐらいを目安に、専門家と相談しながら発達障害について告知するといいでしょう。自分が悪いのではなく、そういう障害のせいだとわかると、少し気が楽になる場合もありますし、積極的に克服しようという気持ちが芽生えることもあります。

告知の際は、「生まれつきだからしょうがない」と否定的に伝えたり、「そのうち治る」というふうにごまかしたりしないようにしましょう。

「いつも一生懸命なところがステキだよ」「素直で真面目でいい子だと思うよ」と、肯定的に伝えましょう。

子どもの悩みを聞いて、適切に支援してあげよう

友達ができない

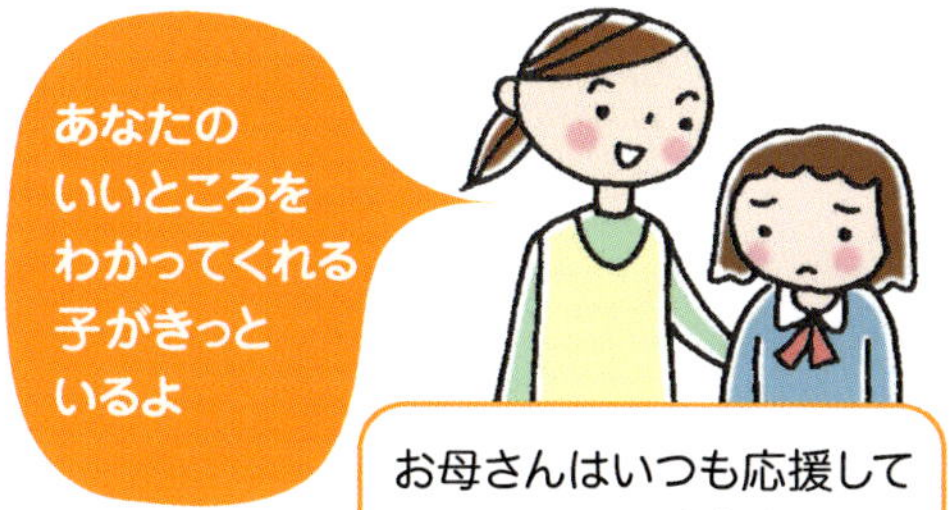
あなたの
いいところを
わかってくれる
子がきっと
いるよ

お母さんはいつも応援していると言って、安心させる

ほかの子と同じようにできない

人は
それぞれ
違うんだよ

みんな同じでなくていいと教える

勉強についていけない

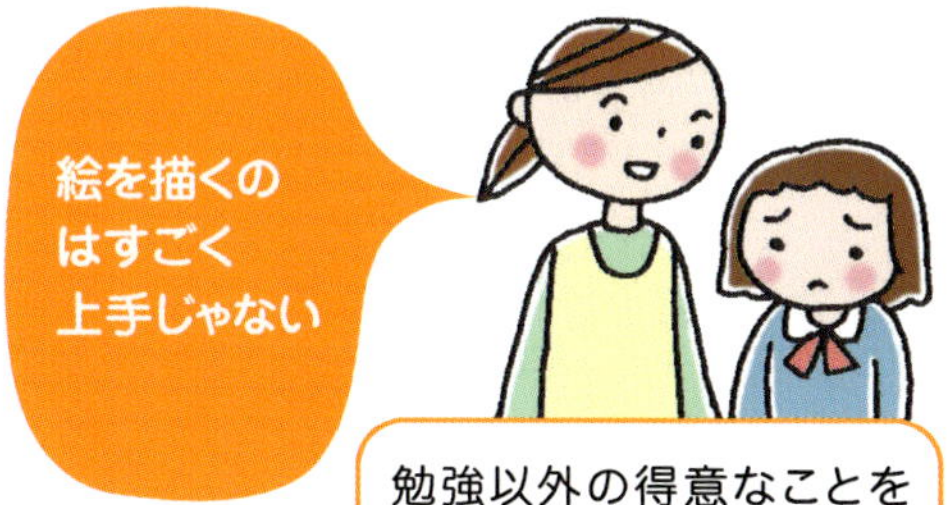
絵を描くの
はすごく
上手じゃない

勉強以外の得意なことをほめる

ぼくはダメだ

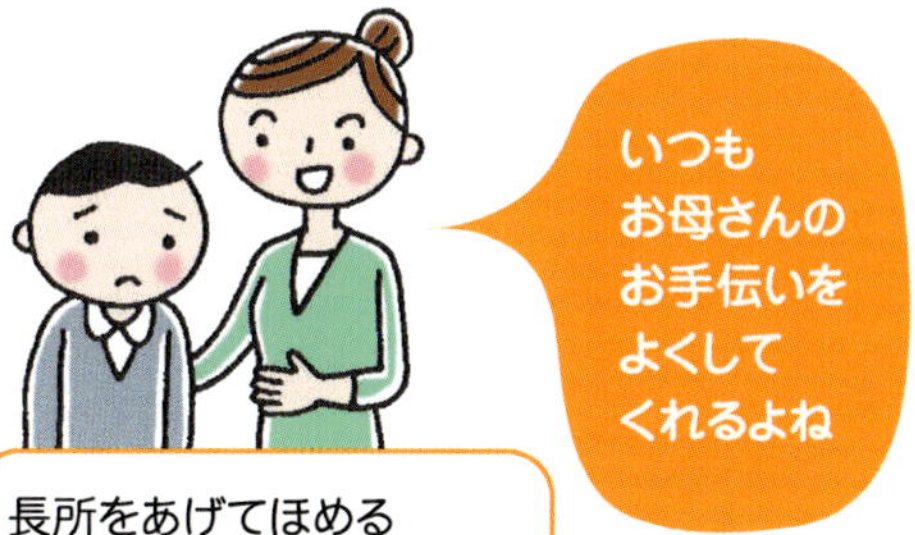
いつも
お母さんの
お手伝いを
よくして
くれるよね

長所をあげてほめる

だれも気持ちをわかってくれない

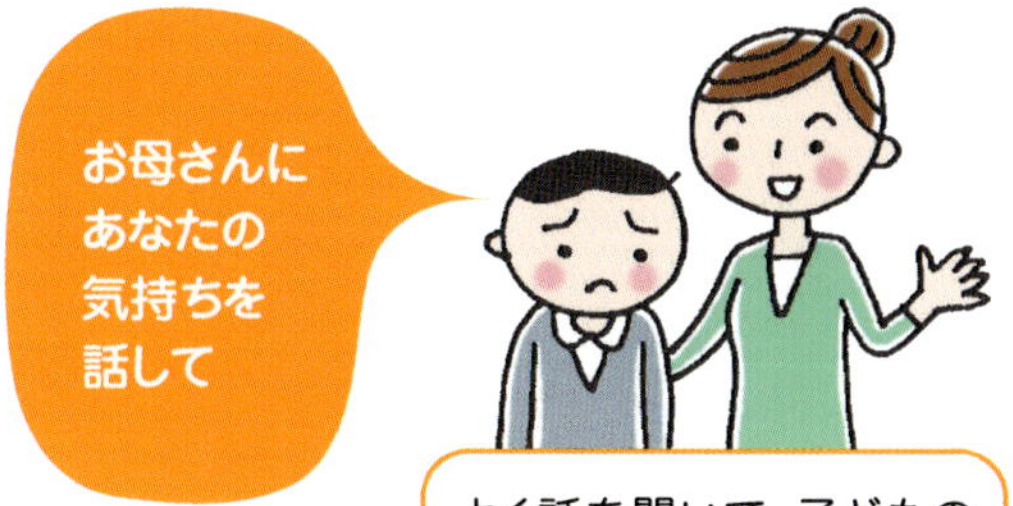
お母さんに
あなたの
気持ちを
話して

よく話を聞いて、子どもの気持ちに寄り添う

学校に行きたくない

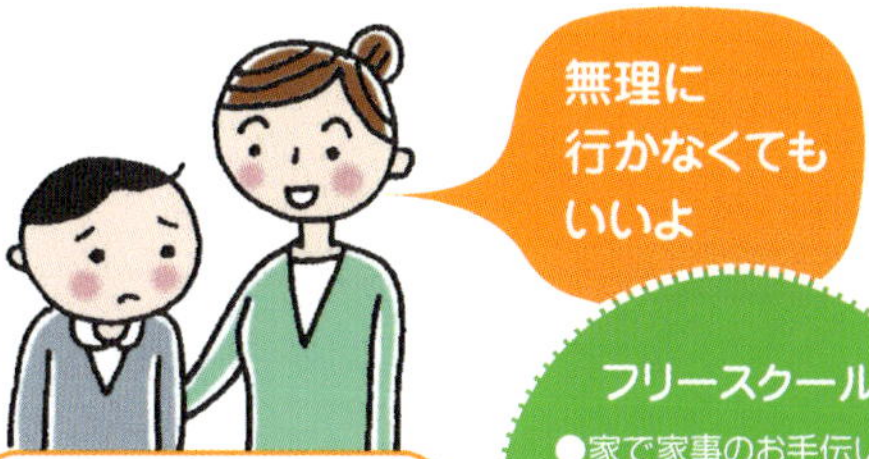
無理に
行かなくても
いいよ

学校に行きたくない理由を聞いて、それに合った対策を考える

フリースクール

- 家で家事のお手伝い
- 家族旅行でリフレッシュ
- 学校の先生と連携して、また登校できる環境を整える

高校・大学進学、就職はできる？

発達障害があっても、進学や就職は可能です。相手に理解があれば、結婚もできるでしょう。ソーシャルスキルを身につけ、本人の適性に合った仕事を見つけると、能力を発揮できます。

適性に合うことを仕事にする

発達障害があっても、高校や大学進学は十分に可能です。いろいろな友達とふれ合ったり、ソーシャルスキルトレーニングなどを受けることによって、少しずつコミュニケーション力もついていきます。

ただし、できることとできないことがはっきりしていることが多く、できないことは努力しても報われないこともあります。ですから、就職するときには、自分の適性を知って、できることを仕事にすることが大切です。

適性を確かめるために、学生時代に、いろいろなアルバイトをやってみるのも一つの手です。

親は子どもの様子を見守り、その子に合うと思われる仕事をすすめてあげましょう。客観的な判断をするために、専門家と相談を続けておくことが大切です。なかには、せっかくいい大学を出たのだからと、やみくもに一流企業に就職させようとする親御さんもいます。しかし、適性に合わない仕事だと長続きしませんし、うつ状態になり、やがて離職することもあります。

仕事を選ぶときは、仕事の内容や職場の体制が、本人の適性に合っているかどうかを考えるのが先決です。

就労支援機関を積極的に活用しよう

就職活動をしようとしても、どうしたらいいのかわからない、何社もエントリーしたけれど、落ち続けて決まらないという場合は、就労支援機関を利用するといいでしょう。役所の福祉課やハローワークで相談にのってくれます。

場合によっては、精神障害者保健福祉手帳を取得して、福祉就労をするというやり方もあります。障害者枠での就労です。ジョブコーチや職場の支援を受けて、配慮してもらうことができます。

自分の適性を知ろう

アスペルガー症候群

○できる

＊単純な反復作業も平気
＊パソコンやゲームが得意
＊規則正しい作業ができる
＊常識にとらわれない発想

向いている仕事

＊プログラマー　＊エンジニア
＊研究者　＊カメラマン
＊マニュアルがあり、手順が決まっている仕事
＊対人関係が少ない仕事

×できない

＊まわりの環境に合わせる
＊はじめての出会いに対応する
＊お世辞を言う
＊話のウラやウソを見抜く

向いていない仕事

＊窓口業務
＊営業
＊接客業
＊教師
＊管理職など

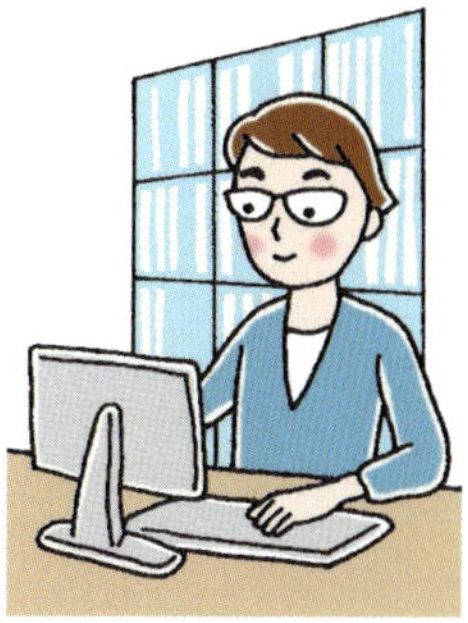

ADHD

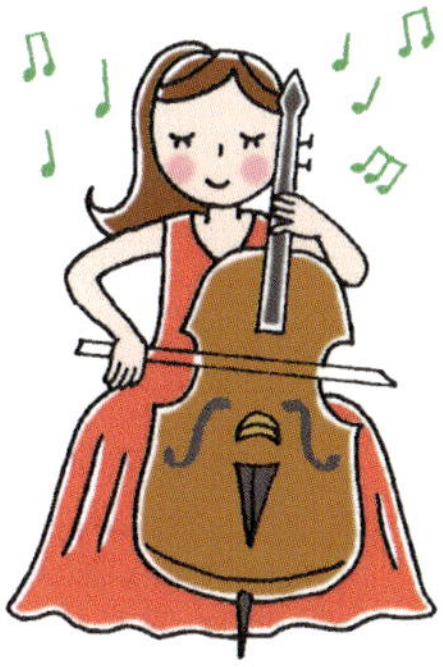

○できる

＊行動力がある
＊ひらめきがある
＊新しい情報をキャッチする
＊機敏である

向いている仕事

＊営業職
＊芸術家
＊音楽家
＊起業家など

×できない

＊長時間集中する
＊じっと座っている
＊忘れない
＊ミスしない

向いていない仕事

＊事務職
＊単純作業
＊乗り物の運転士
＊校正者など

主な就労支援機関

●ハローワーク
一人ひとりの特徴に応じた、きめ細かな職業相談を実施している。福祉・教育機関と連携し、就職の準備段階から職場定着まで、一貫した支援を行う

●発達障害者支援センター
発達障害児（者）への総合的な支援を行う専門機関。就労に関する相談にのるとともに、ハローワークや障害者職業センターなどと連携して情報提供を行う

●障害者職業センター
就職をめざす障害者や、障害者の雇用を考えている事業主双方の支援を行う。就職・職場定着に関する相談にのり、職業能力評価や作業訓練、対人訓練などを実施。また、ジョブコーチを職場に派遣し、障害の特徴に応じた、きめ細やかな支援を行う

●地域若者サポートステーション（サポステ）
引きこもりなどを含めた無職の若者に対して、専門的な相談やコミュニケーション訓練、協力企業への就労体験など、就労に向けた支援を行う

●ジョブカフェ（若年者就業支援センター）
職場体験や就職セミナー、カウンセリング、職業相談、職業紹介など、さまざまな就業支援を無料で実施

すばやい対応で二次障害を防ぐ

周囲との摩擦やすれ違いから、深刻な二次障害を引き起こすことがあります。それらしい兆候が見えたら、すばやく対応しましょう。二次障害を防ぐには、まわりの理解が何より大切です。

周囲の無理解が子どもを追い詰める

アスペルガー症候群やＡＤＨＤを持っているだけであれば、それ自体が大きな問題になるわけではありません。

家庭や学校でその子の特徴に十分に配慮して対応すれば、子どもは安心して生活し、成長していけます。その過程で、弱い部分の能力が伸びて、さほど困らなくなることはよくあること。また、適性に合った仕事につき、安定した生活を送ることもできます。

しかし、その子の特徴を十分に理解しないで、無理なことを要求したり、ほかの子どもと同じように行動させようとすると、さまざまな問題が起こってきます。

たとえば、ほかの子のようにできないからと、先生にとがめられたり、友達にいじめられたりすると、深く傷ついてしまいます。家庭でも、勉強や生活態度について、いつも叱られてばかりでは、人間不信に陥ることもあるでしょう。

ありのままを受け入れほめてあげよう

ときには、劣等感や強いストレスから、うつ状態や不登校、引きこもり、自傷、家庭内暴力などの二次障害を引き起こすこともあります。それだけ心に深い傷を負っているということに、気がつかなければなりません。

そんな二次障害の兆候が見えたら、その原因を探り、できるだけ早くとり除いてあげましょう。そのためには、学校の先生との連携が不可欠です。

家庭では、できないことを責めたりせず、あたたかい目で見守ってあげましょう。本人が努力しているとき、何かを達成したときは、十分にほめてあげてください。得意なことをほめて自信を持たせるようにすると、ほかの能力も伸びていきます。

二次障害を防ぐには

まわりの無理解が二次障害を引き起こす

- 特徴を無理に矯正しようとする
- できないことをとがめる
- 性格が悪いと叱る
- 発達障害を隠す、認めない
- からかったり笑ったりする

無理解や叱責が続くと心が深く傷つく

二次障害

子どもを理解し適切な支援で二次障害を防ごう

- 努力しているとき、できたときにほめる。得意なことをほめる
- 先生にも理解を求め、共通の認識を持つ
- クラスや班の友達に協力を求める
- 教材や教科書を工夫してもらう

理解され受け入れてもらえると、自信を持つ

能力が伸びて、成長していく

主な二次障害

■不登校
周囲との軋轢《あつれき》やいじめなどによって、学校に行けなくなる
対応：学校の先生に対応を変えてもらう。場合によっては友達にも特徴を告げて理解を求める

■学業不振
授業についていけない、友達と同じように行動できない、などから劣等感を持つ
対応：できないことを責めずに、できることをほめる

■抑うつ状態
劣等感が高じると悲観的になり、気力がなくなる
対応：しばらく休養させ、いっしょにカウンセリングを受けたり、専門医に相談する

■家庭内暴力
ストレスや人間不信から、まわりに怒りを爆発させる
対応：子どもの特徴をよく理解し、対応を見直す。専門家に相談する

■対人恐怖
友達にいじめられたり笑われたりすることで、人とのつきあいが怖くなる
対応：コミュニケーションのとり方を練習する。ソーシャルスキルを磨けるように支援する

■心身症
ストレスや悩みによって体調を崩し、頭痛や腹痛などを訴える
対応：生活環境を整える。医師に相談する

母 親の心のケアも重要

私がダメな親だからこの子がこうなってしまった、などと自責の念にかられるお母さんは多いものです。悲観的な考えばかり思い浮かび、ダメスパイラルに入ってしまうことも。たまにはお母さんもリフレッシュしましょう。

ポジティブ思考で乗り切ろう

子育てがうまくいかないと、だんだん自信を失っていきます。「また叱ってしまった、私はなんてダメな親なんだろう」「どうせ何をやってもうちの子はダメ、私はダメなんだ」と悲観的、否定的な考えがどんどん広がって、ダメダメスパイラルに陥りそうになることもあります。

そんなときは、「少しずつよくなってきているわ」「時間はかかるかもしれないけれど、このやり方で子どもはだんだん落ち着いてくるわ」などと考えて、気持ちを立て直しましょう。必ずいい方向に向かっていけます。頭で考えすぎず、紙に書いて整理すると、解決の道が見えてくることもあります。

お母さんも休みをとってリフレッシュしよう

子どものことも大切ですが、自分自身も大切にしてください。一人ですべてを抱え込まないで、お父さんをはじめ、家族や知人にも助けを求めましょう。行政サービスも積極的に活用するといいでしょう。

子どもを預けての一泊旅行もおすすめです。リフレッシュできるだけではなく、子どもと距離をおくことで、子どもとの生活がより楽しく感じられるようになります。

友達とおしゃべりしたり、趣味に打ち込んだり、好きなことをする時間を、ぜひ持つようにしましょう。一人で考えていると煮詰まってしまうこともあります。相談相手を持ったり、カウンセリングを受けるのもいいですね。

知らない人に相談するのは、抵抗があるかもしれませんが、専門家は、お母さんの気持ちに寄り添って、子どもの抱える問題についていっしょに考えてくれます。話を聞いてくれる人がいると、それだけでずいぶん心が軽くなるはず。気持ちを吐き出すことが大切です。

自分をリフレッシュ・チャージするためのワザ

「ママのリフレッシュ作戦」

1 楽しいことをする

＊趣味を持つ

＊友達とランチ

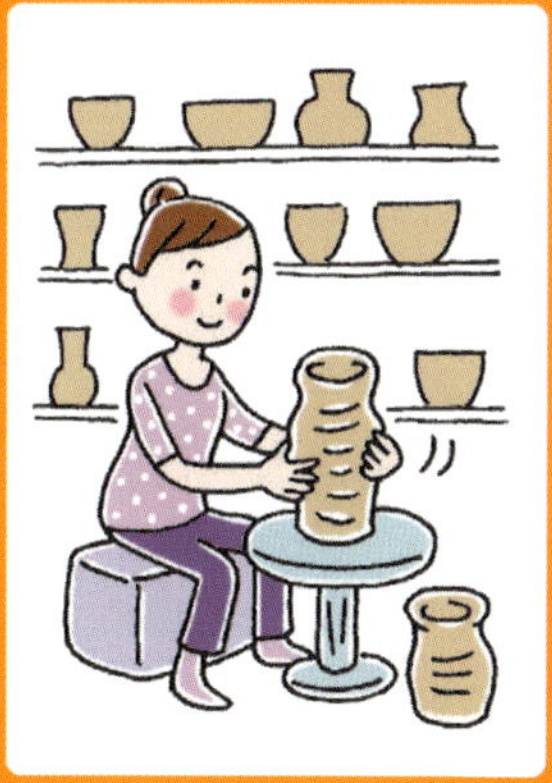

2 パパといっしょに

＊小旅行

＊2人でディナーやランチ

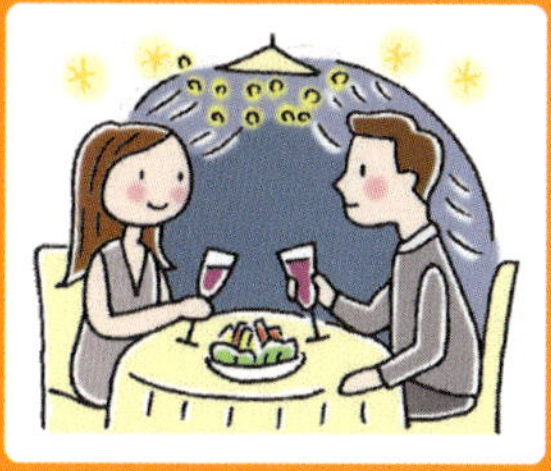

3 1人の時間を持つ

＊くたくたならば、子どもを預けてビジネスホテルで静かに1泊

＊美容院に行く

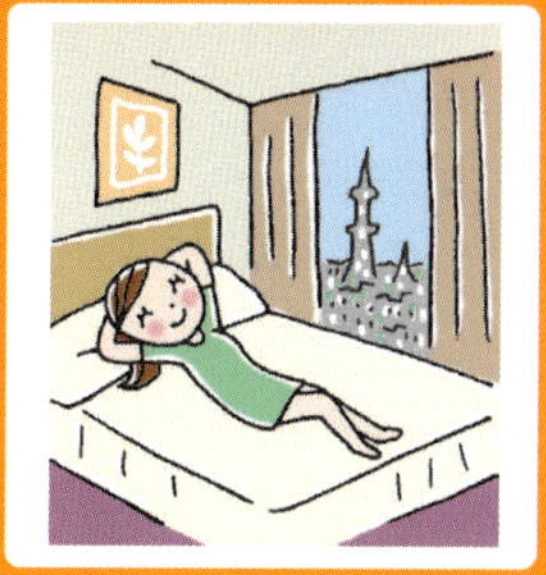

4 体を動かす

＊ジョギングや散歩

＊ジムに通う

＊ダンスなどのスクールへ

＊スポーツをする

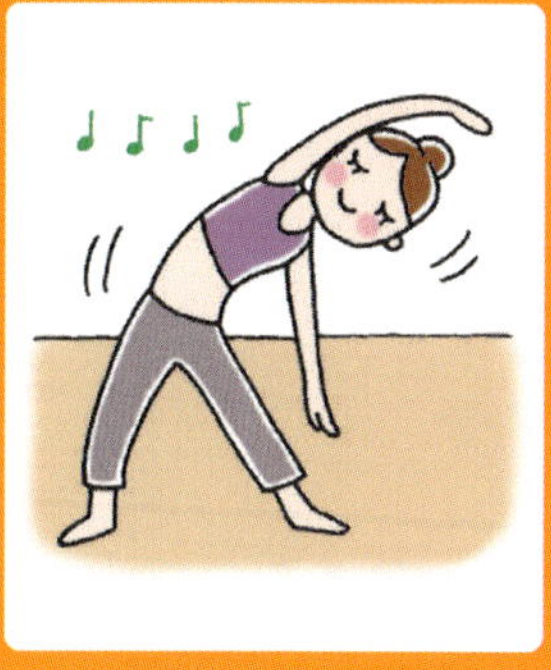

5 体を休める

＊静かに好きな音楽を聴く

＊お昼寝

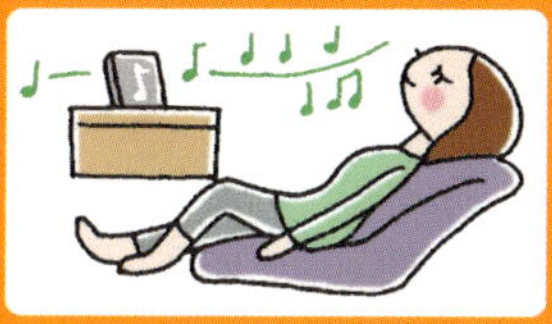

6 滞った家事のサポートをしてもらう

＊家事代行サービスを使う

＊おばあちゃんや姉妹などにヘルプをお願いする

＊友達に応援を頼む

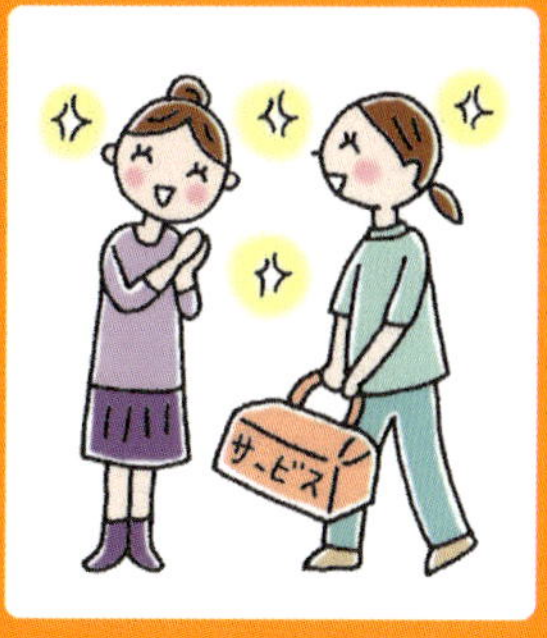

7 いっしょに子どもの問題を考えてくれる人を持つ

＊学校や幼稚園・保育園の先生に相談

＊自治体の相談窓口など、公的な機関に相談する

＊カウンセリングを受ける

column

新しいカテゴリー「自閉スペクトラム症」とは

2013年にアメリカ精神医学会による精神疾患の診断・統計マニュアルが改訂され、DSM-5として発表されました。

それまでのDSM-Ⅳ-TRとは大きな違いがあります。DSM-Ⅳ-TRでは広汎性発達障害（PDD）のなかに、自閉性障害、アスペルガー障害、特定不能の広汎性発達障害などが含まれていましたが、DSM-5ではそれらが自閉スペクトラム症（ASD）として一つのカテゴリーにまとめられました。

これまで使われていた、広汎性発達障害やアスペルガー障害という疾患名は使われないこととなりました。

社会性の障害や言語および非言語のコミュニケーションの障害、人間関係の形成や維持の障害といった特徴を持ち、行動や興味、活動が限定的で反復的であることや感覚の過敏さなどを共通の症状として持つ発達障害として、自閉スペクトラム症のなかにすべてまとめられました。

基本的な対応が共通しているという面では適切な改訂ですが、この本ではこれまでなじんできた自閉症やアスペルガー症候群といった名称を使って説明していきます。

ADHDとの合併もあることに

また、これまでは広汎性発達障害とADHDは合併しないという決まりになっていましたが、DSM-5では2つの合併が認められることとなりました。

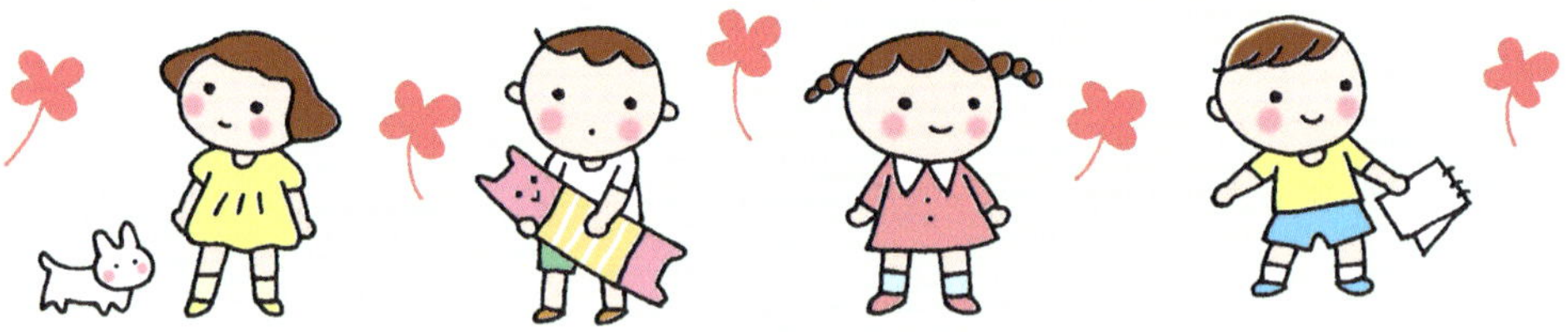

自閉スペクトラム症

発達障害は、症状の濃淡はあるが、重なり合う部分が多い。
そこで、個別の障害ではなく連続した障害と、大きな枠組みでとらえる考え方

知的障害 ■ 学習障害 ■ アスペルガー障害 ■ 自閉症 ■ ADHD ■ 自閉スペクトラム症

第2章

〈ADHD〉
子育て実践対策
ここがポイント

ADHDの子ってどんな子？

ADHDは、幼児期には元気で活発な子どもに見えます。ほとんど障害に気づくことはないでしょう。しかし、小学校に入ると、集団行動ができなかったり、学習面でも困ることが目立ってきます。

注意力がない　落ち着きがない

ADHDは、かつては性格によるものと考えられていましたが、今は医学的な疾患ととらえられています。ADHDには落ち着きのなさが目立つタイプと、不注意が目立つタイプ、いずれもが強く見られる混合タイプがあります。

「ドラえもん」に描かれるジャイアンとのび太はADHDの典型的なキャラクターです。ADHDの主な症状は、次の3つです。

①不注意（集中できない）

しょっちゅう物をなくしたり、忘れ物をします。何をどこに置いたのかをすぐに忘れ、いつも探し物をしています。

授業中に課題を与えられても、なかなかやろうとしません。ようやくとりかかっても、ちょっとした音や話し声に気が散って、集中力が持続しません。何かにつけ、ケアレスミスが多いのも大きな特徴です。

また、整理整頓が苦手で、歯磨きや手洗いなども面倒くさがります。

②多動性（落ち着きがない）

じっとしていられず、授業中や食事中もすぐに席を立って、うろうろします。手や足をそわそわ動かしたり、イスの上でもじもじ体を動かしたり、落ち着きがありません。

静かに遊んだり読書をするのは大の苦手。タンスの上から飛び降りるなどの危険な遊びをして、よくけがをします。

③衝動性（待てない、せっかち）

順番を待てません。みんなが列をつくって待っていても並ぼうとせず、割り込んで先にやりたがります。

授業中も、先生からの質問が終わる前にだし抜けに答えを言ったり、あてられてもいないのに発言したりします。そのため、授業を妨害しているように見えます。ほかの友達にちょっかいを出したりします。

以上のようなことから、ADHDの子どもの精神年齢は、実年齢の3分の2ぐらいに見えます。

ADHDの２つのタイプ

「ドラえもん」に描かれるジャイアンとのび太はADHDの2つのタイプです。

不注意優勢型

のび太型

いじめられっ子ののび太は、不注意が目立つタイプ

- ケアレスミスが多い
- いつも探し物をしている
- 整理整頓が苦手
- すぐに気が散る

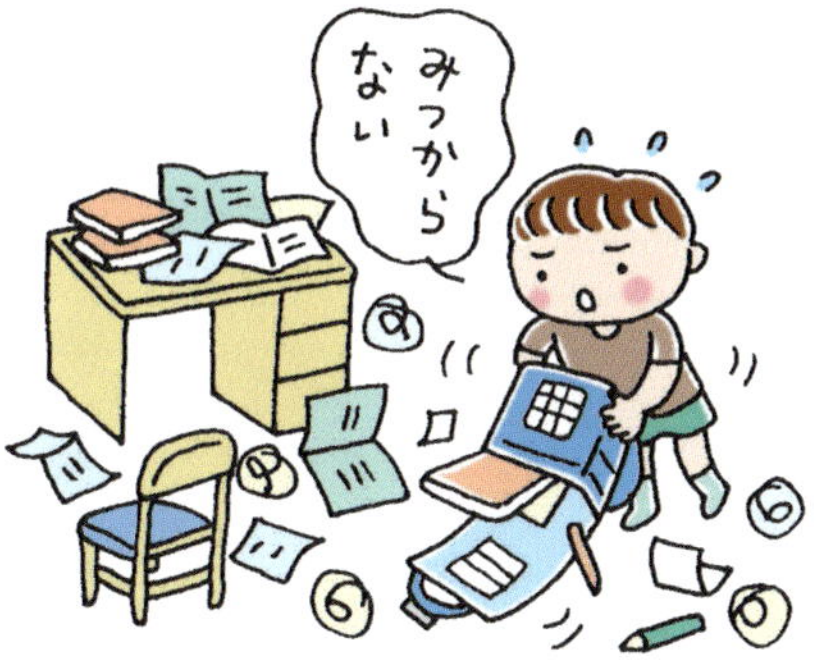
みつからない

多動・衝動性優勢型

ジャイアン型

いじめっ子のジャイアンは多動性・衝動性が目立つタイプ

- いつも落ち着きがない
- 順番が待てない
- おしゃべり
- 授業中も席を立ってうろうろ
- せっかち

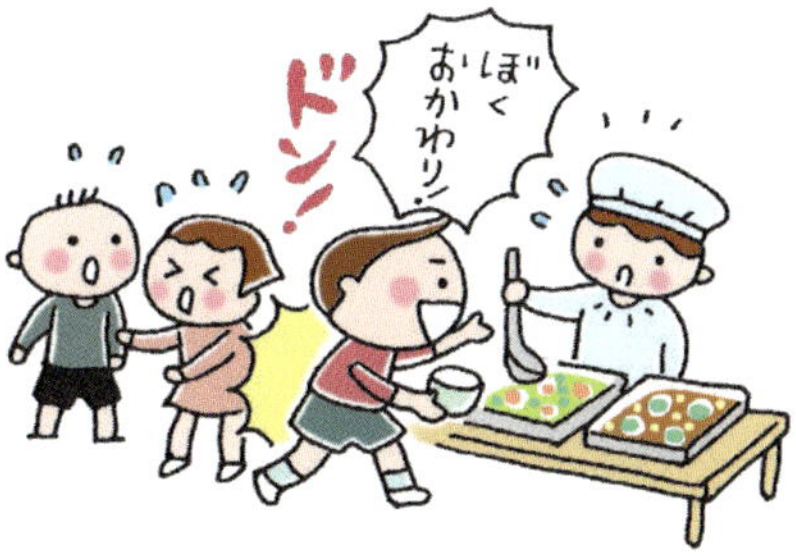
ドン!
ぼくおかわり!

どちらも目立つ混合型もある

のび太型とジャイアン型の共通点

２人はまったく違うように見えるが、忘れ物が多い、先生の指示に従うのが苦手、ちょっとした刺激で気が散りやすい、飽きっぽい、思いつくといても立ってもいられない、などの共通点がある。

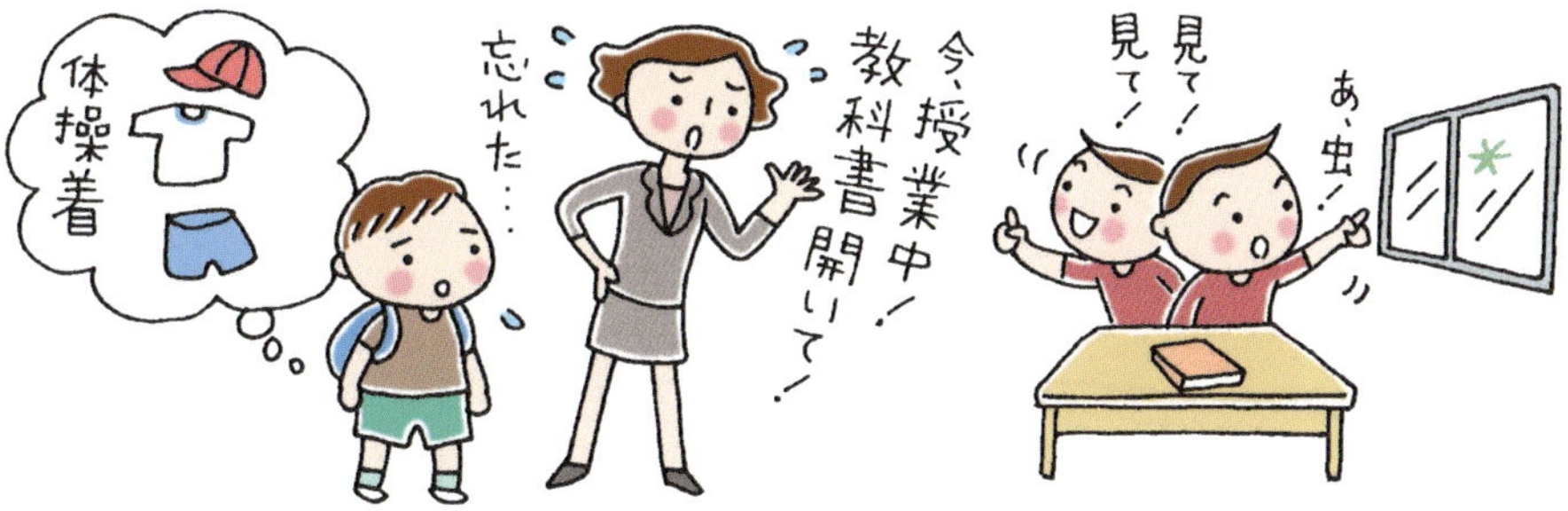
体操着
忘れた…
今、授業中! 教科書開いて!
見て! 見て!
あ、虫!

ADHDの診断基準と薬物療法

ADHDの子どもは、不注意、多動性、衝動性のために、本来持っている力を十分に発揮できません。

わかっているのにできない

不注意あるいは多動性・衝動性が、その子の年齢や知的な面の発達に比べて非常に目立ち、そのために日常生活がうまくいかない場合にADHDと診断されます。

ADHDの子どもは、指示に従えないことが多いですが、これは指示を理解できないためではありません。「わかっているのに、理解しているのにできない」のです。

この点は、「わかっていないからできない」傾向の強いアスペルガー症候群の子どもと対照的です。

薬物療法が有効な子も

ADHDについて理解し、その子に合った対応を工夫することが第一歩です。叱るのをやめ、いいところに目を向けるだけで、子どもは変わります。それでも十分に改善が見られない場合は、薬物療法も選択肢の一つです。

薬物療法は、ADHDの子どもの60～70％に有効とされています。

コンサータという薬は、有効成分がメチルフェニデートで、脳内神経伝達物質のドパミンの量を増やして、多動性や衝動性を抑え、不注意を改善し、約12時間効果が持続します。一方、3割の子どもに食欲不振が見られます。

ストラテラは脳内神経伝達物質のノルアドレナリンを増やす働きがあります。ストラテラは効き始めるまでに2～3週間かかりますが、一日中効果が持続するのと、食欲不振などの副作用がコンサータに比べ少ない点が、すぐれています。

インチュニブはノルアドレナリンを増やす働きがあります。血圧低下や徐脈があらわれたり、眠気が出たりすることもあります。

どの薬がよいかはその子の特徴にもよりますので、医師とよく相談してください。

ADHD(注意欠如・多動性障害)の診断基準(DSM-5)

A ⑴および/または⑵によって特徴づけられる、不注意および/または多動性—衝動性の持続的な様式で、機能または発達の妨げとなっているもの

⑴以下の症状のうち6つ(またはそれ以上)が少なくとも6カ月持続したことがあり、その程度は発達の水準に不相応で、社会的および学業的/職業的活動に直接、悪影響を及ぼすほどである
注:それらの症状は、単なる反抗的行動、挑戦、敵意の表れではなく、課題や指示を理解できないことでもない。青年期後期および成人(17歳以上)では、少なくとも5つ以上の症状が必要である

不注意

a 学業、仕事、または他の活動中に、しばしば綿密に注意することができない、または不注意な間違いをする(例:細部を見過ごしたり、見逃してしまう、作業が不正確である)
b 課題または遊びの活動中に、しばしば注意を持続することが困難である(例:講義、会話、または長時間の読書に集中し続けることが難しい)
c 直接話しかけられたときに、しばしば聞いていないように見える(例:明らかな注意を逸らすものがない状況でさえ、心がどこか他所にあるように見える)
d しばしば指示に従えず、学業、用事、職場での義務をやり遂げることができない(例:課題を始めるがすぐに集中できなくなる、また容易に脱線する)
e 課題や活動を順序立てることがしばしば困難である(例:一連の課題を遂行することが難しい、資料や持ち物を整理しておくことが難しい、作業が乱雑でまとまりがない、時間の管理が苦手、締め切りを守れない)
f 精神的努力の持続を要する課題(例:学業や宿題、青年期後期および成人では報告書の作成、書類に漏れなく記入すること、長い文書を見直すこと)に従事することをしばしば避ける、嫌う、またはいやいや行う
g 課題や活動に必要なもの(例:学校教材、鉛筆、本、道具、財布、鍵、書類、眼鏡、携帯電話)をしばしばなくしてしまう
h しばしば外的な刺激(青年期後期および成人では無関係な考えも含まれる)によってすぐ気が散ってしまう
i しばしば日々の活動(例:用事を足すこと、お使いをすること、青年期後期および成人では、電話を折り返しかけること、お金の支払い、会合の約束を守ること)で忘れっぽい

⑵以下の症状のうち6つ(またはそれ以上)が少なくとも6カ月持続したことがあり、その程度は発達の水準に不相応で、社会的および学業的/職業的活動に直接、悪影響を及ぼすほどである
注:それらの症状は、単なる反抗的行動、挑戦、敵意の表れではなく、課題や指示を理解できないことでもない。青年期後期および成人(17歳以上)では、少なくとも5つ以上の症状が必要である

多動性および衝動性

a しばしば手足をそわそわ動かしたりトントン叩いたりする、またはいすの上でもじもじする
b 席についていることが求められる場面でしばしば席を離れる(例:教室、職場、その他の作業場所で、またはそこにとどまることを要求される他の場面で、自分の場所を離れる)
c 不適切な状況でしばしば走り回ったり高い所へ登ったりする(注:青年または成人では、落ち着かない感じのみに限られるかもしれない)
d 静かに遊んだり余暇活動につくことがしばしばできない
e しばしば"じっとしていない"、またはまるで"エンジンで動かされているように"行動する(例:レストランや会議に長時間とどまることができないかまたは不快に感じる、他の人達には、落ち着きがないとか、一緒にいることが困難と感じられるかもしれない)
f しばしばしゃべりすぎる
g しばしば質問が終わる前に出し抜いて答え始めてしまう(例:他の人達の言葉の続きを言ってしまう、会話で自分の番を待つことができない)
h しばしば自分の順番を待つことが困難である(例:列に並んでいるとき)
i しばしば他人を妨害し、邪魔する(例:会話、ゲーム、活動に干渉する、相手に聞かずにまたは許可を得ずに他人の物を使い始めるかもしれない、青年または成人では、他人のしていることに口出ししたり、横取りすることがあるかもしれない)

B 不注意または多動性—衝動性の症状のうちいくつかが12歳になる前から存在していた

C 不注意または多動性—衝動性の症状のうちいくつかが2つ以上の状況(例:家庭、学校、職場、友人や親戚といるとき、その他の活動中)において存在する

D これらの症状が、社会的、学業的または職業的機能を損なわせている
またはその質を低下させているという明確な証拠がある

E その症状は、統合失調症、または他の精神病性障害の経過中にのみ起こるものではなく、他の精神疾患(例:気分障害、不安症、解離症、パーソナリティ障害、物質中毒または離脱)ではうまく説明されない

ADHDの子育てで大切なこと

最も大切なことは、注意ばかりしないことです。目標を決め、ごほうび制でモチベーションの維持をはかりましょう。やればできるという成功体験を積ませることも大切です。

特徴を理解し一貫性を持って接する

ＡＤＨＤの子どもの特徴を理解して、その特徴に合った接し方をすると子どもも変わっていきます。

ＡＤＨＤの子どもには次のような作戦が有効です。

作戦①注意する回数を減らす

ああしろ、こうしろ、それはダメと注意ばかりしていると、子どもはいやになってしまいます。まずは注意する回数を減らしましょう。重要なことだけ注意します。よくないところばかりに目がいきますが、よい行動にしっかり注目することが大切です。よい行動はほめ、悪い行動は無視しましょう。小さなことでも、いいことは口に出してほめてあげましょう。

作戦②目標を決める

目標を絞ってやる気を引き出します。あれもこれもと欲張らず、はじめは一つか二つにします。「夕ご飯のときにお箸を並べる」というような、簡単なことから始めると成功しやすくなります。

作戦③スケジュールを決める

毎日の生活のリズムが決まっているほうが、子どもの気持ちが安定します。

できるだけ同じリズムで生活できるように、毎日のスケジュールを決め、目につくところに貼っておくといいでしょう。

作戦④やる気を引き出すごほうび制

よい行動をしたときは、すばやくほめます。好ましい行動を続けているときも「がんばっているね」などと声をかけるようにします。

しかし、ＡＤＨＤの子どもには、ほめ言葉だけではやる気をキープするのには不十分なのです。ポイント制などのごほうび制を導入しましょう。

作戦⑤成功体験で自尊心を育てる

ＡＤＨＤの子どもは叱られることが多いので、自信を失いがちです。成功体験を積ませ、自己肯定感を育ててあげましょう。

ADHDの子どもへの基本的な対応

目標を決め、ごほうびをあげて、やる気を維持させましょう。

作戦 1

注意する回数を減らす

朝から晩までガミガミ言っていたのでは、子どもは反発するだけ。本当に必要な注意だけにする

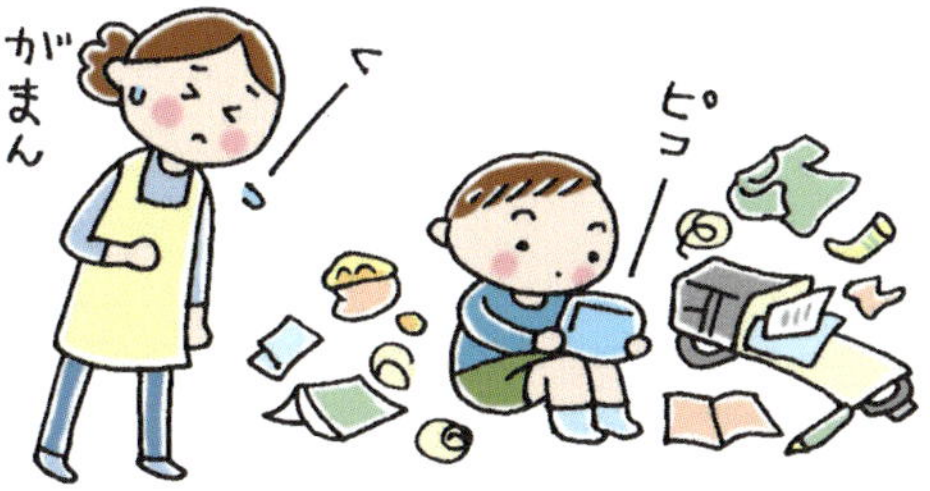
がまん
ピコ

作戦 2

目標を決める

目標を絞ってやる気を引き出す。お箸を並べるというような簡単な目標から始める

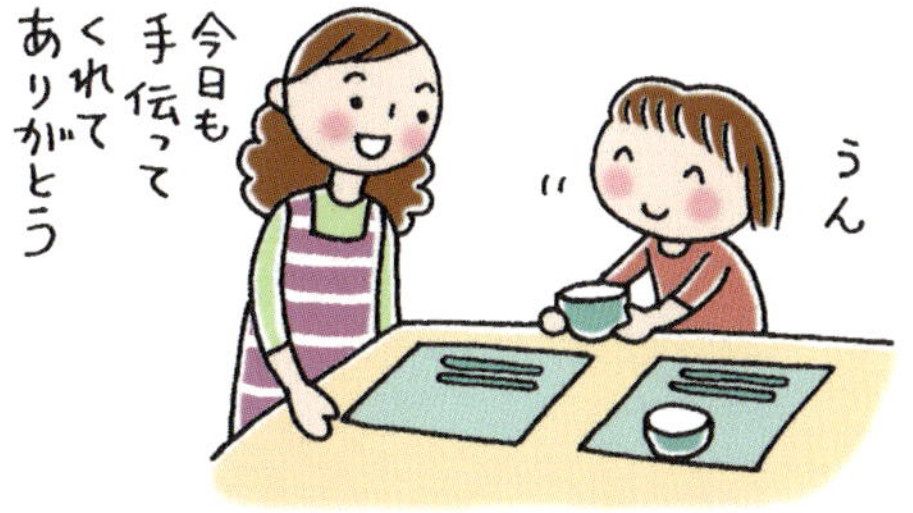
今日も手伝ってくれてありがとう
うん

作戦 3

スケジュールを決める

毎日のリズムが決まっているほど、心が安定し、トラブルが起きにくくなる

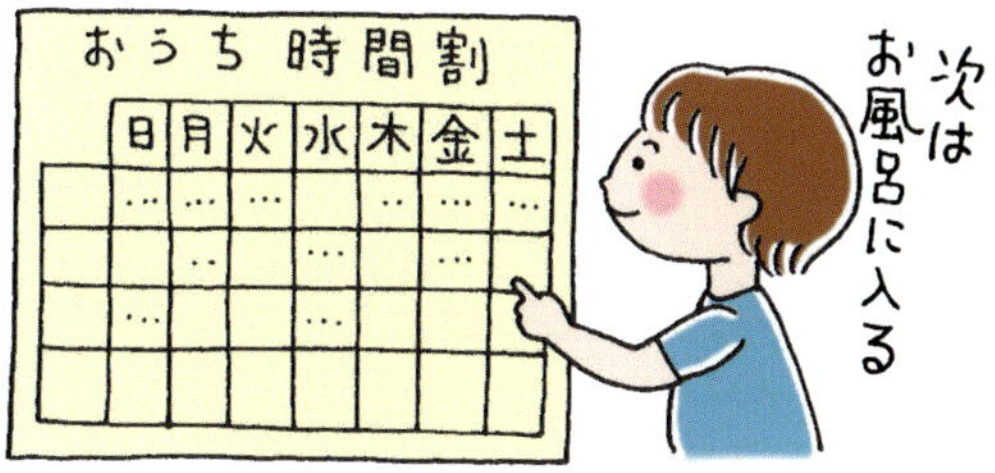
おうち 時間割
日 月 火 水 木 金 土
次はお風呂に入る

作戦 4

やる気を引き出すごほうび制

ごほうび制で、モチベーションを維持させる

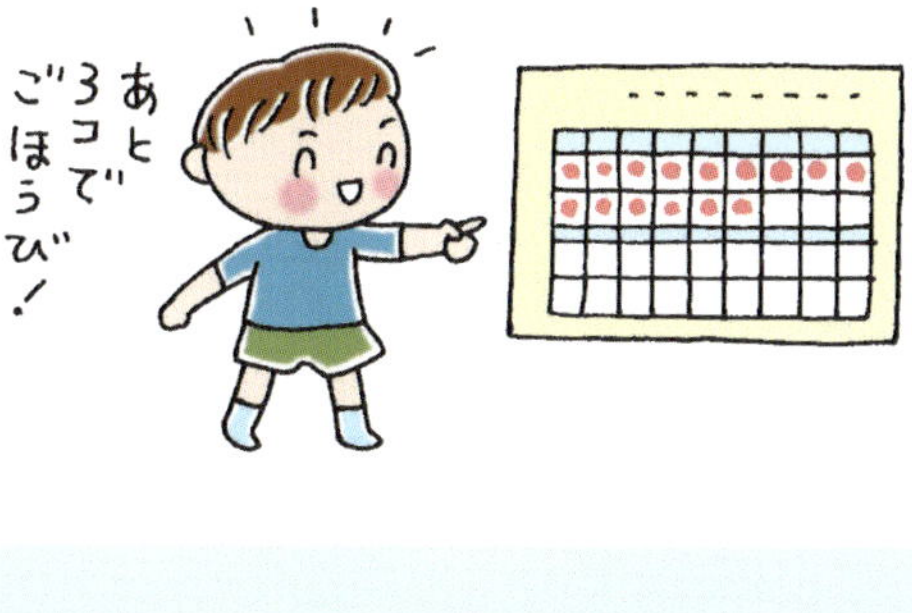
あと3コでごほうび!

作戦 5

成功体験で自尊心を育てる

小さな成功体験を積んでいくことで、自分に自信がつき、やる気が高まる

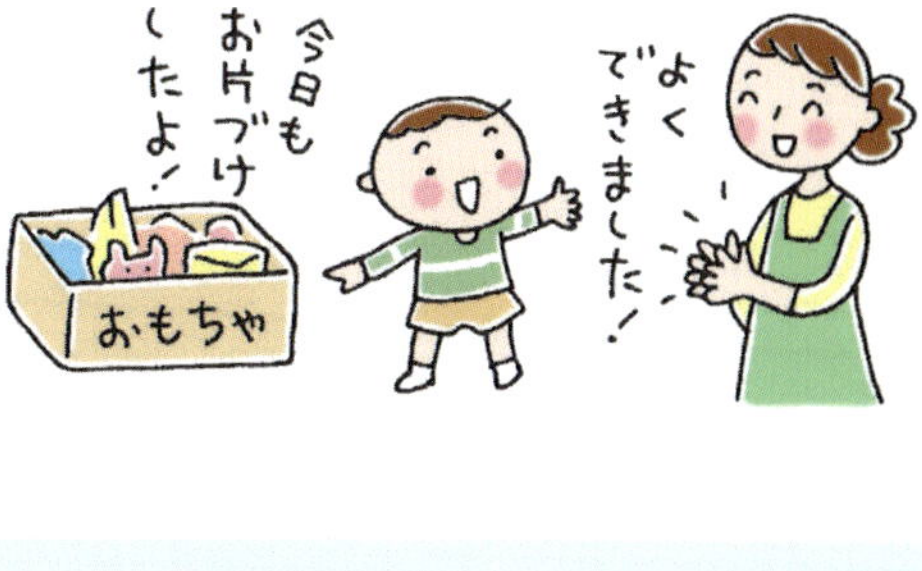
今日もお片づけしたよ!
よくできました!
おもちゃ

不適切な対応をやめる

ＡＤＨＤの子どもは親の言うことを聞かず、常にちょこまか動き回ります。お母さんがイライラする気持ちはわかりますが、叱ったり、たたいたりしても事態は悪化するだけ。冷静になりましょう。

子どもの心をこわす体罰はやめる

一生懸命子育てしているのに、子どもが思うように育たないと、裏切られたような気持ちになったり、子どもの存在そのものがうとましくなったりして、つい手が出てしまうこともあるかもしれません。

でも、体罰では何も解決しません。子どもは傷つき、親に対する憎しみをつのらせ、大人への信頼感や素直さなどを失ってしまいます。

また、力で抑えられることで、いつもびくびくとおびえ、自信を持って自分の人生を切り拓く力を持てなくなります。また、人や自分を傷つけるようになることも多いです。

体罰でよくなることは何もありません。絶対にやめましょう。さらに、二次障害を起こしやすくなります。

ネガティブな言葉を口にしない

叱っているうちに、だんだんエスカレートして、つい「もう、あなたにはうんざり」とか「あんたなんか産まなきゃよかった」と暴言を吐いてしまう人もいます。

こんなふうに言われると、子どもは自分を否定されたと感じて、よけいに好ましくない行動をとってしまいます。

言葉の暴力は体罰と同じぐらい、子どもを傷つけます。

ネガティブな言葉は口にしないようにしましょう。

愛されていることを感じさせよう

子どもをよい方向に導くには、不適切な対応はやめて、子どもを大切に思っていることを伝えましょう。「大好きだよ」「あなたを大切に思っているんだよ」と、言葉に出して何度も伝えましょう。

そして、抱きしめてあげてください。

体罰、暴言をやめる

悪循環はこんなふうに起こります。

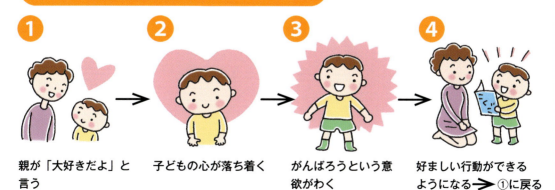

A-1　A-2　A-3

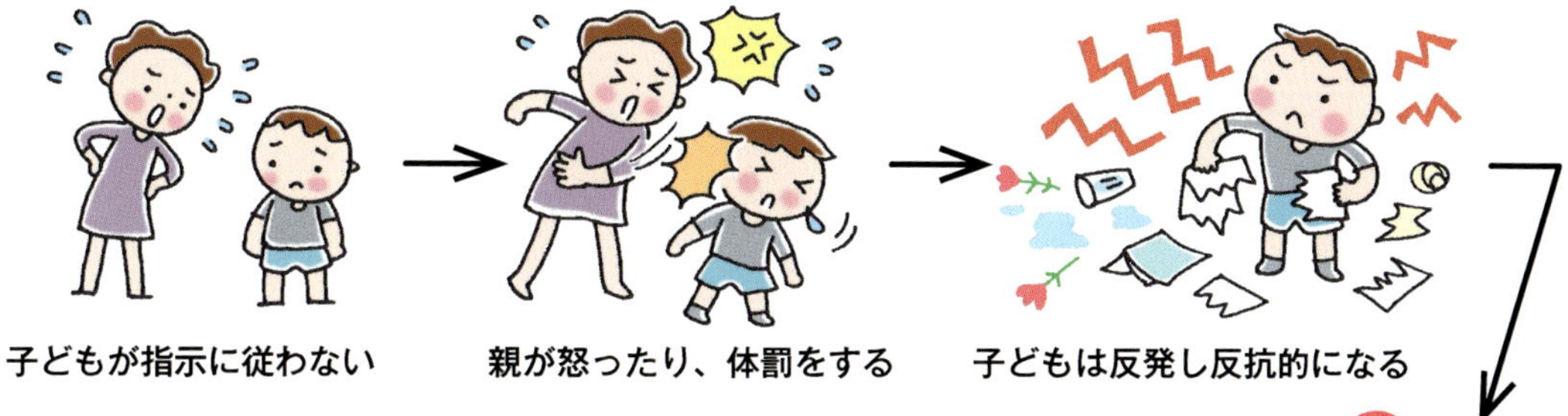

A-1 子どもが指示に従わない

A-2 親が怒ったり、体罰をする

A-3 子どもは反発し反抗的になる

A-4 ①に戻る

B-1　B-2　B-3

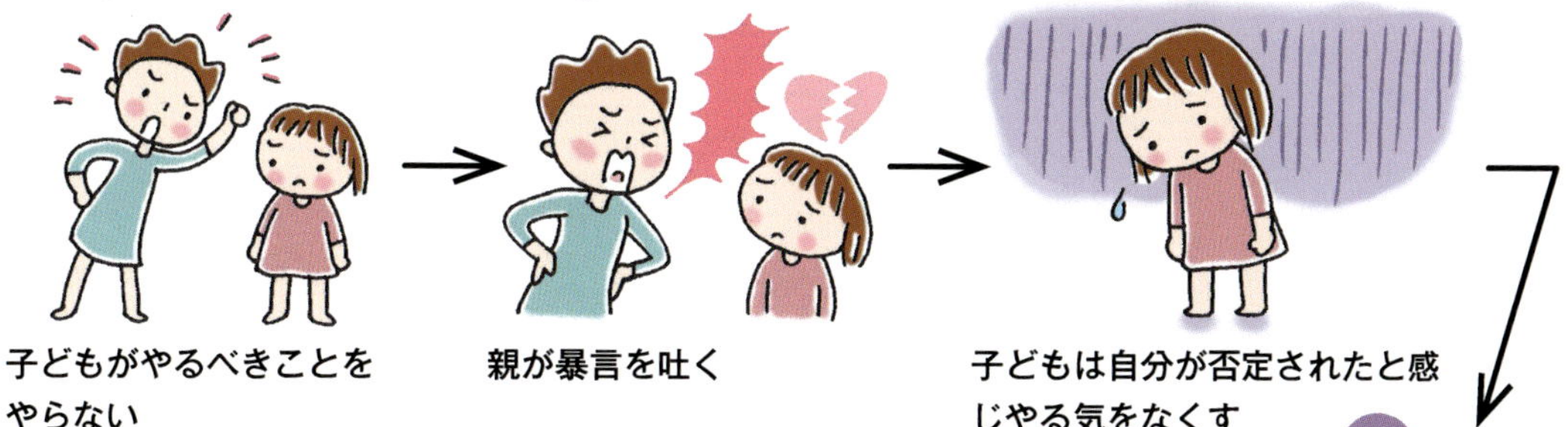

B-1 子どもがやるべきことをやらない

B-2 親が暴言を吐く

B-3 子どもは自分が否定されたと感じやる気をなくす

B-4 ①に戻る

親が子どもに愛を伝えると好循環ができる

1　2　3　4

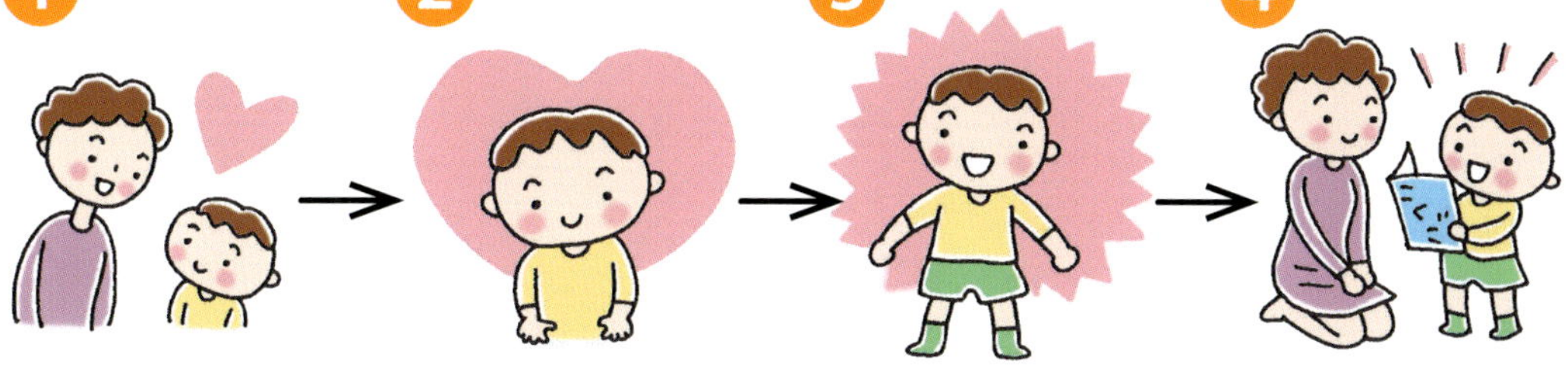

1 親が「大好きだよ」と言う

2 子どもの心が落ち着く

3 がんばろうという意欲がわく

4 好ましい行動ができるようになる→①に戻る

幼児期

落ち着きのなさへの対策を立てる

落ち着きのなさが大きな事故につながることがあります。しっかりルールを決め、子どもに守らせることが大切です。また、騒いではいけない場所に連れ出すと、叱り続けなくてはいけません。できれば避けましょう。

ルールブックで常に確認させる

ＡＤＨＤの子どもの行動は予測がつきません。いきなり道路に飛び出したり、駅のホームから落ちたりしたら大変です。外に出たら手をつなぎ、目を離さないようにしましょう。道路の歩き方や横断歩道の渡り方など、交通ルールをしっかり説明し、外出のたびに確認させます。

わかりやすいようにカードに絵を描き、お手製のルールブックを作るといいでしょう。

カードケースに入れて、出かける前におさらいをし、道中も必要に応じて見せ、交通ルールを徹底的に教えましょう。ルールブックを使えば、何度も大声を出さなくてもいいので便利です。

レストランや劇場は避ける

レストランや図書館、映画館などに子どもを連れ出すと、四六時中注意していなければなりません。親も子どももストレスがたまります。

静かにしなくてはいけない場所、騒ぐとまわりに迷惑がかかるような場所はできるだけ避けましょう。

そのかわり、公園などで体を使った遊びをしっかりさせてあげましょう。また、活発さを要求されるスポーツや習い事をさせるのもいいことです。欠点が長所に変わり、子どもも自信がつくでしょう。

夕方以降は落ち着いた活動を

夕方以降は静かな活動をさせるようにして、少しずつ寝るための準備を整えます。

1日のスケジュールを決め、活動的に過ごす時間、静かな活動をする時間と、枠組みをつくると役立ちます。目に見える落ち着きのなさは、年齢とともに目立たなくなるので、時を待つことも大切です。

落ち着きのなさへの対策

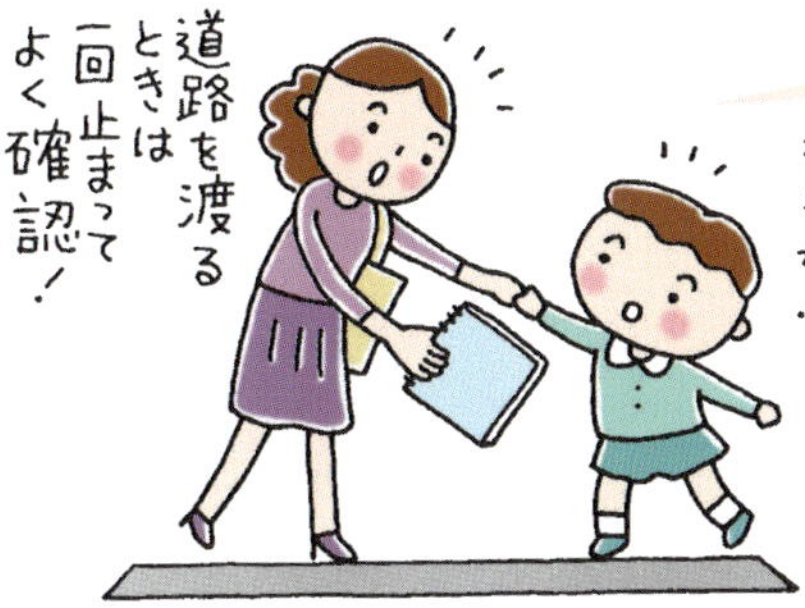

道路を渡るときは一回止まってよく確認！
あっ そうか！

〈ルールカード〉

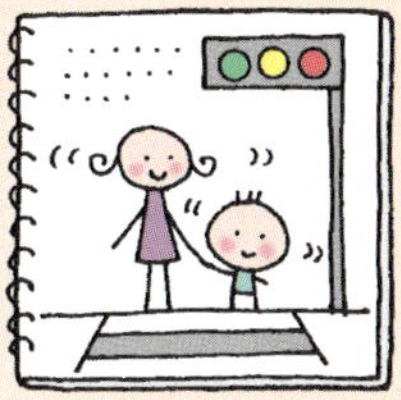

・ルールブックに注意することを書いて、予習しておく

・道中でも見せる

たとえばこんなこと

重大な安全に関する落ち着きのなさ

- 道路への飛び出し
- 海や川での過ごし方
- 行楽地で
- 駅のホーム

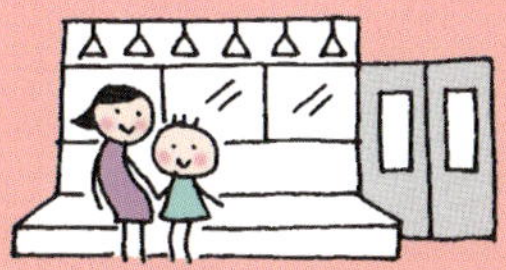

なるべく落ち着いてほしい場面

- 電車の中で静かに過ごせない
- 教室で立ち歩く

できれば落ち着いてほしい場面

- 祖父母宅で騒がしい
- ファストフード店でうるさい
- 食卓で足をブラブラ

わが家の場合

困っている落ち着かない行動を書き出してみる

避ける場所：ファストフード店以外のレストラン、劇場など

「静かに」と言い続けなければならず、まわりの人にも迷惑をかける場所は避けるようにする

忘れ物をしないように工夫する

ＡＤＨＤの子どもはとにかく忘れ物が多く、お母さんをイライラさせます。「今言ったところでしょ！」と叱り続けるより、リマインダーやリストを上手に活用することを教えてあげましょう。

ワーキングメモリーが不足

ＡＤＨＤの子どもは、一連の活動や作業を行うために必要な記憶（ワーキングメモリー）が弱いことがあります。

ワーキングメモリーが足りないと、必要なときに、引き出しに入っている記憶をうまくとり出せないのです。そのため、簡単なミスを繰り返したり、いったん覚えたつもりでも、記憶が定着しにくい傾向があります。

覚える努力をいやがるので、練習不足で記憶力が伸びにくいという面もあります。

このようなことから、うっかりミスや忘れ物が多くなってしまいます。

メモ、リマインダー 思い出す練習も

忘れ物対策としては、リストや各種リマインダーが有効です。

●メモとリマインダーの活用

予定を忘れないために、メモやリマインダーを使うように手助けしましょう。メモをとる練習にもなります。いちばんのリマインダーは、張り紙をすることです。簡単ですが効果抜群です。

●リストを作る

忘れ物をなくすためには、持ち物リストが有効です。

明日の授業の準備のために、ランドセルに入れるもののリストを作り、それを見ながら用意する練習をします。

計算の方法や作文の書き方なども表にして、貼っておくといいでしょう。

●思い出す練習をさせる

最も大切なことは、思い出す練習をさせること。「○○を忘れないで！」ではなく、「今日は何か大事なものがあったよね？」と子ども自身に思い出させるようにします。

必要な情報を自分で引き出せるよう、脳の回路を鍛えてあげましょう。

リマインダーの工夫

散らばりがちな記憶をつなぎとめましょう。

学校で

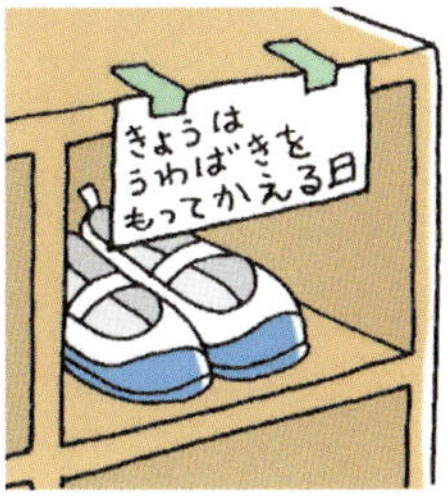

きょうは
うわばきを
もってかえる日

靴箱に

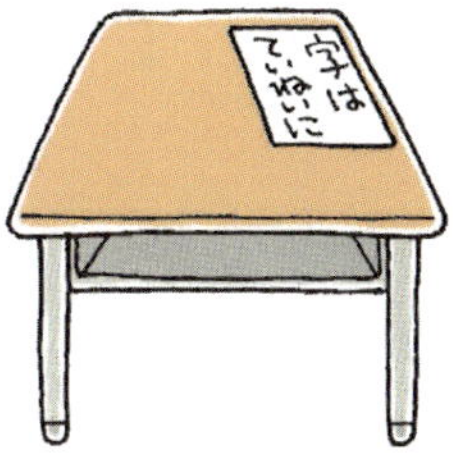

字は
ていねいに

机の上に

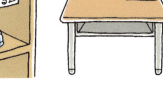

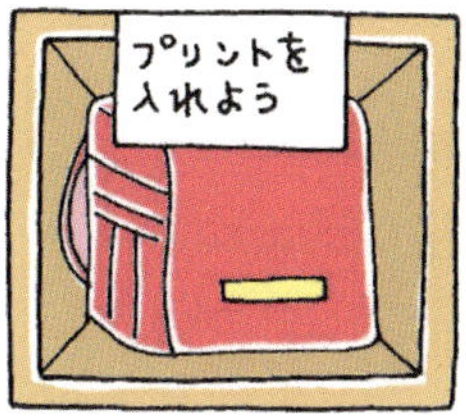

プリントを
入れよう

ロッカーに

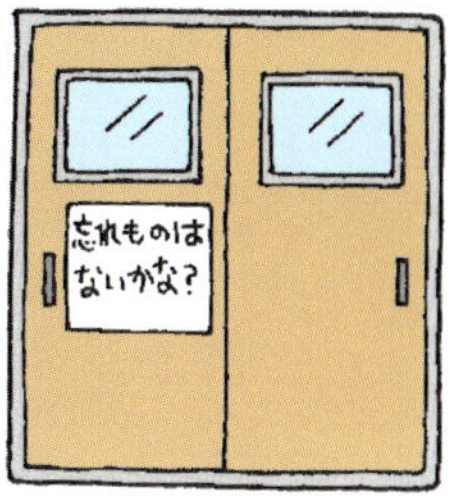

忘れものは
ないかな?

ドアに

家庭で

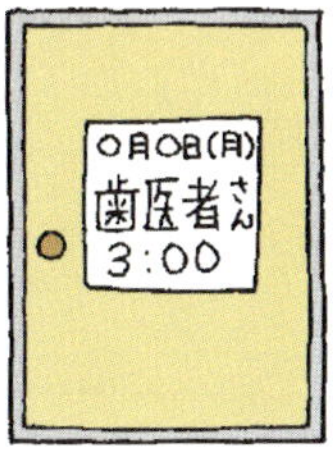

ドアに

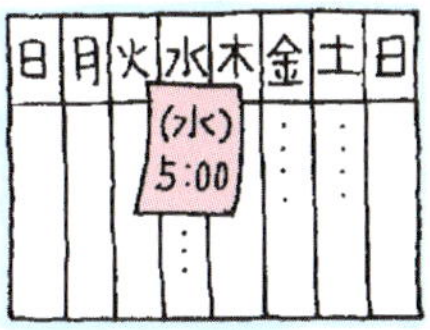

連絡帳

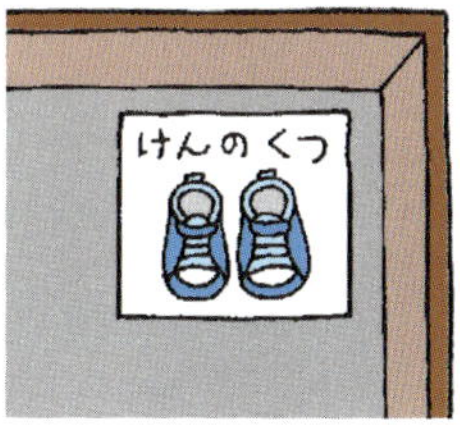

けんのくつ

玄関

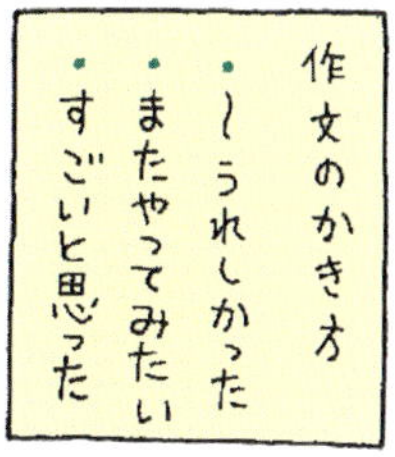

作文の書き方

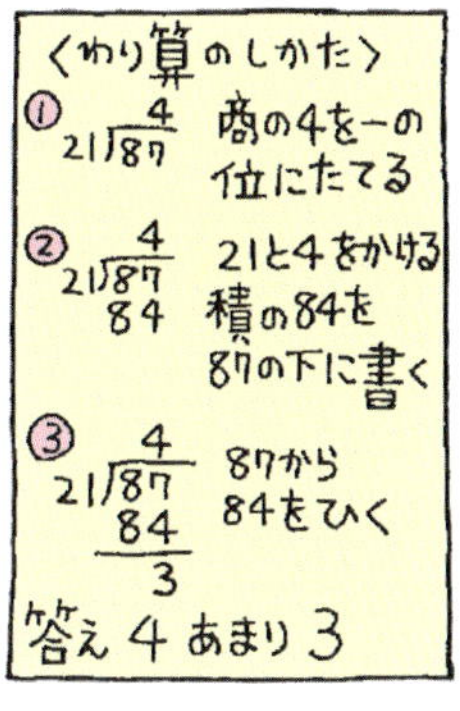

計算の仕方

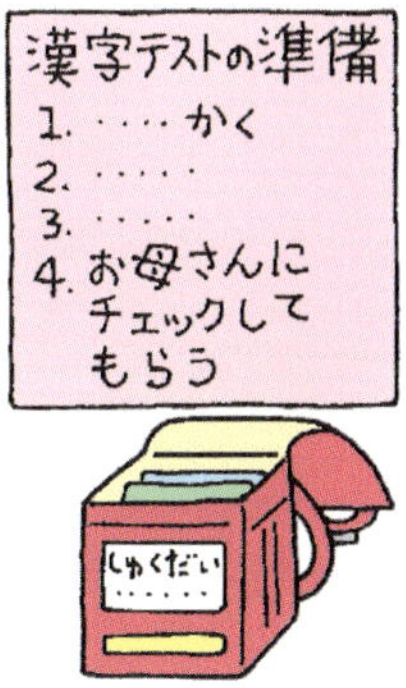

漢字テストの準備
1. ・・・・かく
2. ・・・・・
3. ・・・・・
4. お母さんにチェックしてもらう
しゅくだい

明日の準備

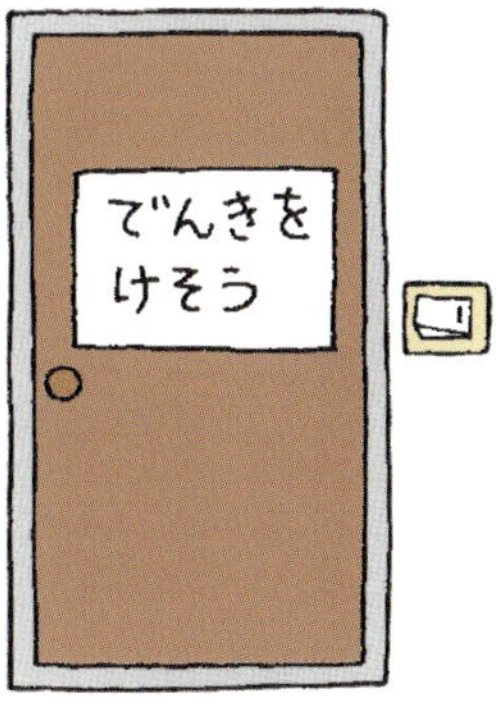

でんきを
けそう

電気のスイッチ

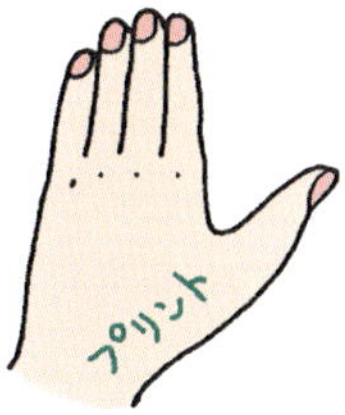

手に書く

絶対に忘れてはいけないときは、手に書く(どうしてもというときだけにしよう)

学童期

待つことの大切さを教える

ＡＤＨＤの子どもはせっかちで、待つことが苦手です。みんなが並んでいるのに、割り込みをして、ひんしゅくを買ってしまいます。待つのは難しいことですが、根気よく教えましょう。

待つことの意義を教えよう

「待ちなさい」といくら言っても、子どもはなぜ待たなくてはいけないのかがわからないことがあります。

ですから、理解しやすいように、待つことの大切さを教えてあげましょう。

たとえば、「順番が守れると、みんな気持ちがいいし、あなたのこともいい子だと思ってくれるよ」と言うと納得できるでしょう。

また、あてられていないのに、勝手に発言するときには、「先生はみんなの意見を聞きたいのだから、ほかの子の意見も聞こうね」とさとします。一つひとつ、その理由を教えていくと、待たなくてはいけないことがわかってきます。

さらに、「あわてなくても大丈夫」と教え、ポイント制などを使って、待てばいいことがあると、実感させるといいでしょう。

ふだんから、「早く早く」と子どもを追い立てないことも大切です。

待つ練習で時間の感覚を覚えさせる

練習しだいで、待てるようになります。時間を区切って待つ練習をしましょう。

どのくらい待てばいいのか、砂時計やタイマーなどで時間の目安を示すと、待ちやすいものです。

ときにはカップラーメンを作らせるのもいいでしょう。「3分間待とうね」と言って砂時計を置き、時間の経過を肌で感じさせます。

こうして、3分間待つことができるようになったら、次は5分間待つ練習をします。

このような練習を繰り返していくうちに、衝動的な行動が少しずつ減っていくでしょう。

待つことができれば、その場にふさわしい行動をとりやすくなり、まわりの子どもや大人から受け入れてもらいやすくなります。

「ちょっと待つ」トレーニング

1 待てないとまわりの人はどう思うか、待てるとまわりの人がどう思うか、を教える

	まわりはどう思うか	気をつけるとまわりはどう思うか
順番を守らない	ずるい	ルールが守れていい子
人が終わるのが待てない	自分ばかり早くしてよくない	みんなでやっていてOK
話に割り込む	せっかく私たちが話をしているのにいやだな	待ってから話をしてくれてうれしい

2 ルールを教える。望ましい行動を教える

それが起こりそうな場面の前に確認する
・列に並ぶとき
・電車に乗るとき　など

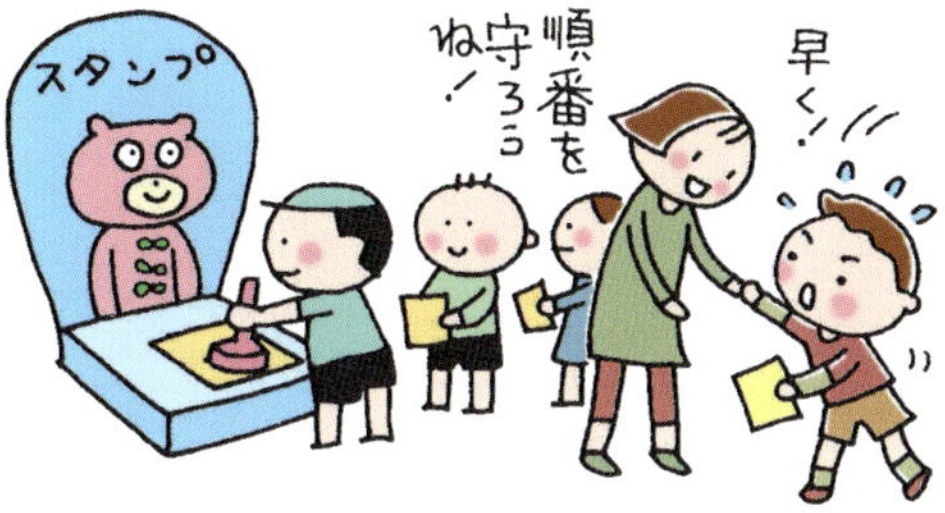
スタンプ
順番を守ろうね！
早く！

3 ちょっと考えてから行動する練習

・1分考えてみて、と促す
・新しい習い事などは1週間考えてみてから決める

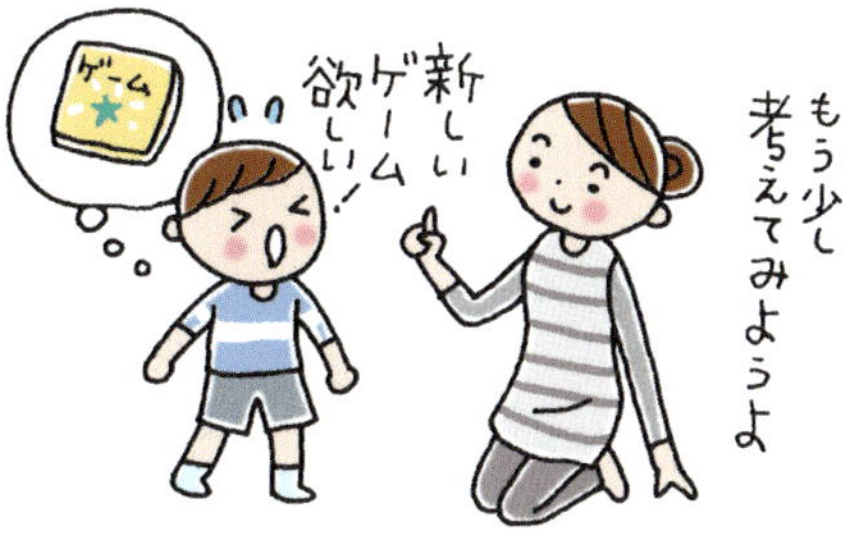
ゲーム
新しいゲーム欲しい！
もう少し考えてみようよ

4 待つ練習

時間を感じられると待ちやすい
・カップラーメンを作らせる
・クッキーを焼く
・「100数えて」などと数を数えさせる

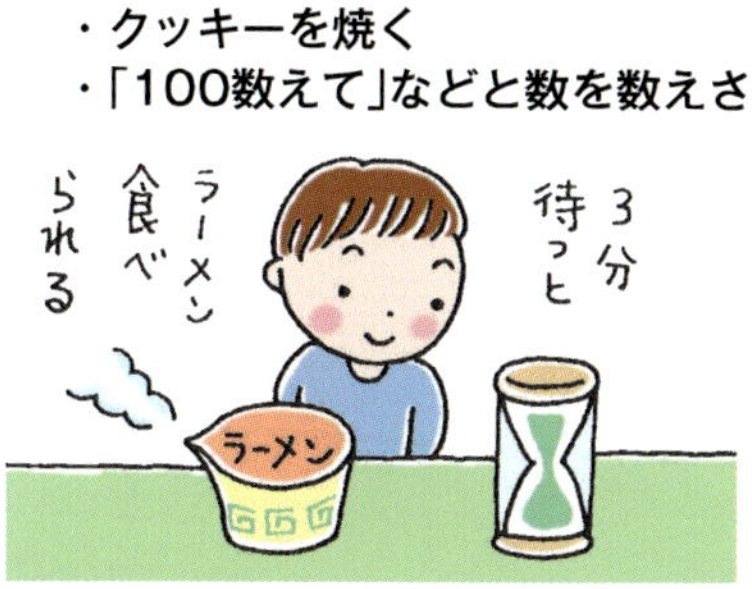
3分待つと
ラーメン食べられる
ラーメン

5 「早く早く」とふだんから追い立てない

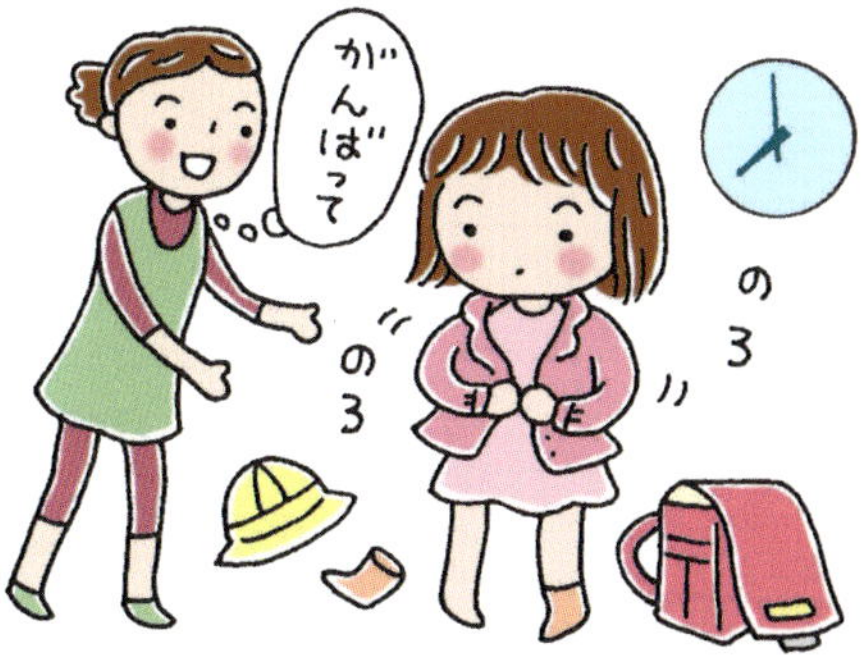
がんばって
のろ
のろ

毎日のスケジュールを決める

ＡＤＨＤの子どもにとって、毎日の生活を安定させることが何より大切です。そのためには、日々のスケジュールを決めておくのがいちばん。スケジュールを確認するクセをつけ、少しずつ自己管理できるようにしていきましょう。

1日の予定を決め目立つところに貼る

1日のスケジュールを決めておくと、子どもの生活が安定し、気持ちが落ち着きます。

お母さんも夕食の時間、お風呂の時間を決めて、規則正しい生活を心がけましょう。スケジュールを決めると、時計に協力してもらうことができます。

習い事などで常に毎日同じというわけにはいかないと思いますが、できるだけ整えるようにすると、日々の生活がよりスムーズに流れるようになるでしょう。

スケジュールを決めたら紙に書き、目立つところに貼っておきましょう。お母さんやお父さんのスケジュールも表にしてみます。

子どものそばに座って宿題を見守る時間を作るなど、子どもとかかわる時間もとるようにしてください。

簡単なお手伝いも積極的にさせるといいでしょう。お膳立てや食後のお皿ふきなどをいっしょにしながら、コミュニケーションをとるようにしましょう。

お手伝いができたら、ポイントを与えるようにして、やる気を持続させましょう。

脳の活性化、手先の訓練にもなり、メリット大です。

予定を書き込むカレンダーを作る

たくさん書き込みができる、大きめの子ども専用のカレンダーを用意しましょう。子どもといっしょに、その月の予定を書き込み、毎日予定をチェックさせます。うまく書けない子には手伝ってあげたり、シールやハンコを活用してもいいでしょう。

これとは別に、その日の予定をホワイトボードに書き出し、その日にやらなければならないことは何か、はっきりわかるようにします。今日は何をすればいいのか、子どもに意識づけをすることが大切です。

スケジュールを決める

1日の予定表を作る

起床から就寝までの１日のスケジュールを決め、紙に書いて目立つところに貼る

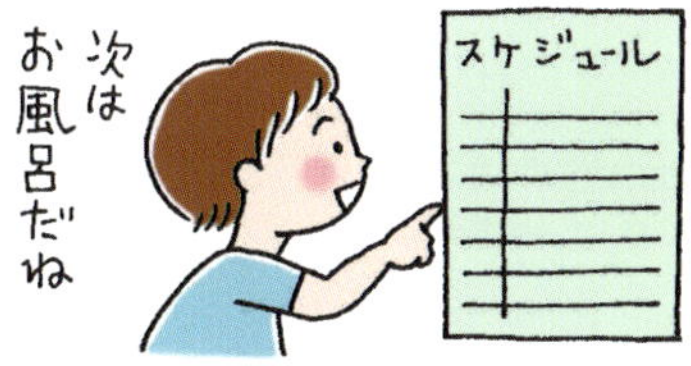

小学生のスケジュールの標準例

午前

7:00	起床
7:15	朝食
8:00	家を出る

午後

5:00	帰宅
5:30	宿題
6:30	夕食
8:00	入浴
9:00	就寝

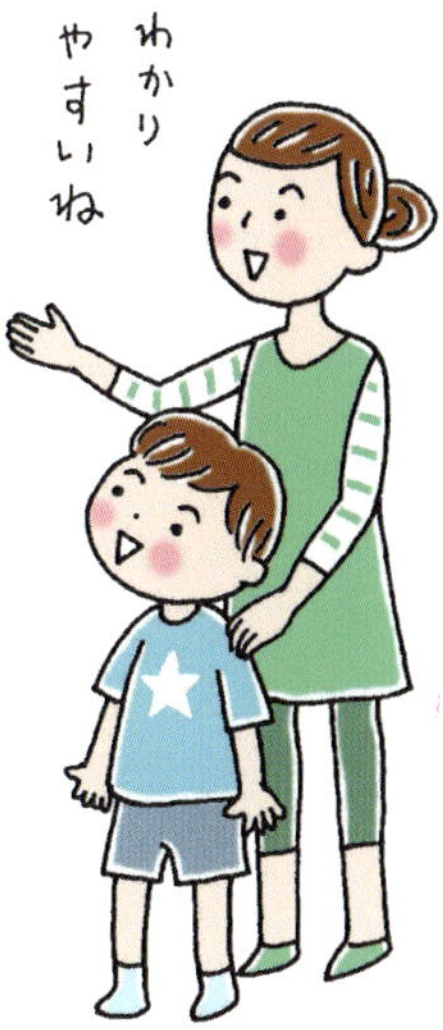

その日の予定表を作る

その日にやるべきことをホワイトボードに書き出し、課題ができたら１つずつ消していく

今日の予定

漢字テストの勉強をする
夕食後にお皿をふく
時間割をそろえる

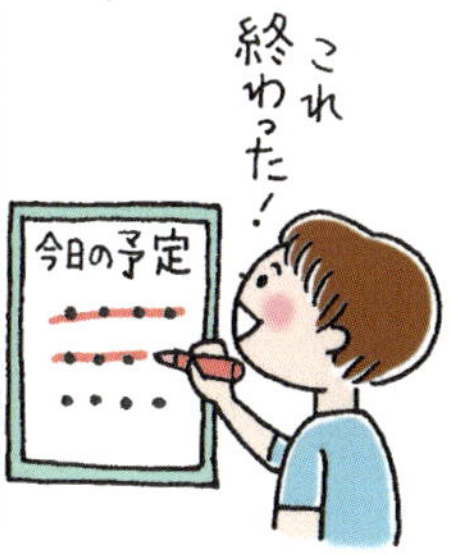

その月の予定表を作る

シールやスタンプを使って、子どもといっしょに予定表を作り、毎日予定をチェックさせる

10月

月	火	水	木	金	土	日
				1 遠足	2 サッカー	3
4	5 そろばん	6	7 おばあちゃんが来る→	8	9 サッカー	10 パパの誕生日
11	12 そろばん	13	14	15	16 サッカー	17 子ども会
18 自転車講習会	19 そろばん	20	21	22 午前授業	23 サッカー	24
25	26 そろばん	27	28	29	30 サッカー	31

注意することを選ぶ

毎日朝から晩まで、あれはダメ、これはダメ、ああしろ、こうしろと注意ばかりされていては、子どもの心はなえてしまいます。どうしてもこれだけはということだけ、厳選して注意しましょう。

本当に困ることのみ注意する

ＡＤＨＤの子どもに対して、どうしてもあれこれ注意しがちになります。同じことを何度言ってもできないからです。一つのことをさせるにも、５回、６回と指示するのはあたりまえ。こうして、一日中注意し続けていると、子どもはうんざりして、何を言われても右から左に聞き流すだけになるでしょう。

親もイライラして、親子関係が悪くなってしまいます。

ですから、本当に今困っていることの修正を最優先にして、さほど重要ではないことは、あと回しにしましょう。

注意しなくてすむ方法を考える

たとえば、靴を乱雑に脱ぎ散らかすことは、見た目は悪いけれど、たいした問題ではありません。ですからそれは注意せず、大目に見てあげましょう。

それよりテレビゲームばかりして、まったく宿題をしないことのほうが困ります。

だからといって「ゲームをやめなさい！」「宿題をしなさい！」といくら注意しても、なかなか事態の改善は望めないでしょう。

そんなときは、どうすれば子どもがやる気になるか、対策を考えましょう。

あるいは、ポイント制にして、１日30分とか1時間でゲームを終えたら1ポイントあげる、と約束します。１００ポイントたまったら、新しいゲームソフトを買えることにするという目標を立てます。きちんとゲーム時間を守ると、すてきなごほうびが待っているわけです。今の楽しみをがまんすると、先にもっと大きな楽しみが得られます。

注意してやらせるのではなく、子どもが自らすすんでやる気になるように導いていくことが大切です。

できるだけ注意を減らすコツ

注意すべきことと大目に見ることを分別します。

今いちばん困っていることは何かを考える

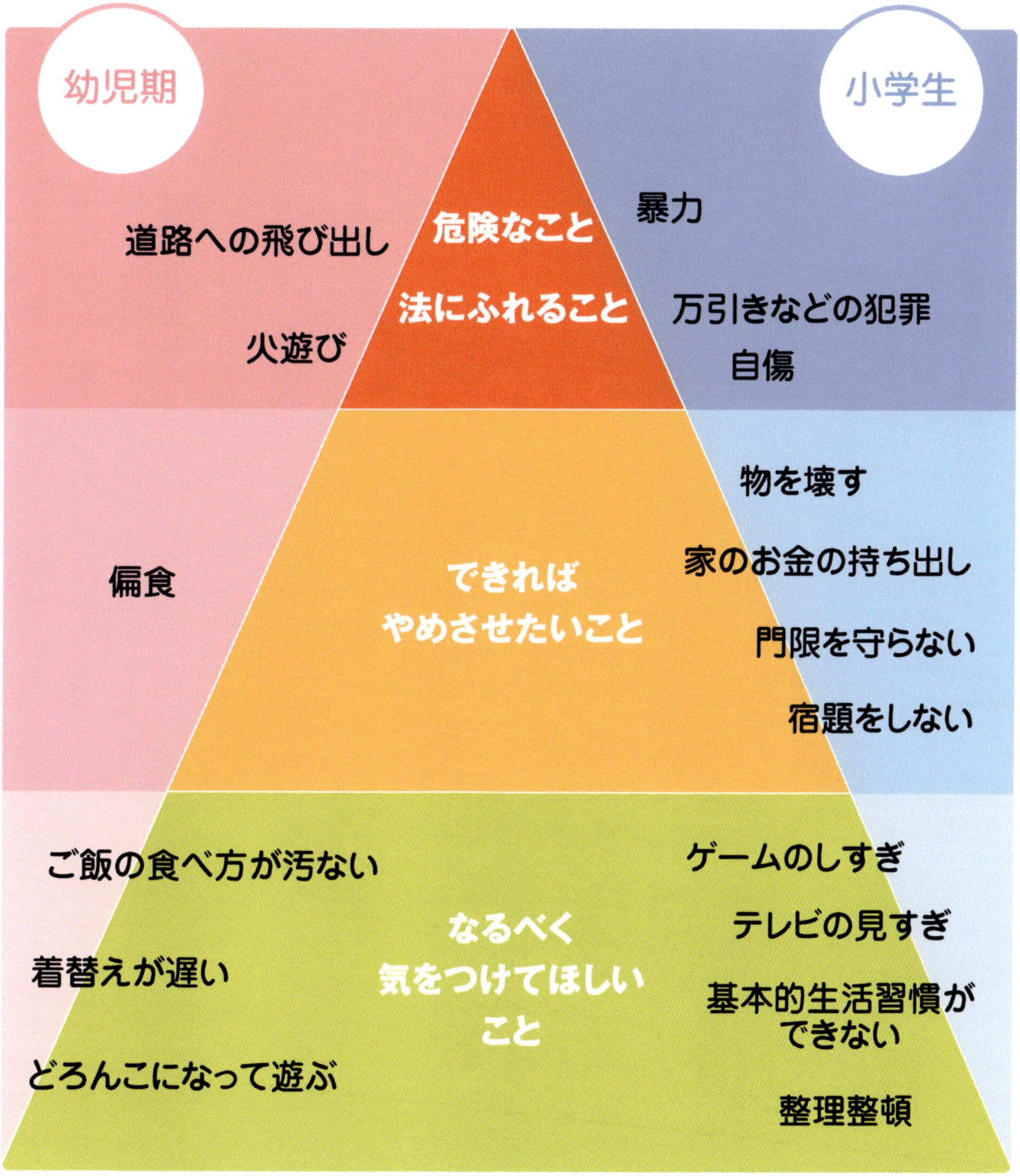

気になる行動を整理し、対策を立てる

気にかかる行動を改善しようとするときは、一つひとつ書き出して、客観的に見るようにします。次に優先順位をつけ、子どもがやりやすい方法を見つけ、改善に取り組んでいきましょう。

問題行動も書き出すと客観的になれる

ADHD対策には、紙と鉛筆が必須です。書くことによって冷静になり、分析もしやすくなります。また、子どもを客観的に見られるようになります。

食事中の問題、宿題、家事手伝い、寝る前にすること、というふうに、気にかかる行動をシーン別に箇条書きにしてみましょう。

「この子は問題だらけ」と思っていても、いざ書き出してみると、それほどではないことに気づくでしょう。

優先順位をつけ取り組みやすい方法で

次にどうすればそれらの問題行動を改善できるか、対策を考えます。その際、「このくらいは○年生だからできるはず」と考えずに、実年齢の3分の2の年齢だと思って、対策を練るとうまくいきます。

一気にすべての問題を解決することは難しいので、今すぐ取り組むべきこと、できれば取り組みたいことなど、優先順位をつけましょう。

大きな目標については、小さな課題に分け、子どもが取り組みやすいように工夫します。子どもに失敗させないことが、モチベーション維持の秘訣です。

子どもにも、どんな方法ならやれそうか、意見を聞いてみましょう。いくつか書き出した解決法のなかから、子ども自身が納得して、やってみよう、という気持ちになるものを選ばせます。

こうして決めたことは、必ず子どもの目につきやすいところに貼っておきます。

ただし、そのときは子どもの注意を引いていても、しだいに壁紙と同じようになり、効果が薄れていくこともあります。ときどき、書き直したり、紙の色を変えたりして、意識づけを欠かさないようにしましょう。

こんな手順で対策を考えよう

1 家庭における問題行動を書き出す

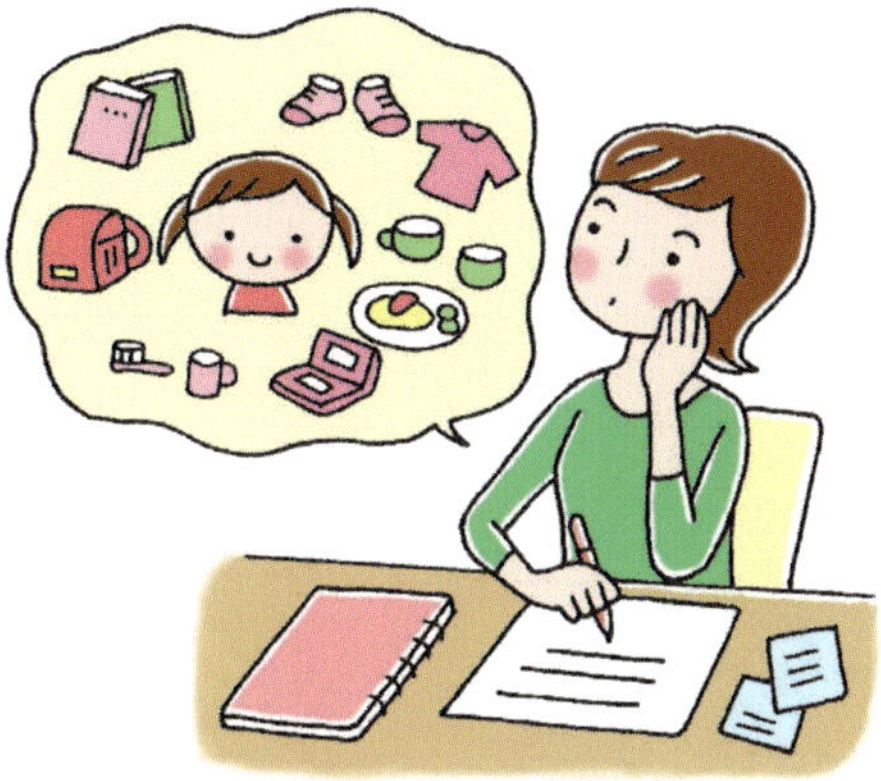

シーン別に箇条書きにする

2 優先順位をつける

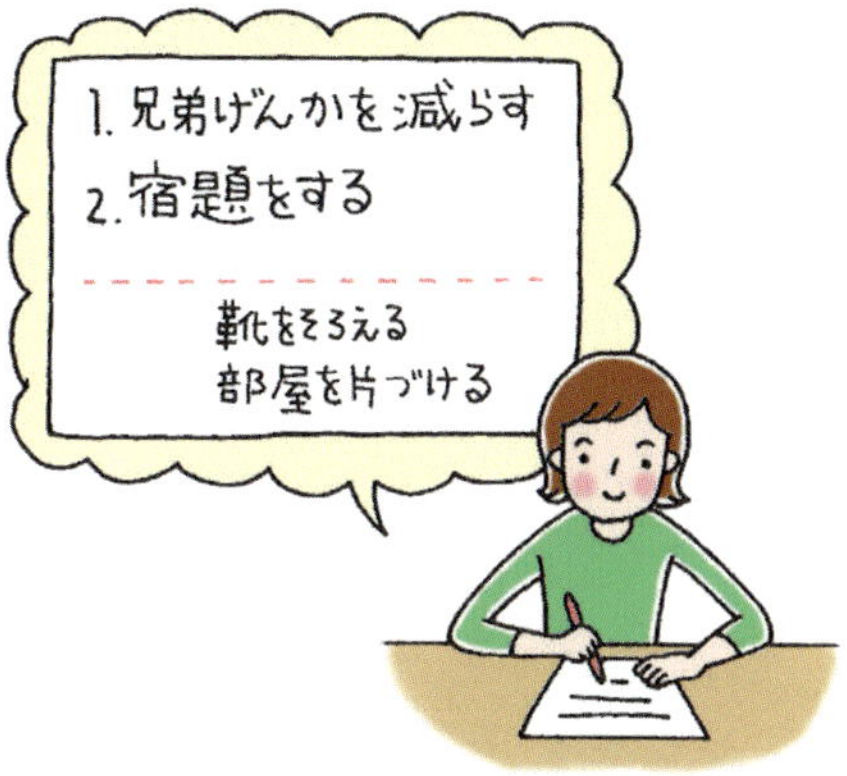
1. 兄弟げんかを減らす
2. 宿題をする
靴をそろえる
部屋を片づける

大きな目標は小さな課題に分ける

3 それぞれの問題について、解決策を考える

宿題

宿題をしない
↓
夕食前にお母さんといっしょにやる

字がきたない
↓
きれいな字で書いた日は
ごほうびをあげる

毎日の決まり

給食袋を出さない
↓
まめに声をかけて出させる

4 方法が決まったら、紙に書いて、目立つところに貼っておく

あみちゃんがやること

●学校から帰ってきたら
・給食袋を出す

●宿題は夕食前にやる
・ママといっしょにキッチンのテーブルでやる
・きれいな字で書くようがんばろう

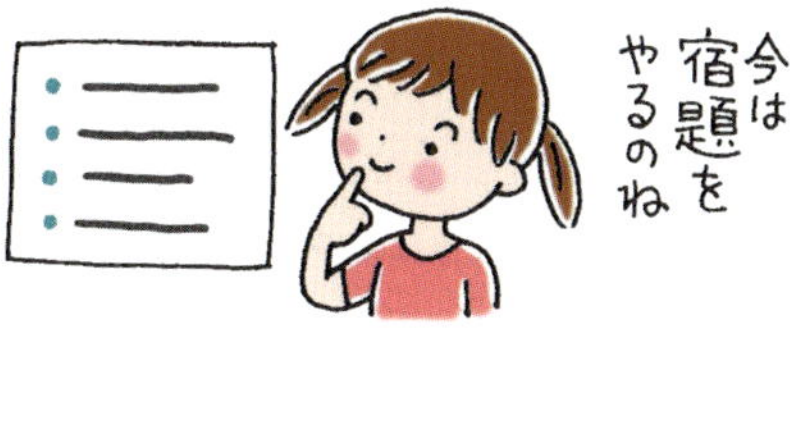
今は宿題をやるのね

やる気を出させる

やる気を出させるには、ごほうびをあげるのがいちばんです。ごほうびで釣るなんてと思う人もいるかもしれませんが、ＡＤＨＤの子どもにとっては、大切な治療の柱です。上手に活用しましょう。

ごほうび制で動機づけをする

ＡＤＨＤの子どもたちは、こうすると先々いいことがあるから、今やっておこうとか、お母さんに叱られるから、今やっておこうなどとは、あまり考えないものです。たとえ思っても、まっいいか、とついつい目先の楽しみを優先してしまいます。

つまり、自分の心の中で動機づけをするのが下手なのです。ですから、外から動機づけをしてあげる必要があります。

それがごほうび制です。ごほうびという楽しみが、行動へのモチベーションをアップさせます。

ごほうび制は、行動へのとりかかりにも、それを続けることにも、完了させることにも役立ちます。苦手なことや、少し難しい課題への取り組みをよくすることもできます。

ポイント制とゴールカード

やる気を引き出すのによく使われるのは、ポイント制とゴールカードです。

ポイント制は、決めたことができたら○ポイントと、子どもにポイントをあげ、それがたまったらごほうびと交換できるというシステム。

より頻繁に、よりすばやく、より具体的なごほうびをあげることによってやる気を引き出し、続けられるように工夫しましょう。ポイントを与えるときは、忙しくても「あとで」と引き伸ばしては効果は半減です。

またゴールカードは、ポイント制をシンプルにしたもの。ちょっとがんばればできそうな目標を、２つぐらいつくります。

できたときには、シールやスタンプをカレンダーにつけていきます。決めた数だけたまったら、ごほうびと交換します。

ごほうびは毎日やること、週１回くらいやること、数カ月に１回と分けて、リストを作ります。

やる気を引き出す２つの方法

ポイント制

活動やお手伝いのリスト

- 新聞をとってくる……………１ポイント
- ゴミ出し…………………………２ポイント
- 食事・配膳の手伝い…………２ポイント
- 部屋の片づけ……………………３ポイント
- お風呂そうじ……………………３ポイント
- 連絡帳を書いてくる…………５ポイント
- 宿題を夕ご飯の前にする……５ポイント

1. ポイントがもらえる活動やお手伝いのリストを作る。難しいこと、時間がかかることほど、ポイントを高くする
2. １ポイント獲得したらビー玉を１個あげる。これを空きびんにためていく。たまっていく様子がよくわかるので、励みになる。はじめの１週間は気前よくボーナスポイントをあげて、やる気を引き出す
3. ポイントがたまったら、あらかじめリストアップしておいたごほうびと交換する

ごほうびリスト

1．毎日するようなごほうび

- おやつを決められる…………２ポイント
- お母さんに好きな本を読んでもらう………２ポイント
- テレビを30分見る…………10ポイント

2．週に１回ぐらいの頻度のごほうび

- 週末の夜、いつもより30分遅くまで起きていてもいい…………… 10ポイント
- ファストフード店へ行く… 15ポイント
- ＤＶＤを借りる…………… 15ポイント

3．数カ月かかるようなごほうび

- 新しいゲームを買う………100ポイント
- テーマパークへ行く………200ポイント

＊動機づけになりそうなごほうびをリストアップ。１日の終わりに何ポイントたまったかを確認し、３種類のごほうびに振り分ける

ゴールカード

1. 簡単な目標を２つぐらい決める
2. できたら、カレンダーにシールやスタンプをつける
3. これがたまったら、ごほうびと交換する

＊子どもの年齢が低いほど、ごほうびまでの時間を短くする。低学年なら数日から１週間、高学年なら１～２週間

	3日(月)	4日(火)	5日(水)	6日(木)	7日(金)	8日(土)	9日(日)
目標	★	★	★		★	★	

	10日(月)	11日(火)	12日(水)	13日(木)	14日(金)	15日(土)	16日(日)
目標	★			★	★		★

集中力を持続できるよう工夫する

ＡＤＨＤの子どもは、とにかく集中するのが苦手です。なぜ集中できないのか、まずその理由を分析します。次に、それに応じた対策を講じ、努力を続けていくといいことがある、と教えてあげましょう。

各段階に応じて有効な対策を

ＡＤＨＤの子どもは、①始められない、②続けられない、③完了しないなどと、どの段階でもつまずきがちです。各段階の問題点を分析し、一つひとつ克服させていきましょう。

①始められない

最初から複雑なことをやらせようとすると、なかなか取り組む気持ちになりません。簡単なことから始め、なるべく少ない回数で指示に従えるように工夫しましょう。指示を出すときは、穏やかに、しかしきっぱり出すようにします。

●今やっていることをやめられない

スケジュールを決め、やめること、始めることにポイント制を使いましょう。

●自分で動けない

毎日のスケジュールを決め、はじめはいっしょに行いましょう。

●難しいからやりたくない

課題が難しすぎるのかもしれません。難易度を下げたり、量を加減することを考えましょう。宿題は先生に相談して、やり方を検討します。

②続けられない

続けてやっているときに、「がんばっているね」などと声をかけ、モチベーションをキープさせることが大切です。

●ほかのことに気が散る

周囲に気が散るものを置かないようにします。シンプルなインテリアにし、勉強と遊び道具を分けましょう。

●課題の量が多くて続けられない

課題を小さく分けます。量を減らすことも考えましょう。

③完了しない

ポイントやおやつなどのごほうびを用意して、課題をやり遂げたらあげます。

このごほうびとともに「よくできたね」「がんばっているね」と十分にほめて、達成感を持たせましょう。

やがて、子ども自身が自分にそう言える日が来るはずです。

集中力を持続させるための法則

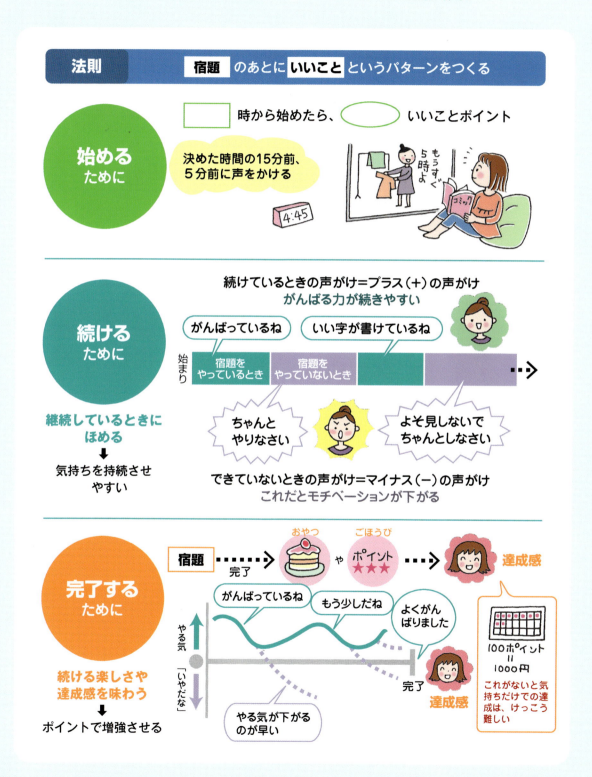

法則　宿題 のあとに いいこと というパターンをつくる

始めるために

□ 時から始めたら、○ いいことポイント

決めた時間の15分前、5分前に声をかける

続けるために

続けているときの声がけ=プラス（+）の声がけ
がんばる力が続きやすい

できていないときの声がけ=マイナス（−）の声がけ
これだとモチベーションが下がる

継続しているときにほめる
↓
気持ちを持続させやすい

完了するために

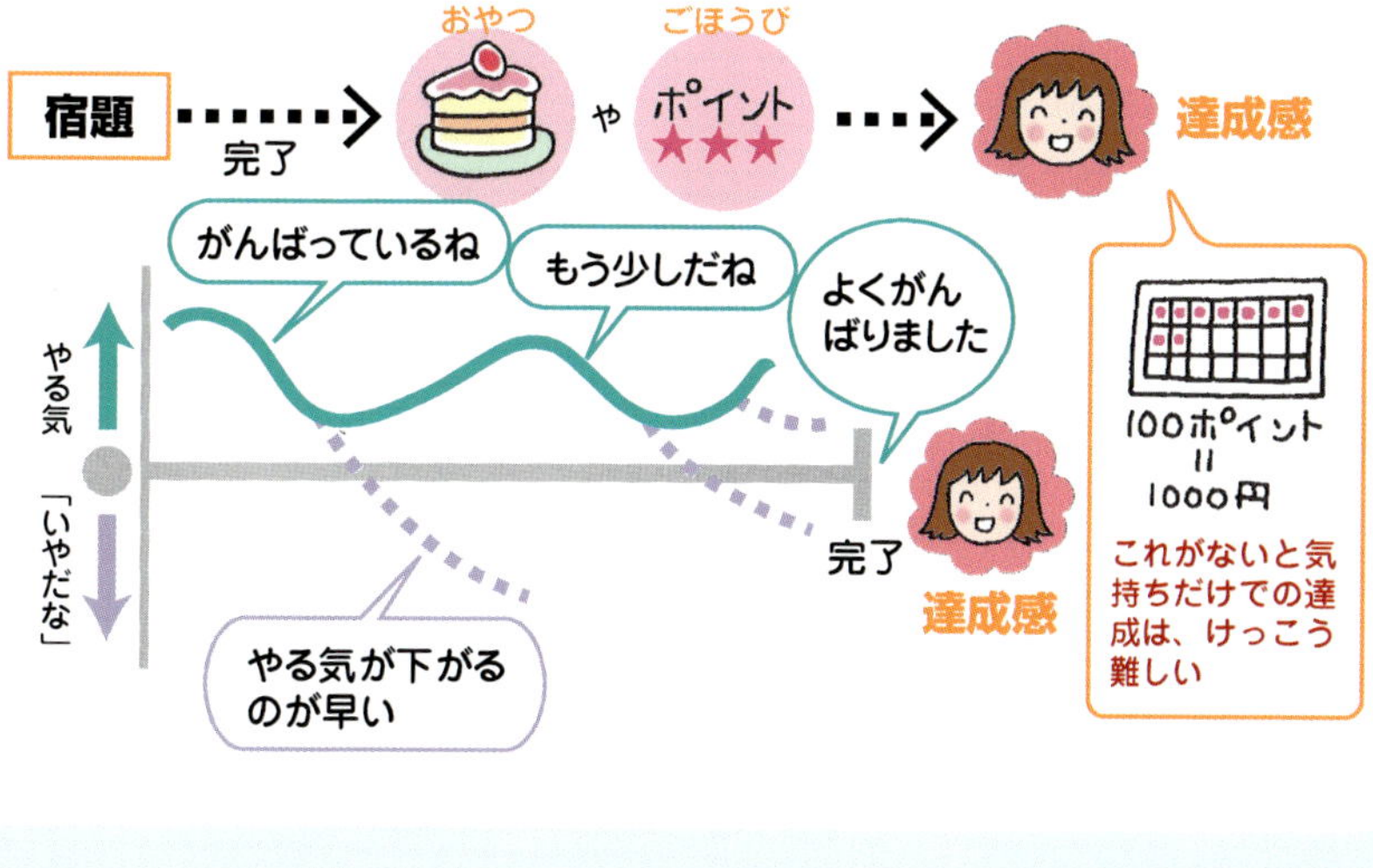

続ける楽しさや達成感を味わう
↓
ポイントで増強させる

ほめて育てる

よい行動をしたらどんなに忙しくても手を止めて、しっかりほめてあげましょう。お母さんのほめ言葉が、子どもにとってはいちばんの励みになります。

続けているときにがんばりをほめる

ＡＤＨＤの子どもは、努力を続けることが難しく、集中力が持続しません。ですから、いかに集中力を持続させるかが、大きなポイントになります。

そのためには、勉強を中断して遊んでいるときに「早く勉強に戻りなさい」と声がけするよりも、勉強しているときに「勉強がんばっているね」と声をかけるほうが効果的です。

また「もう少しがんばりなさい」というより、「もう少しがんばれるともっといいね」という言葉のほうが、やる気を引き出せるでしょう。

この年齢ならこれぐらいできてあたりまえと考えずに、できているときやがんばっているときは、どんどんほめてあげましょう。

その際、「いい子ね」「がんばったね」ではなく、何をがんばり、どこがよかったか、できるだけ具体的に、心をこめてほめることが大切です。

また、いいことをしたら、すぐにその場でほめるようにしてください。

子どものよいところを見つけよう

しっかり目を見開いて子どもの様子を観察し、よいところを見つけましょう。お父さんやおじいちゃん、おばあちゃん、先生などにも聞いてみてください。それをノートに書きため、**いいところリスト**にして子どもに見せてあげます。「お母さんはあなたのステキなところをこんなにたくさん見つけたよ」と。

「ダメだ」「なぜ、できないの」という否定的な言葉ばかりかけられていると、心のエネルギーはかれてしまいます。逆に、ほめて認めてあげると、子どもはお母さんのメッセージに耳を傾けるようになります。

ほめ言葉は惜しみなくかけましょう。お母さんもお父さんも、子どもの厳しい批評家ではなく、明るく力強い応援団になりましょう。

ほめるコツ

続けているとき、がんばっているときにほめる

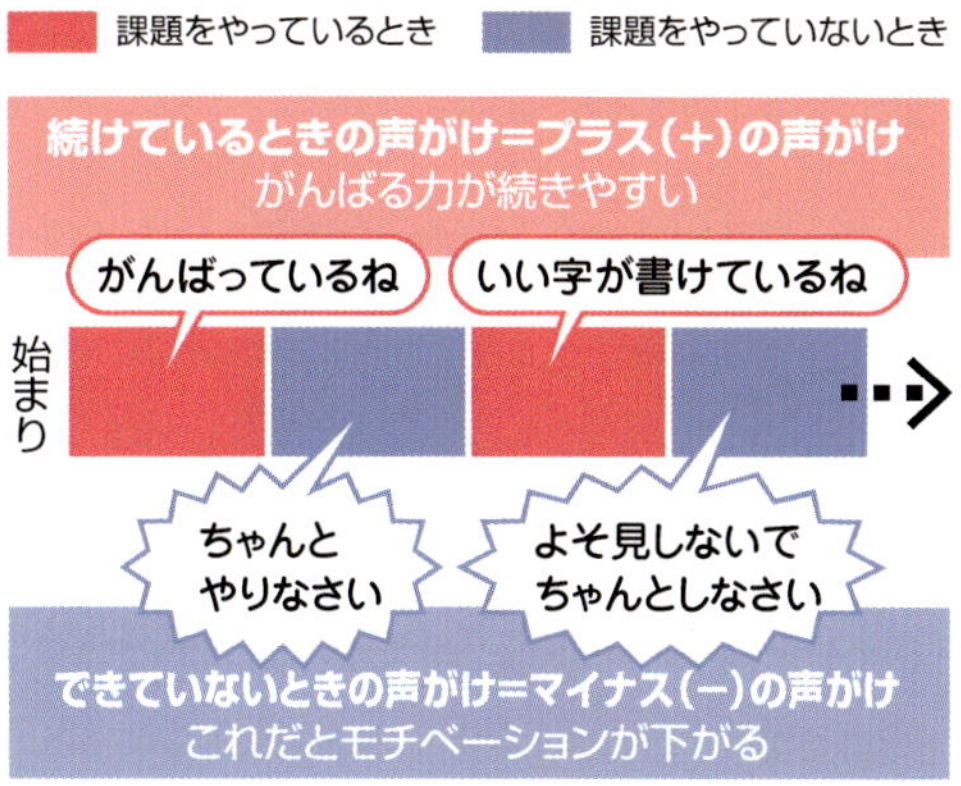

具体的にほめる

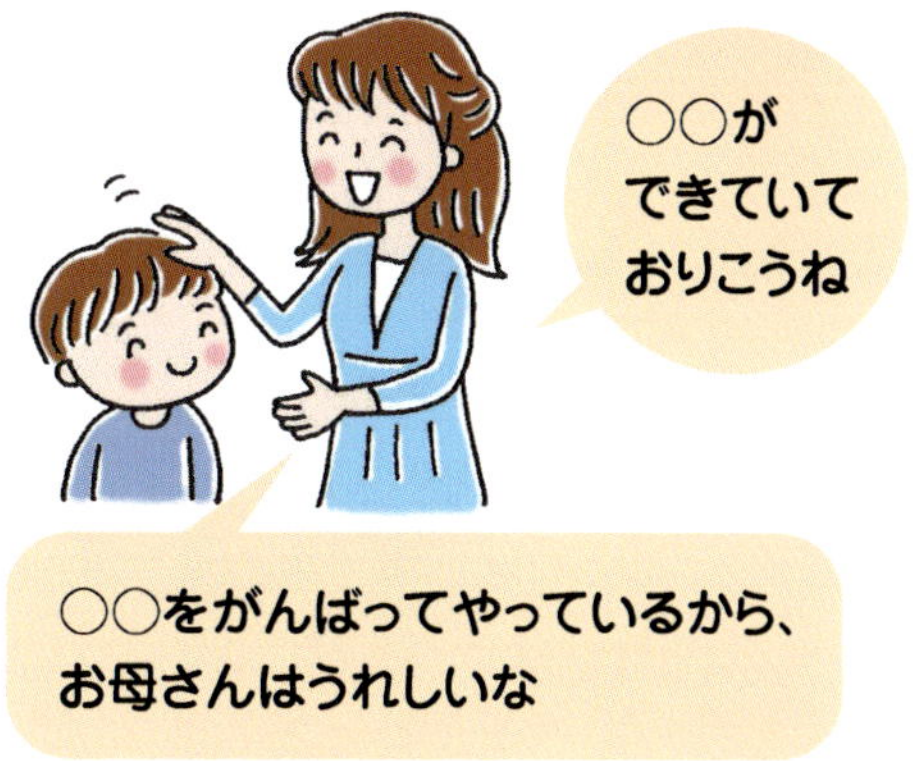

○○ができていておりこうね
○○をがんばってやっているから、お母さんはうれしいな

タイミングよくすぐにほめる
～時間がたってほめても効果は激減～

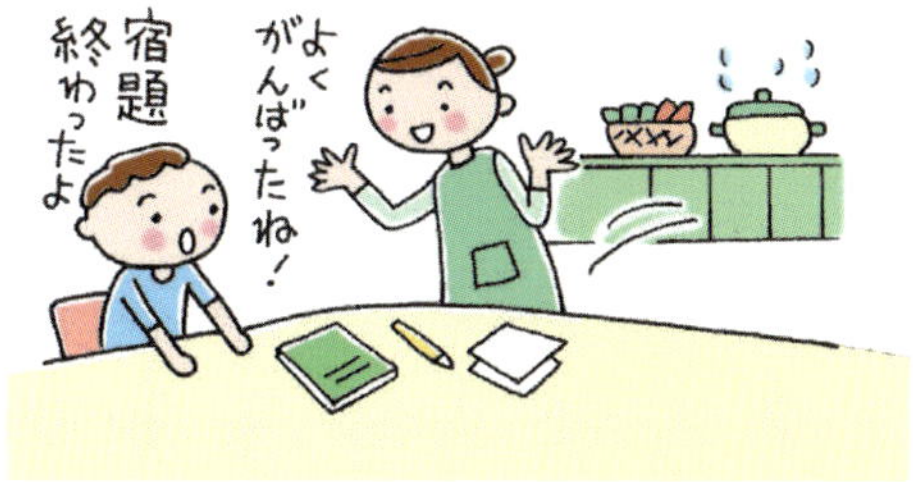

宿題終わったよ
よくがんばったね!

できてあたりまえのことも惜しみなくほめる

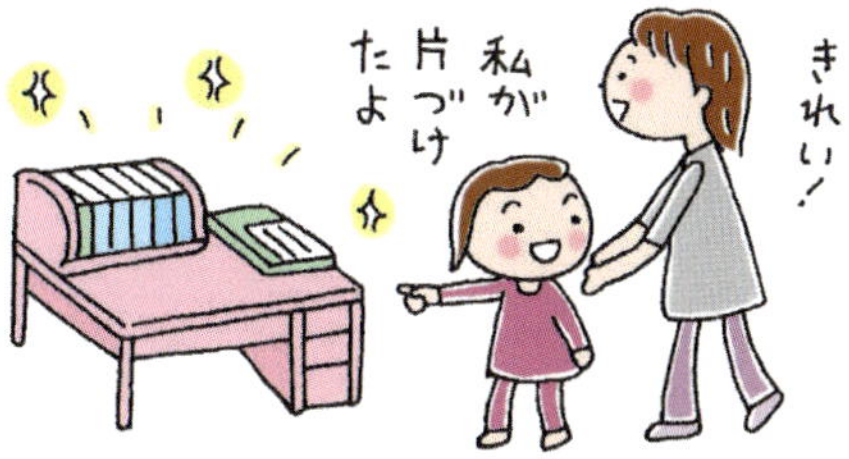

私が片づけたよ
きれい!

「いつもこうだといいのにね」などとイヤミを言わず、気持ちよくほめる

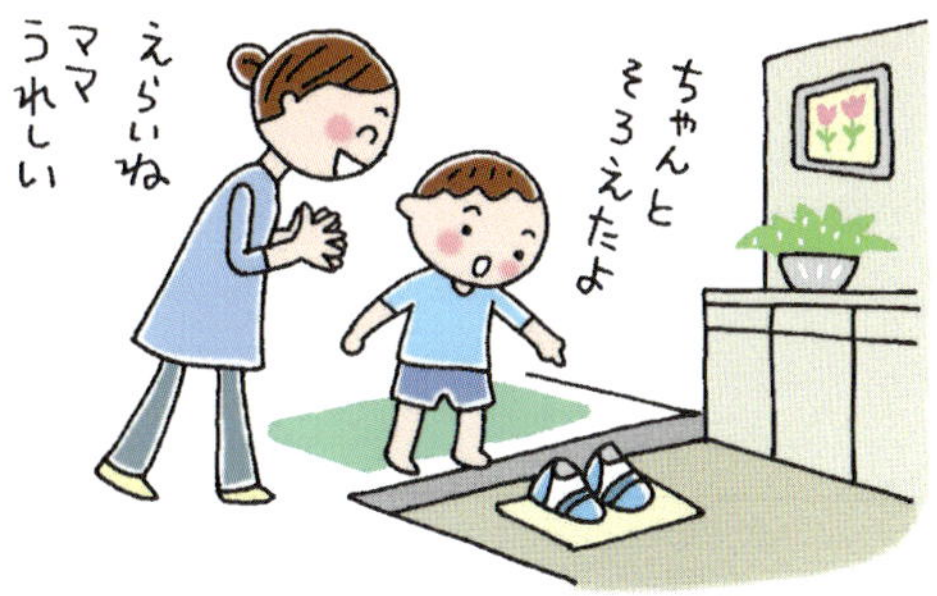

えらいね
ママうれしい
ちゃんとそろえたよ

お母さんの目標=1日3回ほめる
～ほめ続けているうちに、ほめ上手になる～

ユウくんのいいところリスト

- 元気いっぱい
- たくさん遊べる
- ごはんをよく食べる
- 笑顔がかわいい
- 好きなことを一生懸命やる
- 体がじょうぶ
- 人にやさしい
- 失敗したとき「ごめんなさい」と謝れる
- いろいろな遊びを知っている

つい子どもの問題行動のほうへ目がいってしまうというお母さんが多いが、書き出してみると長所が見つかる

学童期

片づけ方をわかりやすく教える

ＡＤＨＤの子どもは片づけることが苦手です。部屋が散らかり放題では、落ち着いて宿題もできません。片づけ方をわかりやすく教えてあげましょう。

その子に合ったやり方を見つける

ＡＤＨＤの子どもは、どうすればうまく片づけられるのか、よくわかっていないことがしばしばあります。やり方を、具体的にわかりやすく教えていきましょう。

お母さんが片づけ上手な場合、どうしても自分と同じレベルを求めてしまいがち。でも、子どもはずっと片づけるスキルが少ないのです。大人と同じようにやれといっても、それは無理というもの。

大雑把でもいいと割り切って、その子の発達レベルに合った、シンプルな片づけ方を見つけ、子どもと相談しながら、片づけやすい部屋をつくりましょう。

逆に、お母さんも片づけベタな場合は、お母さんも苦手だけれどがんばっているという姿勢を見せて、いっしょにがんばるといいでしょう。

置き場所を決めこまめに少しずつ

とにかく、物がゴチャゴチャにならないことだけを目標にします。そのために、おもちゃを買いすぎないようにすることも大切です。「入れるだけ」で仕分けができるように、収納箱やトレイを上手に利用して、場所をつくってあげましょう。

教科書や本、プリント、ゲーム類、カード類、おもちゃなど、それぞれ置く場所を決めます。

何を入れているのか、箱やトレイに、絵や文字でマークをつけておくとわかりやすいでしょう。

机の引き出しの中にも仕切りをつけ、何をどこに入れるか、ひと目でわかるように工夫します。また、あまりにも散らかってしまうと、ますます片づけることがおっくうになります。雑然となる前に声をかけ、こまめに片づけさせるようにしましょう。片づけが終わったら、「よくがんばったね。きれいになって気持ちがいいね」とほめることも大切です。

片づけやすい部屋をつくる

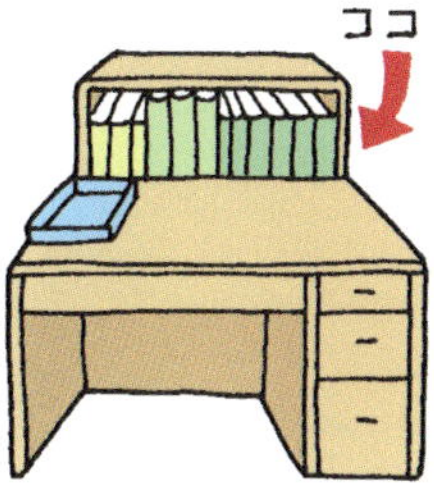
ココ

教科書は机の棚に

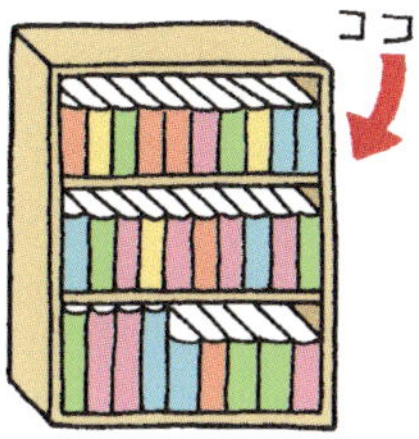
ココ

本は本箱に

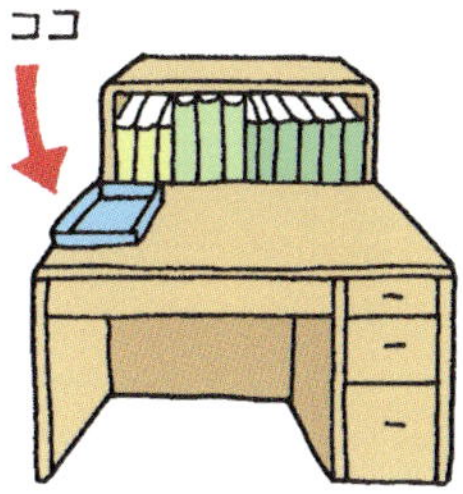
ココ

プリント類はトレイに

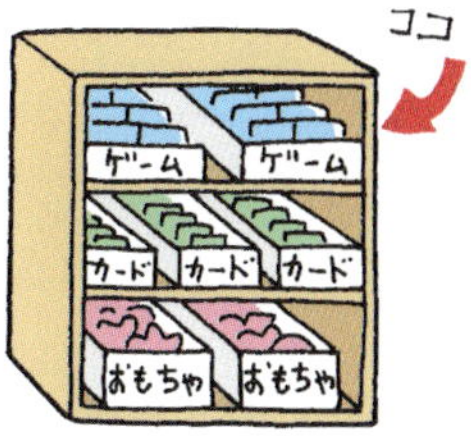

棚のいちばん上の箱
にはゲーム類

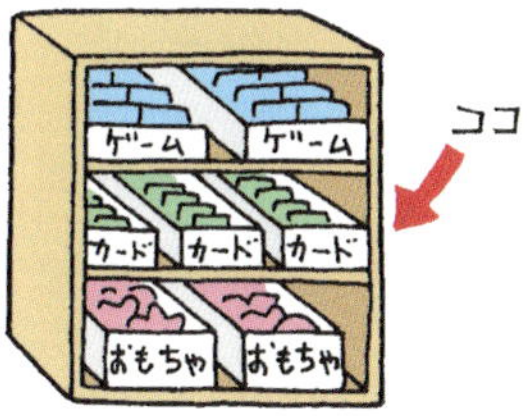

真ん中の箱には
カード類

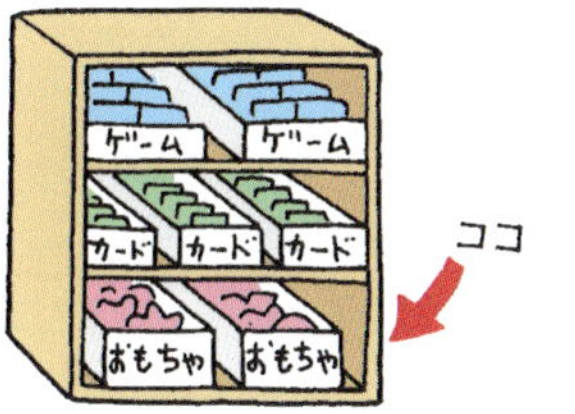

いちばん下の箱には
おもちゃ

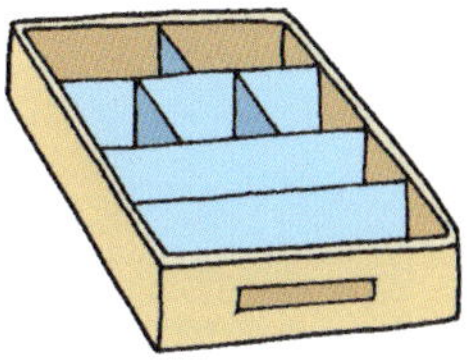

引き出しには
仕切りをつける

ポイント

- ●はじめはお母さんもいっしょに片づけて、やり方を具体的に教える
- ●どこに何を入れるか、絵や文字で示す
- ●散らかりすぎる前に、こまめに片づけさせる
- ●片づけたあとはがんばったことをほめてあげる
- ●片づけると気持ちがいい、ということを教える

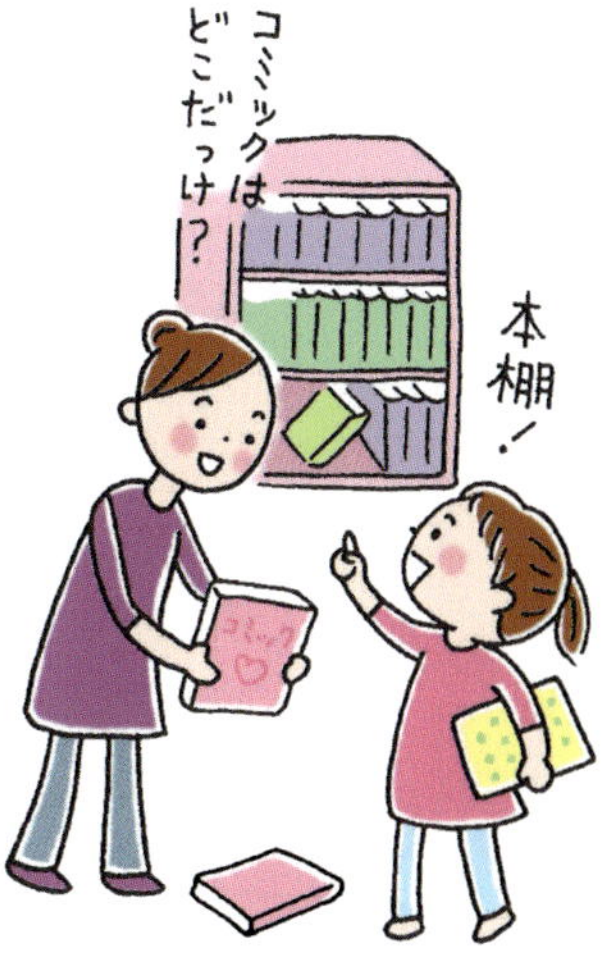
コミックはどこだっけ？
本棚！
コミック

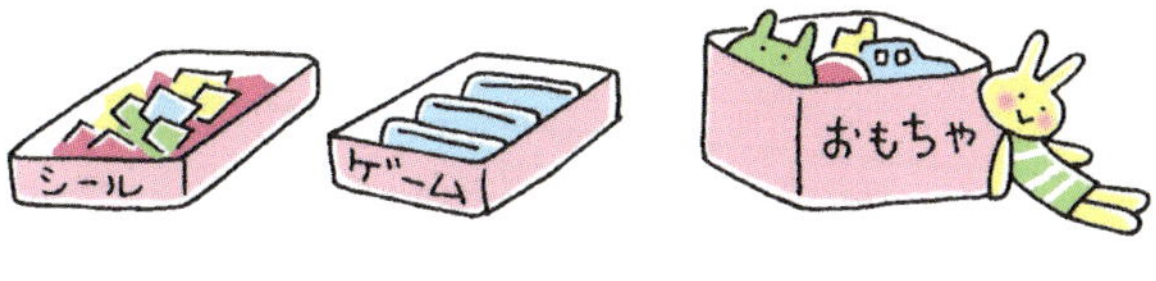

成功体験を積ませる

ＡＤＨＤの子どもは、叱られたり否定されることが多いため、自信を失いがちです。成功体験を積ませることで自己肯定感を育て、本来持っている力をしっかり伸ばしてあげましょう。

成功体験で自信をつける

ＡＤＨＤの子どもは、課題を与えられても、いやいや取り組んだり、ささっといい加減にやってしまうため、十分な成果を上げられないことが多くなります。

たとえば、漢字を覚えるという課題でも、きちんと覚えて書けるところまで、なかなか到達しません。

そのため、がんばって勉強すれば自分もできるようになるという、実感を持ちにくいのです。

これではモチベーションが上がらず、いつまでたっても苦手を克服できません。

少しずつでもいいですから、やったらうまくいったという経験を積ませたいもの。

自分だってがんばればできるとわかれば、面倒だけどやってみようという気持ちになるはずです。

目標は低めにして達成感を持たせる

まずは課題を小分けにし、目標を低めに設定して、「できた」という達成感を持たせましょう。

失敗させない工夫をして、「できた」喜びを積み重ねていくことが大切です。もちろん、そのつど惜しみなくほめてあげます。ポイント制やゴールカードを積極的に利用するといいでしょう。

ただし、一つの目標が達成できたからと、「じゃあ、次はこれね」とすぐに次の目標を提示するのは禁物です。次々にハードルを上げられると、子どもは疲れてしまいます。

がんばってよかったと肌で感じ、十分に達成感を味わってから、子ども自身が次の目標を決められればいちばんいいですね。

ＡＤＨＤの子どもはあまり欲がないので、もっとがんばればできるのに、とお母さんはやきもきしがちです。でも、やる気スイッチを入れられるのは、本人だけです。

成功体験を積ませるポイント

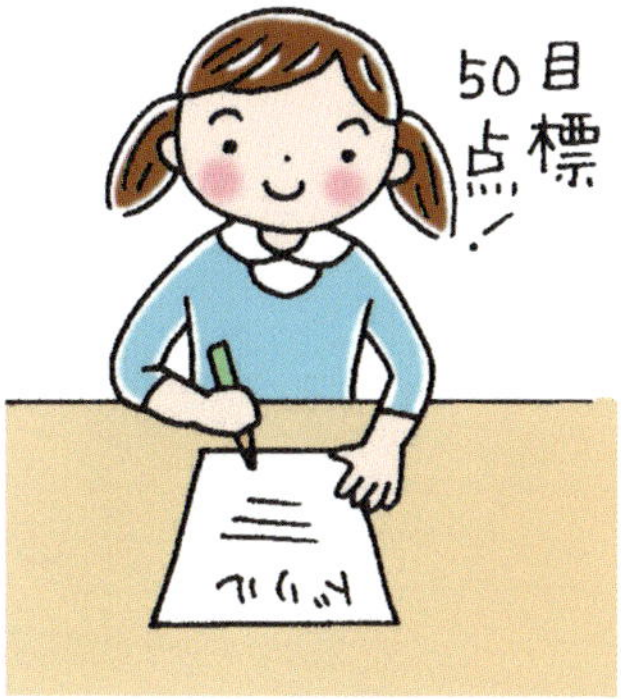

課題を小分けにし、目標は低めに設定する。目標が高いと失敗する。確実に成功する目標を掲げる

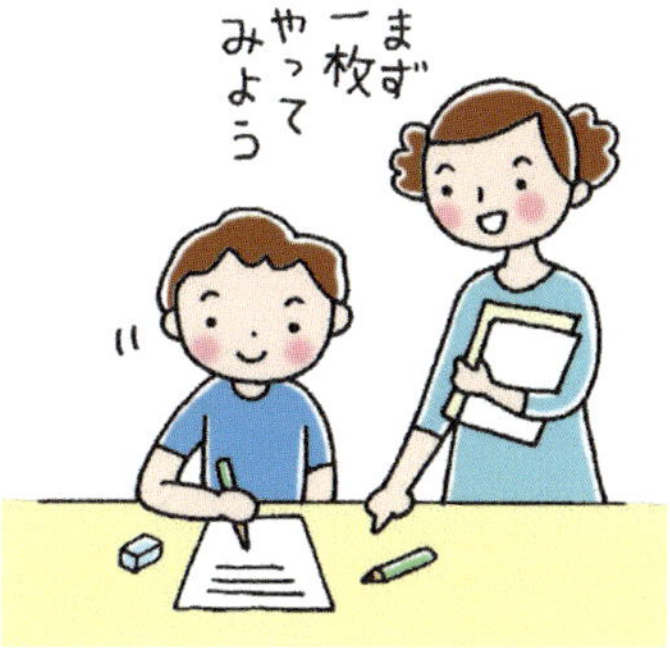

量を少なめに。課題が大量にあると、すぐいやになって投げ出してしまう

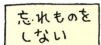

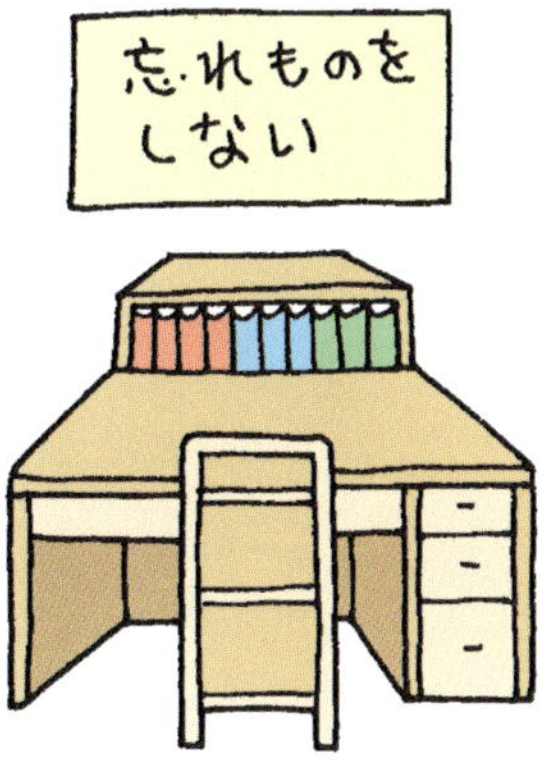

目標を紙に書いて目立つところに貼る

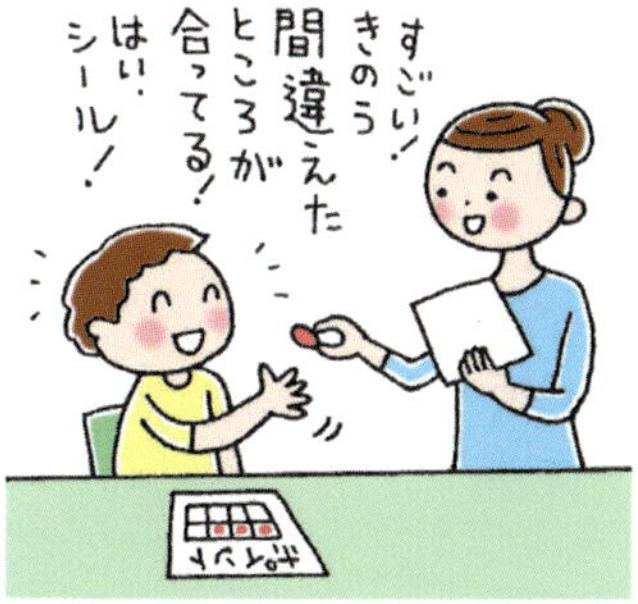

少しでもできたら具体的にほめる。ポイントをあげる。シールを貼る。達成感を味わわせる

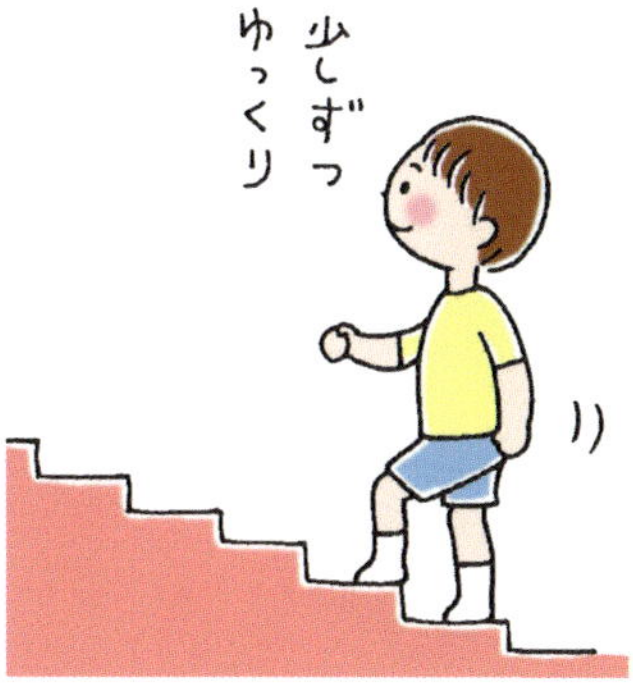

スモールステップをゆっくり積み重ねる。1つできたからと、すぐに大きな目標へと進んだり、次々に課題を与えたりしない

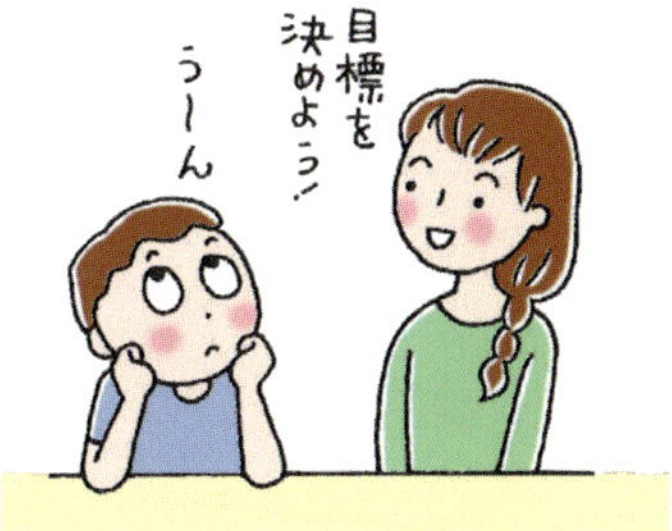

できれば目標は子ども自身に決めさせる。自分で決めた目標ならいっそうやる気になる

勉強のやり方を教える

中学、高校になるにつれ、勉強も難しくなっていきます。勉強の習慣が身につきにくいADHDの子どもにとっては、試練の時期といえます。勉強のやり方を工夫して、自信をつけてあげましょう。

叱らないで後方から支える

中学生になると、普通は定期テストの前に勉強計画を立て、それに従って復習をし、テストに備えます。高校受験に内申書が重要だとわかったら、がんばってよい成績をとろうとするでしょう。

ところが、ADHDの子どもは、先の見とおしをつけて今がんばる、ということができにくいのです。やらなくてはいけないとわかっていても、面倒くささが先に立ったり、今自分が好きなことを優先して、なかなか手につきません。

そんな我が子を見ていると、お母さんもイライラすると思いますが、叱ったり、責めたりするのは逆効果。勉強をやりやすい環境を整え、後方から支えてあげましょう。

勉強のやり方を工夫する

ADHDの子どもは気が散りやすいので、勉強部屋はきちんと片づけ、ゲームなどよけいなものは置かないようにしましょう。

お母さんがときどき勉強部屋をチェックして、散らかっているときは片づけるように促してください。

また、どうしてもできないことや苦手な科目は無理にやらせてもうまくいきません。強引にやらせてやる気をなくさせるより、得意な科目を伸ばして自信をつけるという考え方もあります。

なかには、勉強全般が苦手という子もいるかもしれません。そんなときは無理強いしないで、ほかに好きなことを見つけるように促すといいでしょう。勉強以外のことで、その子の生きる力を伸ばすように心がけてください。

がんばっているときやできたとき、以前よりよくなっているときは、十分にほめてあげましょう。中学生にもなったのだからと、ほめ言葉を惜しまないようにしてください。

勉強のやり方を工夫する

中学になると学習レベルが上がってくるので、お母さんが勉強そのものを教えるのは難しくなります。学習環境の整備や精神面のバックアップを心がけましょう。

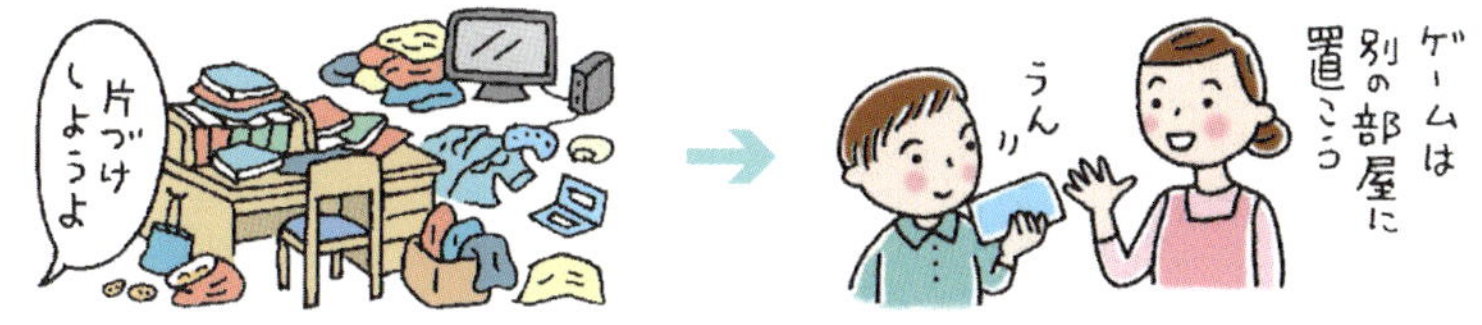
片づけしようよ
うん
ゲームは別の部屋に置こう

勉強部屋を整える

きちんと片づけるように促す。ゲームやテレビなど、気が散りそうなものは置かない

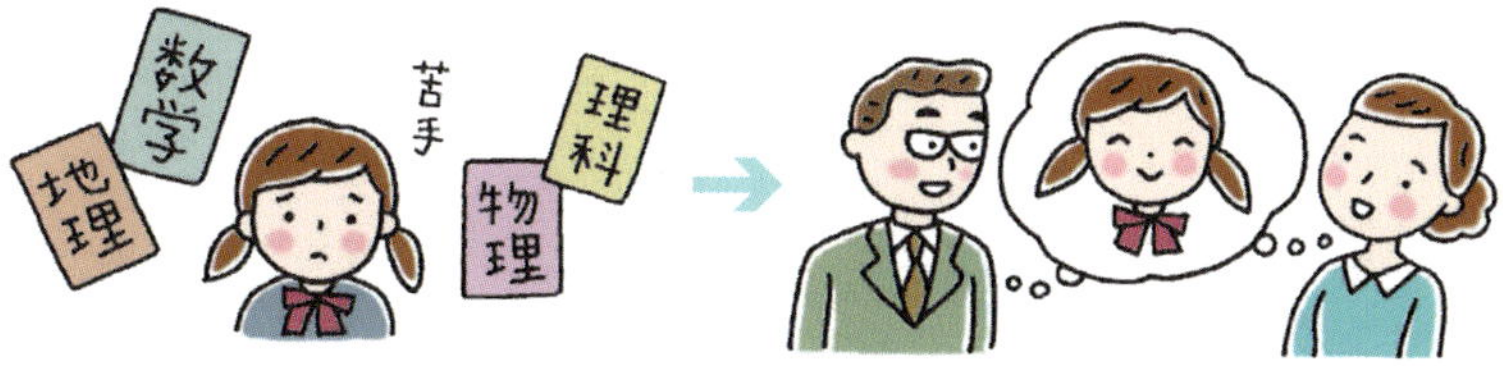
数学
地理
苦手
理科
物理

得意科目を伸ばす

「できない」を積み重ねるより「できた」を積み重ねて自信をつけさせることが大切。学校の先生と連携して得意科目を伸ばすこともよい

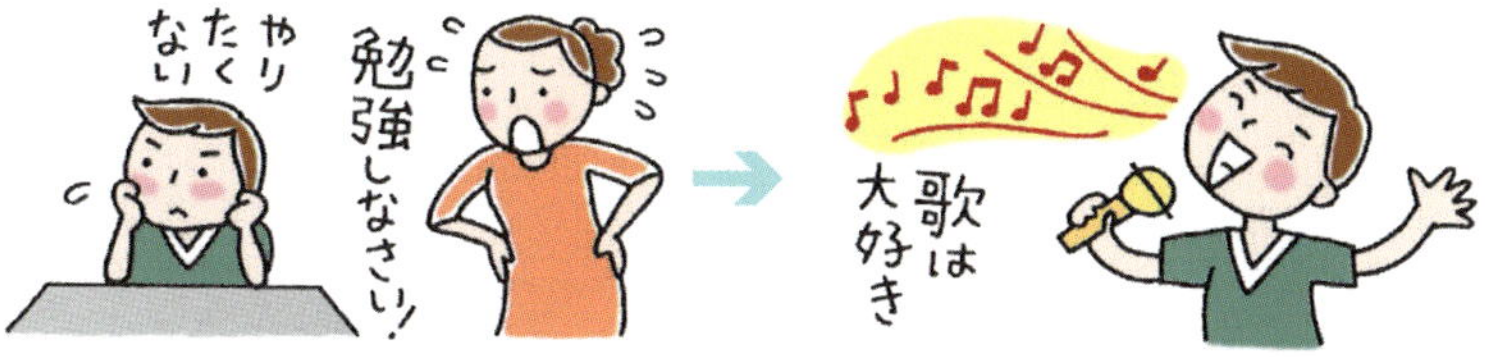
やりたくない
勉強しなさい!
歌は大好き

勉強を無理強いしない

どうしても勉強はダメという場合は、ほかに得意なことや好きなことを見つけるように促し、自信をつけさせる。生きる力をつけることを優先する

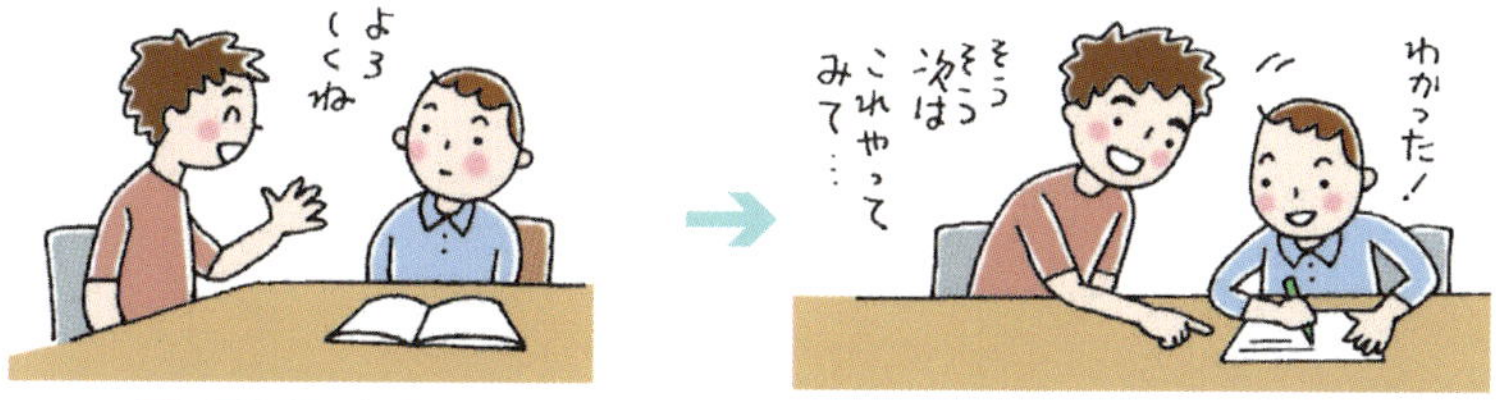

個別指導を検討する

家庭教師や個別指導をしてくれる塾を利用する。本人の学習レベルやペースに合った指導を受けられるので、意欲が高まり学力が伸びる

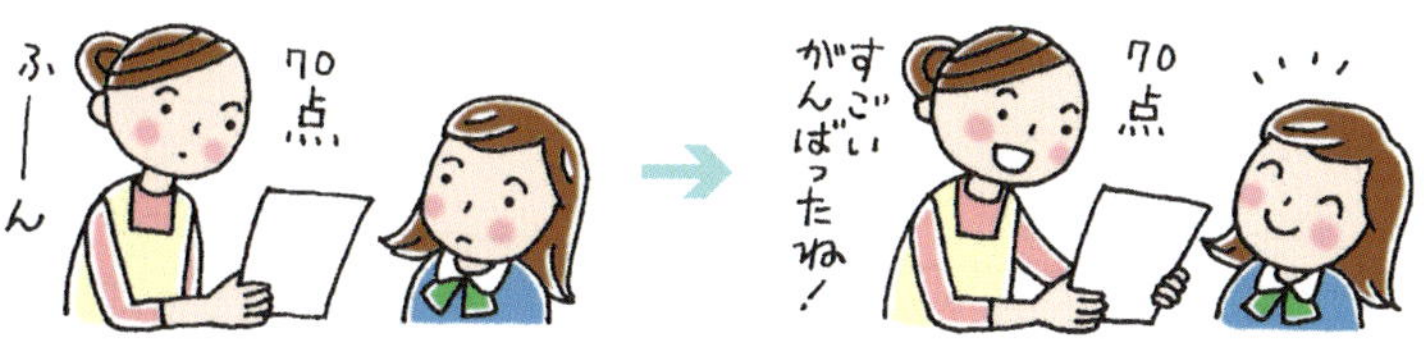

ほめ言葉を惜しまない

がんばっているときや少しでも成績がアップしたときは、十分にほめてあげよう

急に手を離さず、サポートする

もう中学生なのだからと、急に子どもまかせにしないようにしましょう。中学校生活は小学校生活より、全般に要求されるレベルが高くなります。少しずつ自分でできることが増えるように、気を配ってあげましょう。

中学生になると苦手なことが増える

中学生になると、定期テストに向けて地道に勉強したり期限内に提出物を出したりなど、ＡＤＨＤの子どもにとって苦手なことが増えます。

しかも、学校では急に大人扱いされ、先生は簡単なインフォメーションですませてしまいます。教科ごとに先生が替わるので、ＡＤＨＤだからと、これまでのように手厚く見守ってくれることはありません。

ここでお母さんまで、中学生になったのだからと急に手を離すと、子どもはお手上げ状態になってしまいます。

思春期ですから、親の言うことを聞かなくなり、反抗的な態度をとることが多くなりますが、実年齢の３分の２くらいの状態だと思い、辛抱強くつきあうようにしてください。

学校での様子を知っておく

お母さんが命令口調で言うと「うるせえ！」「だったら自分でやりなさい！」と、親子げんかになってしまいます。穏やかでさりげない言い方を心がけましょう。

勉強で困っているときは、先生に相談するのがいちばん。子どもの特徴を話し、課題が提出されていないときには声をかけてもらったり、何かあったら親にも連絡してくれるように頼んでおくといいでしょう。

また、中学校の雰囲気や交友関係、学校での子どもの様子なども知っておきたいものです。保護者会にはできるだけ出席しましょう。役員を引き受けて、学校に行く回数を増やすのも一つの手です。

部活の内容についても知っておく必要があります。部活の集まりにもまめに出席し、ほかのお母さん方と仲良くなっておきましょう。

まわりの子どもより幼いことを忘れず、少しずつ手を離していくようにしてください。

中学生になったらこんなことに気をつけよう

●急に子どもまかせにしない

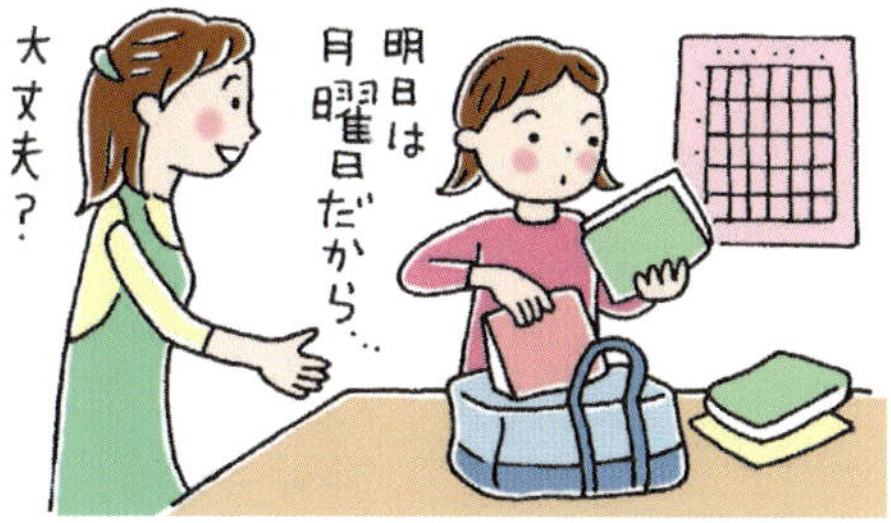
大丈夫？
明日は
月曜日だから…

きちんとできているかどうか、常に目を配る

●学校の情報を把握する

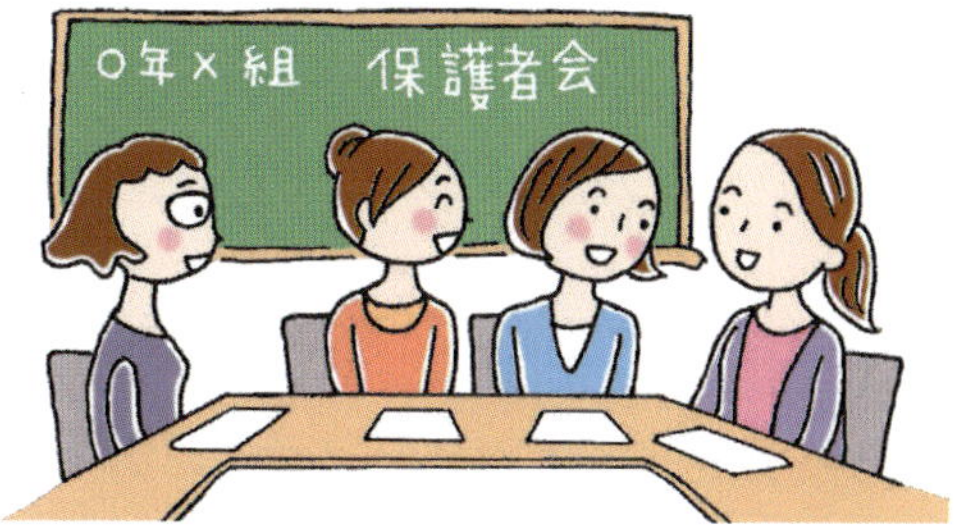
〇年×組　保護者会

保護者会にはまめに出席する。ほかのお母さん方や先生と仲良くなっておく

●部活の内容を知っておく

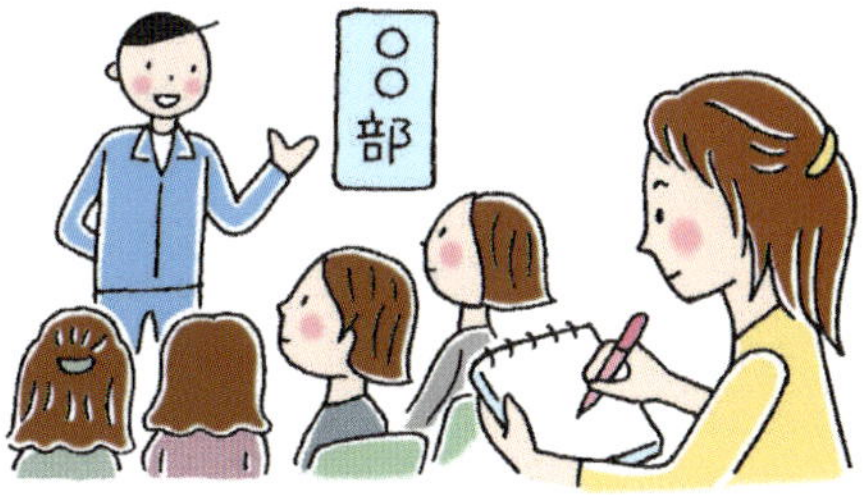
〇〇部

部活の集まりにも出席する。情報を集め、試合の日に遅刻したり必要な用具を忘れたりなどのトラブルを防ぐ

●困ったことは先生に相談

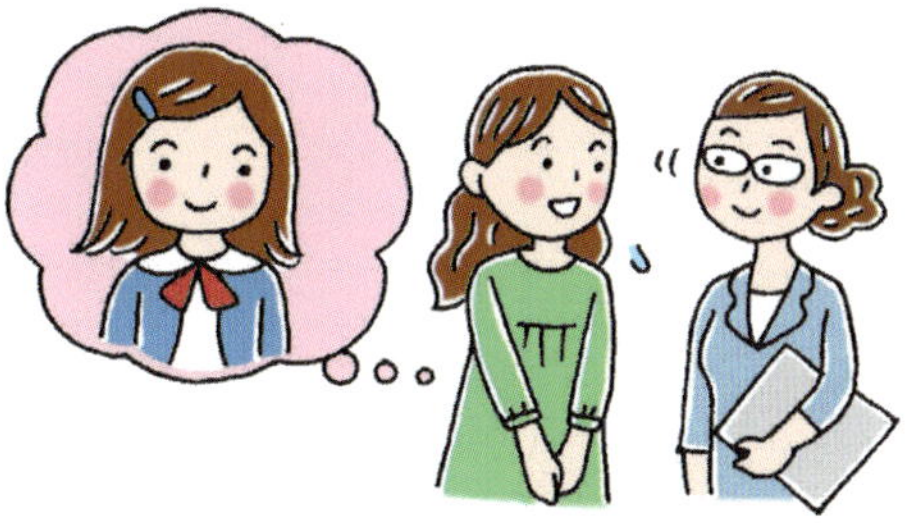

先生に子どもの特徴を話し、理解を得る。勉強の進め方や課題の提出などについても相談してみよう

●命令口調は避ける

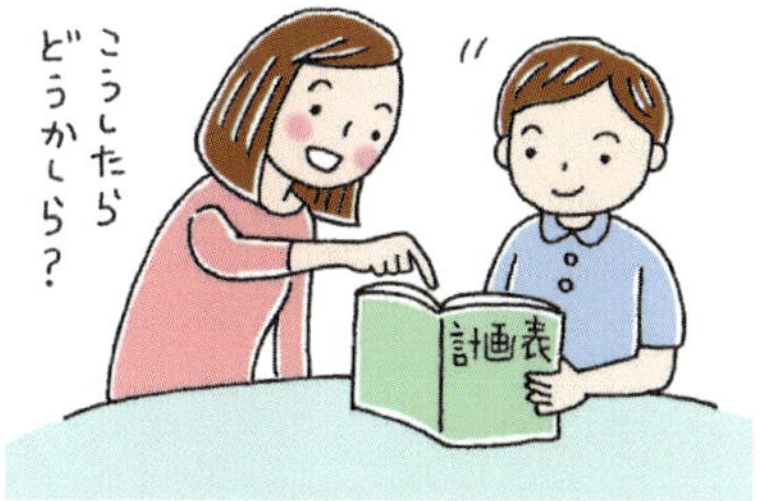
こうしたら
どうかしら？
計画表

命令口調は子どもにうるさがられるだけ。できるだけアドバイス口調で

●しっかり整理整頓

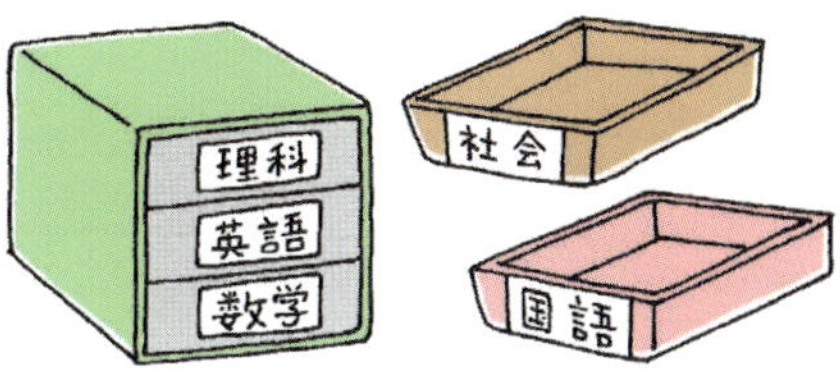

教科ごとにプリントを入れるカゴやトレイを用意するなど、整理整頓しやすい方法を教える

column

ペアレントトレーニング

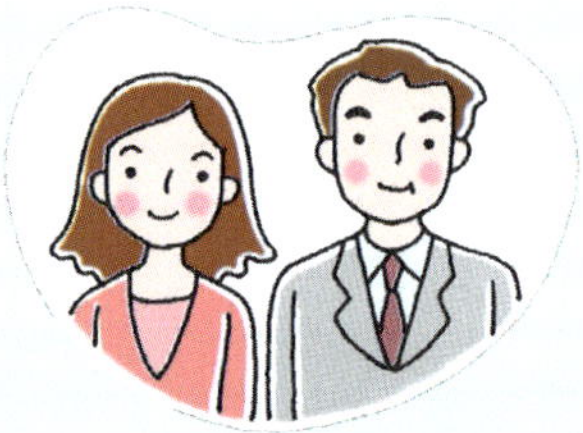

親どうしの交流で元気をもらえる

ペアレントトレーニングはＡＤＨＤの子どもの親に、「効果的な親としてのスキル」を教えるもので、ＡＤＨＤの治療のなかでも非常に有効と考えられています。

８～10回ぐらいのセッションで、毎週決まった時間（１～２時間）、指導者のもとに５～10人ほどの父母が集まり、下記のような内容を学習していきます。

医療機関や療育機関などで開講されるようになってきたので、近くで受けられる場所があれば、ぜひ受けてみましょう。

同じような悩みを持つ、ほかのお母さんやお父さんとの交流を通して、互いに元気をもらうこともできるでしょう。

そのようなグループがない場合は、本を読んで自分でやってみることもできます。

ペアレントトレーニングの内容

1 ADHDの特徴についての説明

2 行動を分類して説明

3 子どものよいところへ目を向ける練習
ＡＤＨＤを持つ子の親はどうしても子どものマイナス面に目を奪われがちなので、よい行動に目を向けることを練習する

4 スペシャルタイム
〈子どもと楽しく過ごす時間〉の説明

5 簡単な指示を出し、それができたときにすぐにほめる練習

6 好ましくない行動をしたときには無視する練習

7 効果的な指示の出し方やポイント制の説明など

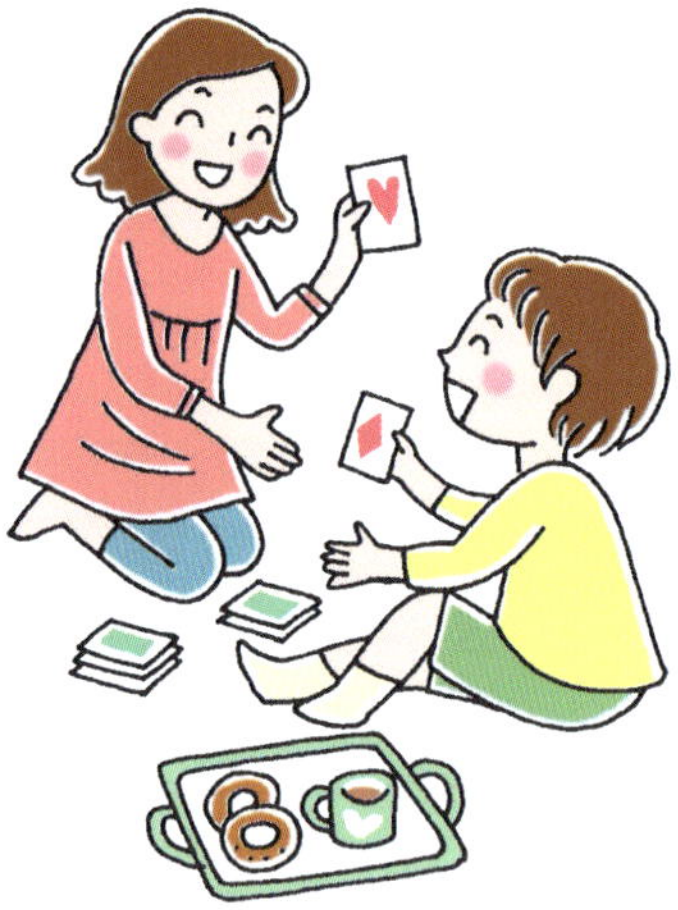

第3章

〈アスペルガー症候群〉

子育て実践対策
ここがポイント

アスペルガー症候群の子ってどんな子？

自閉症と似ていますが、言葉の遅れは目立たず、知能の遅れはありません。対人関係が苦手なことは共通しています。基本的な特徴を理解しておきましょう。

最も苦労するのは人間関係

アスペルガー症候群の代表的な症状は次の３つです。

①社会性（対人関係）の障害

状況に合わせて行動したり、ほどよい距離感を保つことが苦手で、友達とどうかかわったらいいのか、わかりません。

人とのかかわりを求めないタイプ（孤立群）、自分からかかわっていくのが苦手なタイプ（受動群）、積極的にかかわっていくが一方的なタイプ（積極奇異群）と、大きく3つのタイプに分けられます。

②コミュニケーションがうまくいかない

冗談や皮肉を真に受けたり、言葉どおりに受けとって、言外の意味が理解できなかったりします。表情やしぐさから相手の気持ちを読みとるのも苦手です。

難しい言葉を好んで使い、大人びた言い方やばかていねいな話し方をするので、同年代の子から浮いてしまうこともあります。

③社会的想像力の障害

相手の気持ちを読みとったり、相手の立場に立って考えるのが苦手です。相手がいやがっているのに気づかないこともあります。

また、独特のこだわりがあり、相手にもそれを押しつけようとすることがあります。

以上のようなことから人間関係がうまくいかず、友達がなかなかできません。

感覚が過敏すぎたり運動が苦手な子も

聴覚や視覚、触覚、味覚などの感覚が過敏で、ちょっとした音に過剰に反応したり、偏食が激しい子もいます。逆に、驚くほど感覚が鈍感な子もいるので、注意が必要です。

また、手先が不器用で細かい作業が苦手、体の動きがぎこちなく運動が苦手、という子もいます。

アスペルガー症候群の主な特徴

●社会性の障害

・友達とお互いにかかわりあう能力が乏しい
・友達とかかわろうという意欲がない
・友達とトラブルになりやすい
・人とのほどよい距離感がない
・相手や状況に応じてかかわり方を変えられない

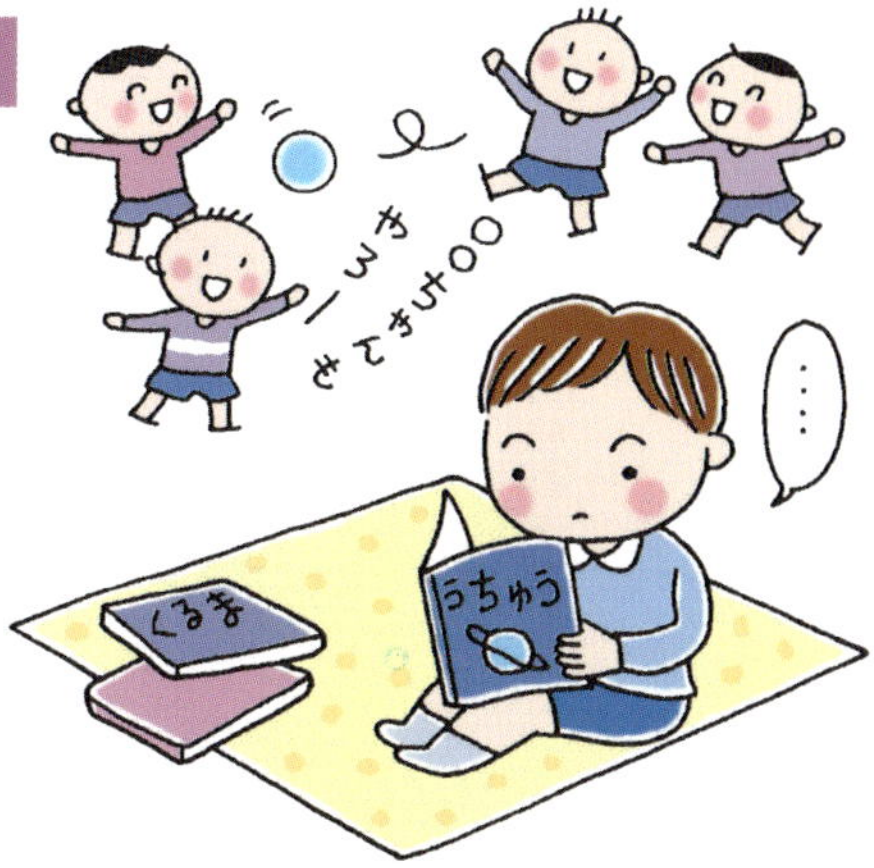

……
うちゅう
くるま

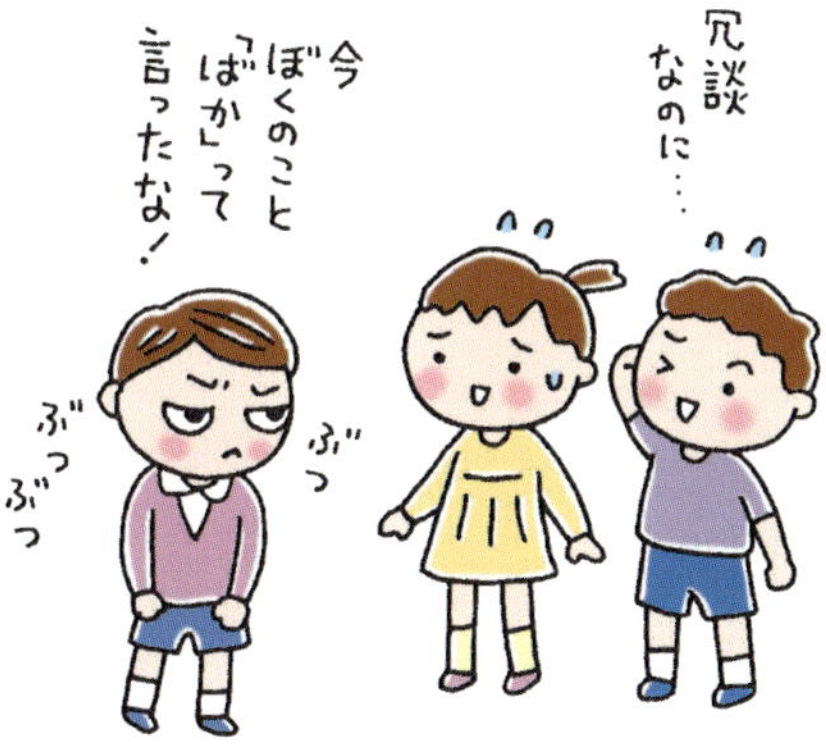

冗談なのに…
今ぼくのこと「ばか」って言ったな！
ぶっぶっ
ぶっ

●コミュニケーションの障害

・一方的でまとまりのない話をする
・大人びた言葉遣い、ばかていねいな話し方をする
・冗談を真に受ける
・言外の意味がわからず誤解しがち
・表現が乏しい
・表情が乏しい
・ジェスチャーを使わない
・視線を合わさない、または不自然

●社会的想像力の障害

・他人の感情が理解しにくい
・経験したことがないことを想像できない
・興味の範囲や活動の幅が狭く、深い
・こだわりが強く、決まったとおりにやらないと気がすまない
・変化を嫌う
・暗黙の了解がわからない

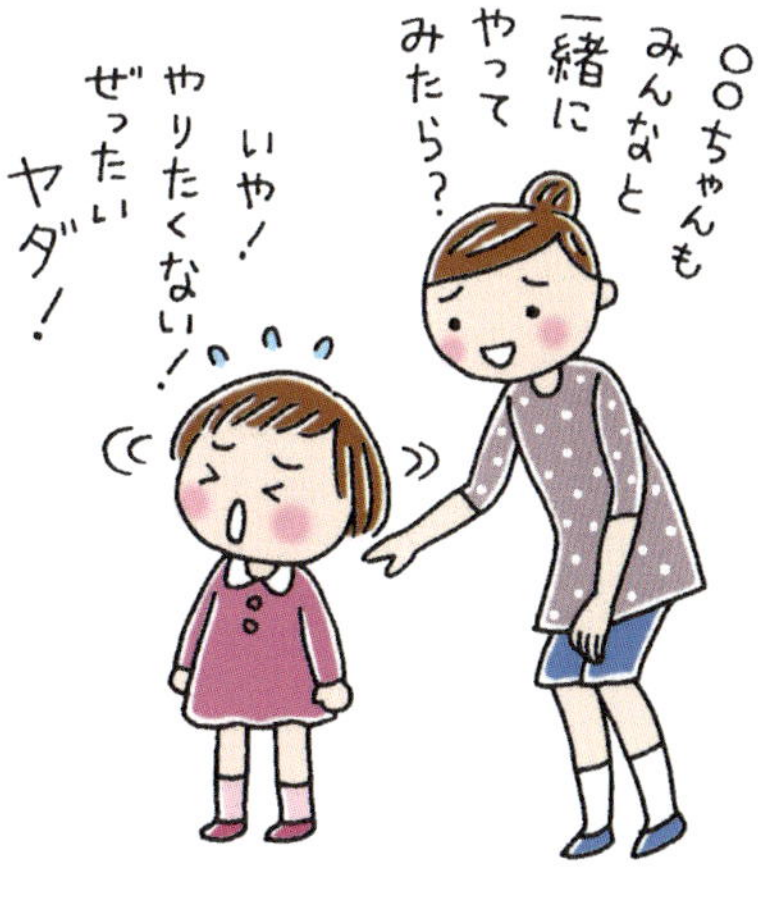

○○ちゃんもみんなと一緒にやってみたら？
いや！やりたくない！ぜったいヤダ！

アスペルガー症候群の診断基準と薬物療法

発達障害の程度や症状は、子どもによって大きく異なり、診断は容易ではありません。通常は子どもとの対話や行動観察、親への問診などを総合して診断が下されます。

国際的診断基準「DSM-5」

アスペルガー症候群の最大の特徴は、ほかの人とのかかわりやコミュニケーションがうまくいかないことです。診断基準として、アメリカ精神医学会が定めた「DSM-5」などがあります。ここではわかりやすくするために、左ページにギルバーグらの診断基準をあげました。

友達との関係はどうか、喜びや関心を他者と分かち合えるか、コミュニケーションはとれているか、視線を合わせて話をしているか、表情はどうか、適切に身振りや手振りを使っているか、などです。本人だけではなく家族からも、ふだんの様子をていねいに聞きとります。

必要に応じて薬物療法を

アスペルガー症候群は病気ではないので、基本的にはその子に合った支援によって改善をめざします。ただし、次のようなときは、薬物療法が必要な場合もあります。

小児期の自閉スペクトラム症に伴う易刺激性には、リスパダールやエビリファイを用いることがあります。

●イライラし、興奮しやすい。自傷行為や家族への暴力がある。

ADHDを合併している子どもの場合、コンサータ、ストラテラ、インチュニブを用いることがあります。

●不注意、多動性、衝動性などADHDの症状も強く出ている。

症状に応じて、抗うつ薬や向精神薬などが使われることもあります。

●食欲不振や不眠があり「自分なんて死んだほうがいい」などという。うつ状態が疑われる。

●被害妄想や幻覚がある。

●こだわりが強く日常生活に支障が出ている。

●不安障害、強迫性障害などの合併症がある。

必ず医師の指示に従って服用させてください。

アスペルガー症候群の診断基準
(ギルバーグとギルバーグによる)

1. 社会的相互作用の重大な欠陥 (次のうち少なくとも2つ)

友達と相互に関わる能力に欠ける
友達と相互に関わろうとする意欲に欠ける
社会的シグナルの理解に欠ける
社会的・感情的に適切さを欠く行動

2. 興味・関心の狭さ (次のうち少なくとも1つ)

ほかの活動を受けつけない
固執を繰り返す
固定的で無目的な傾向

3. 反復的なきまり (次のうち少なくとも1つ)

自分に対して、生活上で
他人に対して

4. 話し言葉と言語の特質 (次のうち少なくとも3つ)

発達の遅れ
表面的にはよく熟達した表出言語
形式的で、こまかなことにこだわる言語表現
韻律の奇妙さ、独特の声の調子
表面的・暗示的な意味の取り違えなどの理解の悪さ

5. 非言語コミュニケーションの問題 (次のうち少なくとも1つ)

身振りの使用が少ない
身体言語(ボディランゲージ)のぎこちなさ/粗雑さ
表情が乏しい
表現が適切でない
視線が奇妙、よそよそしい

6. 運動の不器用さ

神経発達の検査成績が低い

ア アスペルガー症候群の子育てで大切なこと

アスペルガー症候群の子どもたちの物事のとらえ方は独特です。子どもの特徴を理解し、その子に合った対応をしましょう。

トラブルを予測し作戦を立てる

子どもの問題行動そのものに気をとられず、なぜそうなったのか、原因を突き止めることが大切です。そのためには、1～2週間の行動の記録をとり、問題行動が起きる前の様子、どんなことが起きたか、そのあとどう対応し、子どもがどう変化したかを書きとめます。それを分析し、いつどんなトラブルが起こりがちかを予測して作戦を立てましょう。

作戦①書いて伝える

アスペルガー症候群の子どもは、口であれこれ言うよりも、書いて伝えたほうがずっと理解しやすいことがわかっています。

ルールは紙に書きましょう。友達とトラブルになったら、その経過を文章に書き出したり、絵にしたりして、相手の言葉と、その裏にある相手の思いを、わかりやすく解説してあげるといいでしょう。

作戦②具体的に教える

普通、こんなことまで言わなくてもわかるだろう、と思うような常識的なことがわからない子がいます。

また、多数派とは異なるとらえ方をする子もいます。

そうした多数派の常識・考え方を知識として具体的に教えましょう。

作戦③見とおしを持たせる

新しい状況、行事などを前に不安になる子どもが多いものです。不安が高じて、イライラしたり、怒りっぽくなったりする子もいます。

計画表を作ったり、予定をわかりやすく書いて示すと安心します。

作戦④感情を言葉で表す

自分の気持ちを、言葉や表情などでうまく伝えるのが苦手です。

パニックも、実はコミュニケーションが下手だから起こるのです。自分の気持ちに気づき、人に伝えるスキルを育ててあげましょう。

作戦⑤ストレスレベルを把握する

体や心の疲れに気づきにくい子どもが多いもの。スケジュールを調整してあげましょう。

アスペルガー症候群の子どもへの基本的な対応

問題行動の原因を分析し、作戦を立てよう

作戦① 書いて伝える

子どもが理解していないことを視覚的に教える

・耳で聞くより目で見るほうが理解しやすい

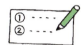

作戦② 具体的に教える

十分にわかりやすく教える

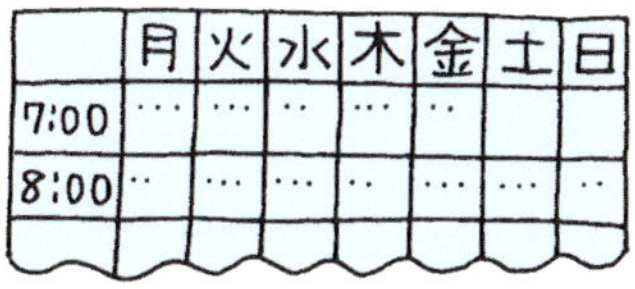

・チェックリストや手順表を作る
・スケジュールを書く
・絵を見せて説明する
・決まりやマナーをわかりやすく教える（ソーシャルストーリー）

作戦③ 見とおしを持たせる

未来がわかると安心

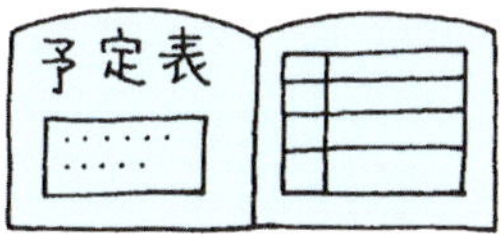

・順番がわかっていれば心配ない
・予告してあれば、パニックを起こさない
・終わりがわかれば、がんばりやすい

作戦④ 感情を言葉で表す

気持ちを知る

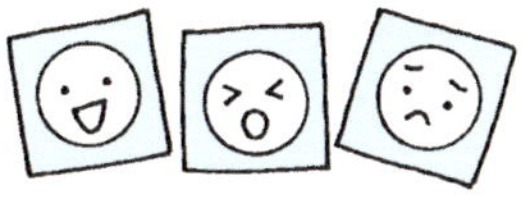

・表情カードで気持ちをわかりやすく伝える
・伝える方法を教える

作戦⑤ ストレスレベルを把握する

体調の変化に気づきにくい

・スケジュールを調整してあげる

こんなときは**ストレスレベル**が高くなっている

・朝起きられない
・睡眠時間が短い
・食欲がない
・楽しいことをする時間がない、気力がない
・いつもより音がうるさく聞こえる。光がまぶしい
・いつもよりイライラする、集中できない
・いろいろなことが不安
・自分はダメと思ってしまう

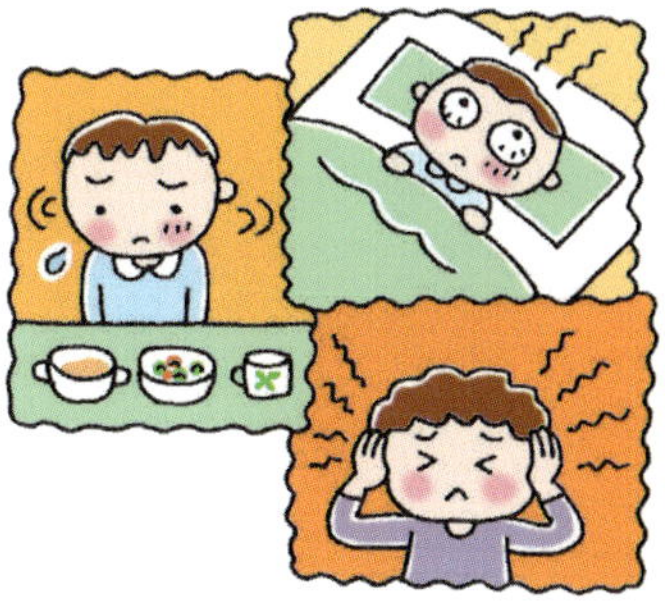

人とのかかわり方のいろいろなタイプ

ひと口にアスペルガー症候群といっても、人とのかかわり方はさまざまです。自分の子どものタイプを知って、どうかかわればいいのかを教えてあげましょう。

その子に合ったかかわり方を

1人でいるのが好きな子もいれば、かかわりたいけれどその方法がわからない子もいます。

その子のタイプに合わせた対応が必要です。

①人との関係を求めないタイプ

人への関心が極端に少なく、人と交わろうとしないタイプです。公園に行っても友達の輪に入らず、1人で遊んでいます。

こういう子は、無理やり人とかかわらせようとしてはいけません。不安や緊張が高まり、ますます人嫌いになることもあります。

まずは安心できる大人との1対1の関係をしっかりつくれるようにしましょう。それができたら、ほかの子を1人入れての遊びへと、段階を踏んでいきます。

刺激が多すぎるとつらくなるので、少人数から少しずつならしていくといいでしょう。

②自分からはかかわれないタイプ

ほかの子がかかわってくれば応じますが、自分からはかかわれません。こういう受け身の子どもは自分の気持ちを表現できず、いやなことを言われたりされたりしても「いや」と言えません。なんでも相手の言うなりになりがちです。

強い子に振り回されやすいので、できるだけ穏やかな子とかかわりを持たせるようにしましょう。そのなかで、自分の気持ちや意見を少しずつ言えるように導いていきます。

③積極的にかかわりを求めるタイプ

人への関心は高いけれど、かかわり方が独特で、一方的な関係になりがちのため、トラブルを起こしやすいです。こういう子には、人とかかわるときのルールを教えていくことが大切です。

そういう行動をとったら相手がどういう気持ちになるか、具体的に説明してあげましょう。

小グループでのソーシャルスキルトレーニングも役立ちます。

子どものタイプに合ったかかわり方を教える

①人との関係を求めないタイプ　孤立群

- 1人が好き
- 人と交わろうとしない

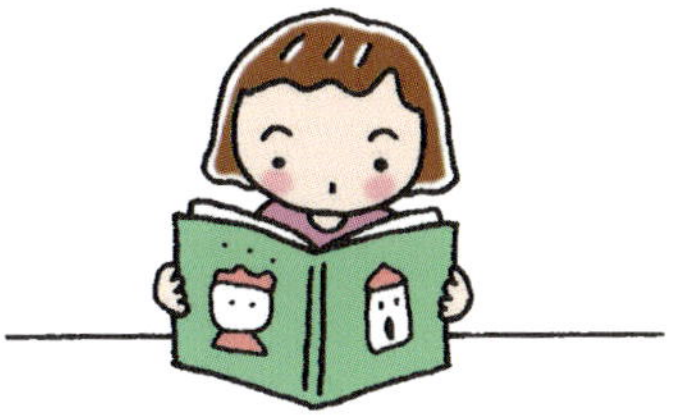

→

- 無理やり人とかかわらせようとしない
- まずは大人と1対1のかかわりを築く
- 段階を踏んでいく

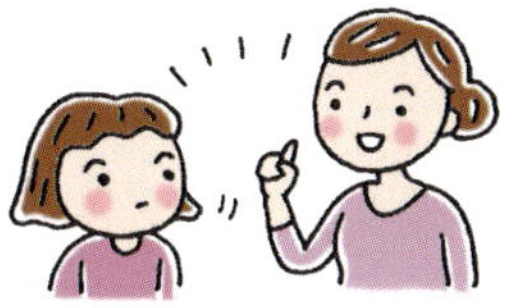

②自分からはかかわれないタイプ　受動群

- 相手がかかわってくれれば部分的に応じる
- 自分の気持ちを言えず、言いなりになりがち

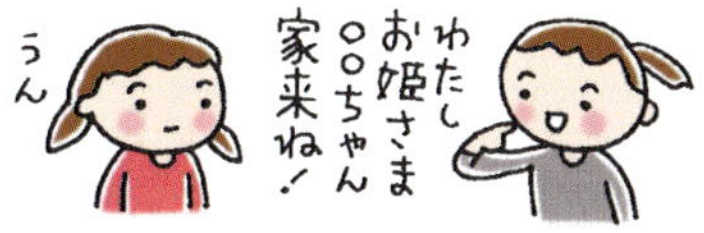

→

- 穏やかな子とかかわりを持たせる
- 少しずつ自分の気持ちや意見を言えるように練習する

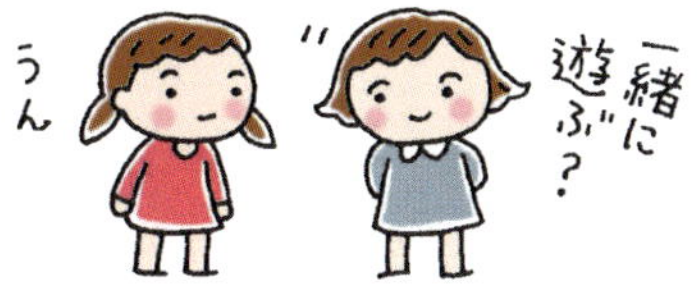
うん
一緒に遊ぶ？

③積極的にかかわりたいタイプ　積極奇異群

- かかわろうとするが、一方的である
- いろいろな子とかかわっているようでも、友達がいない

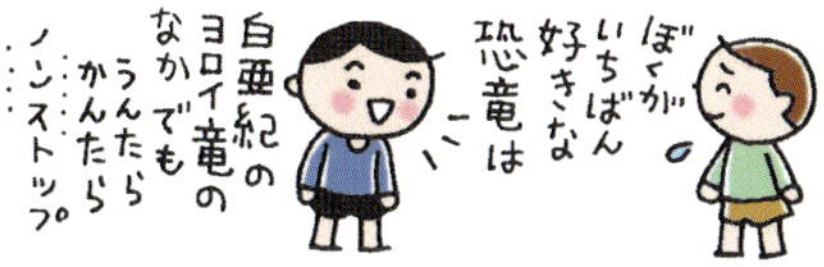
ぼくがいちばん好きな恐竜は
白亜紀のヨロイ竜のなかでも
うんたらかんたら
……
ノンストップ。

→

- かかわり方のルールを教える
- 相手がどう受け止めるかを教える
- 少人数でのソーシャルスキルトレーニングを受けさせる

コミュニケーションのとり方を教える

アスペルガー症候群の子どもは話すことはできるけれど、会話のキャッチボールができません。コミュニケーションのとり方を、根気よく一つひとつ教えてあげましょう。

コミュニケーションのルールを教える

人と話すときは、その人のほうに体を向ける、相手の目を見る、などのコミュニケーションのルールを教えましょう。

なかには、話し相手の目を見るのは苦手という子もいます。そんなときは、顔やあごのあたりを見るように教えてあげましょう。

子どもに何か話すときには近づいて、「ママのお顔を見てね」と言ってから、話を切りだすといいでしょう。できるようになるまで、会話のたびにこれを繰り返します。

返事をすることから始めよう

相手の働きかけに対して、ごく基本的な反応をするように教えます。

まず、名前を呼ばれたら「はい」と答えるように促し、できたらほめてください。これを繰り返します。

次に「ありがとう」を練習しましょう。おやつをもらったとき、着替えを助けてもらったとき、おもちゃを貸してもらったときなど、人が何かをやってくれたら「ありがとう」と返せるようにしましょう。

はじめはできないので、「ありがとうって言おう」と促します。言えたときには「よく言えたね」と必ずほめてあげましょう。次に、「あ?」とはじめの音だけ言って『りがとう』だよね」と促したり、子どもの顔を見て「何て言うのかな」と誘導します。

こうして段階を踏んで繰り返し練習していくうちに、しだいに指示されたときだけでなく、自発的に言えるようにしていきます。

お母さんも、子どもが何かしてくれたら、必ず「ありがとう」と言うようにしてください。同じように「ごめんね」も練習しましょう。

お父さんとお母さんとの会話でも意識的にこれらの言葉を使うようにして、お手本を見せてあげましょう。

コミュニケーションの基本を教えよう

視線を使う

まず、そばに行って十分注意を引きつけて

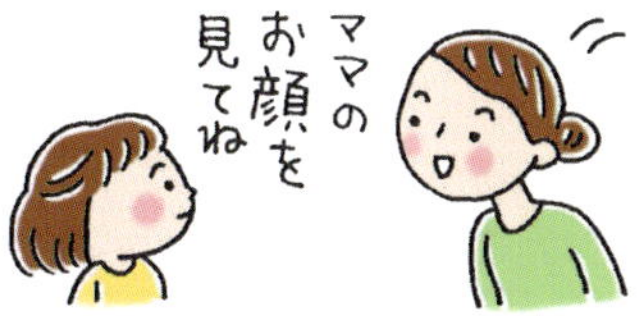

①「ママのお顔を見てね」と言ってから話す
②会話のたびに繰り返す
③必ずしも「目を見て」と言わなくてもいい。「顔のあたりを見る」くらいでもOK

呼ばれたら「はい」と答える

まず、注意を引きつけて

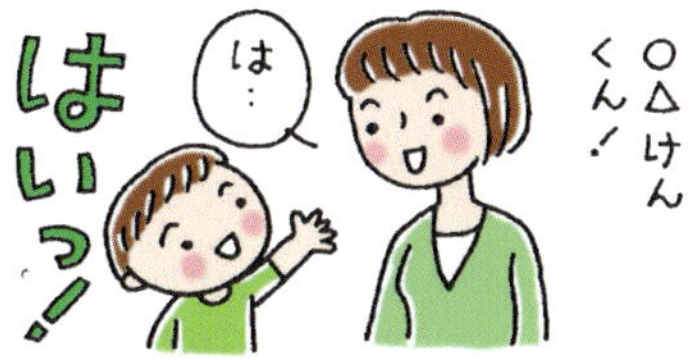

①名前を呼び、「はい」と言うように促す
②何度も繰り返す
③「は……」とはじめの１音を言って促す
④お母さんも呼ばれたときに「はい」で答える

何かしてもらったら「ありがとう」と言う

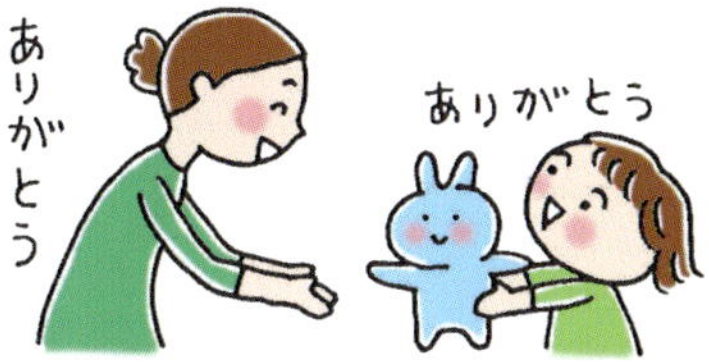

①はじめは「ありがとうって言おう」と促す。言えたら「よく言えたね」とほめる
②同じような場面を何度も繰り返す
③「あ……」と、はじめの１音を言って促す
④だんだん促さなくても言えるようになる
⑤お母さんも子どもがしてくれたことに、必ず「ありがとう」で答える

「ごめんね」と言う

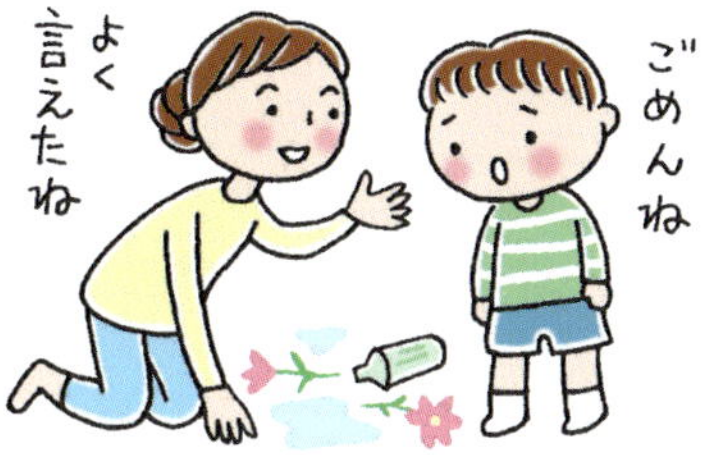

①失敗して謝るべき場面で「ごめんねって言おう」と促す
②言えたら「ちゃんと言えたね」とほめる
③同じような場面で「ごめんね」を繰り返し練習する
④お母さんやお父さんも「ごめんね」を使って、お手本を見せる

こだわりへの対処法

こだわりが強いのはアスペルガー症候群の特徴の一つ。好きなことには没頭し、マイルールに固執します。無理にやめさせるより、どうすればうまくいくかを考えましょう。

無理にやめさせると逆効果

自分の思ったようにやりたい、好きなことをやり続けたいというこだわりは、アスペルガー症候群の大きな特徴です。

このこだわりは毎日の生活を過ごしにくくするものですが、叱りつけたり、無理にやめさせようとすると、かえって強くなることがあります。子どもがストレスを感じてパニックを起こしたり、学校で不適応を起こして、引きこもりになることも。

自分でもどうすることもできなくて苦しんでいる場合もあります。わがままとは違うことを理解してあげましょう。

こだわりそのものをなんとか直そうとするより、どうすればスムーズに過ごせるようになるかを考えるのが得策です。

切り替えやすい工夫をする

こだわりは不安なことがあると強くなります。不安や緊張をやわらげたい、という気持ちがこだわりにつながるのです。

ですから、原因となっている不安を減らすようにしてあげれば、こだわりも減ります。

また、興味や関心を持つものが限られているため、そればかりしたいという気持ちが強くなり、こだわりにつながることもあります。

こういう場合は、気持ちを切り替えやすくなる工夫をしましょう。

好きな遊びをやめられないときは、タイマーや砂時計などで、終了時間を教えるようにします。

次はいつできるのかを教えてあげることも有効です。

また、こだわることがわかっている場合は、あらかじめ「明日はこっちの靴を履こうね。そのかわり、帰ったら○○で遊ぼうね」と見とおしを立ててあげると、納得してくれることもあります。

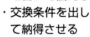

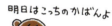

こだわりへの対処法

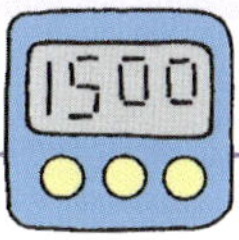
1500

●好きなことをやめられない

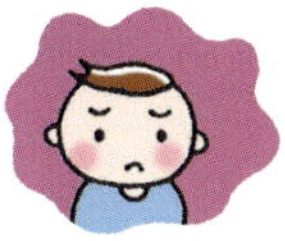

時間の感覚が乏しいので、あとどのくらいできるのかわかりにくい

対処

・タイマーで時間を区切る
・○○のあと、また見られると教える
・また次にできると思えば安心できる
・ポイント制を使い、やめられたら●ポイントとする。休日にそのポイントを使って、やってもよい

●不安が強い

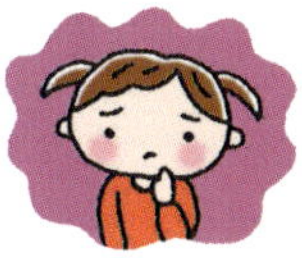

不安や緊張をやわらげようとしてこだわりが強くなりがち

対処

・原因を探って不安を減らす
・好きなもの、わかっていることをしていると安心

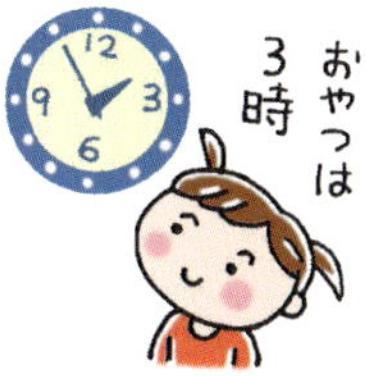
12
3
6
9
おやつは3時

●いつもどおりのやり方を続けたい

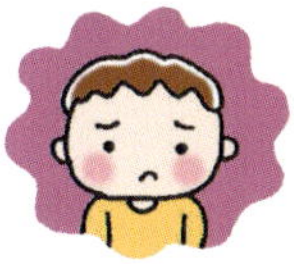

気に入っている世界から出たくない。変更に弱い

対処

・あらかじめ変更を書いて伝える
・交換条件を出して納得させる

明日はこっちのかばんよ

●偏食が激しい

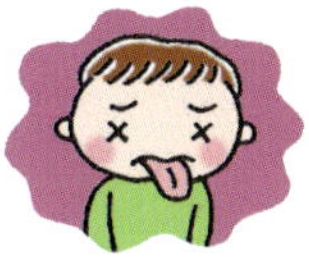

新しい食感やにおい、味が苦手

対処

・無理に食べさせず、精神的に安定しているときに少しずつチャレンジさせる

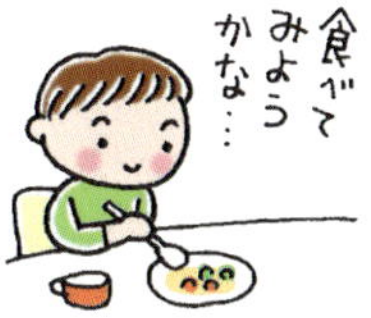
食べてみようかな…

●体調、環境の変化によってこだわりが強まる

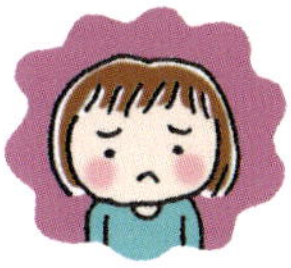

体調、環境の変化に対応できない

対処

・学年のはじめ、季節の変わり目、月曜日（休日の終わり）には気をつける

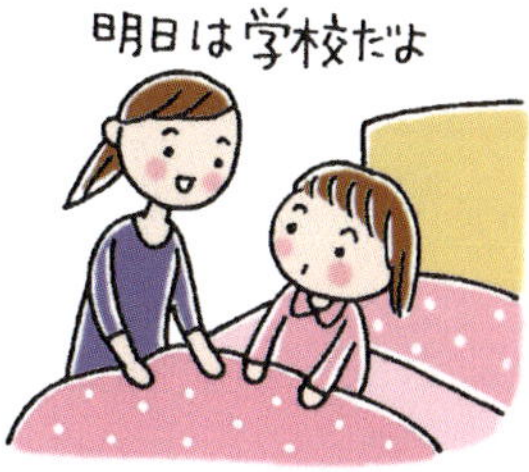
明日は学校だよ

パニックへの対処法

パニックは感情と行動が爆発した状態です。下手に声をかけたり止めようとすると、逆効果になります。安全に気をつけて、鎮まるのを待ちましょう。

おろおろしないで落ち着くのを待つ

思いどおりにならないとき、急に変更があったときなど、パニックを起こして、大声で泣き叫んだり、暴れたりすることがあります。

ただし、はっきりそうとわかるものばかりではありません。混乱して思考も行動も止まってしまい、呼びかけても反応しなくなる静かなパニックもあります。叱られているのにヘラヘラするような、状況にそぐわない態度を見せているときも、パニックを起こしている可能性があります。

パニックのときには、考える力や自分をコントロールする力が極端に弱くなっています。

こちらの言葉を理解したり、自分の気持ちを伝えることができません。ですから、声をかけたり、なだめたりしても効果はありません。

それ以上の刺激を与えないようにして、子どもに危険がないことを確認し、静かに落ち着くのを待ちましょう。

子どもと同じ部屋にいてもいいですが、お母さんはほかの活動をしているほうがいい場合もあります。

パニックがおさまったら「いやだったんだね」などと、子どもの気持ちをわかりやすく言葉で説明してあげましょう。

パニックの原因を減らす

パニックになるのは、その子への対応が適切にできていない、あるいは子どものストレスレベルが高くなっているからです。不安定になる要因がどこかにあるはずです。

「かんしゃくばかり起こして困った子ね」と考えずに、パニックの原因を分析し、環境を整えることが最も大切です。

予定を変更するときはあらかじめ伝えるなどして、混乱させない工夫をしましょう。泣き叫ぶのではなく、言葉で言えるように導きます。

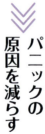

パニックへの対処法

叱ってもなだめても
よけいに刺激と
なってしまう

言葉でうまく
伝えられない

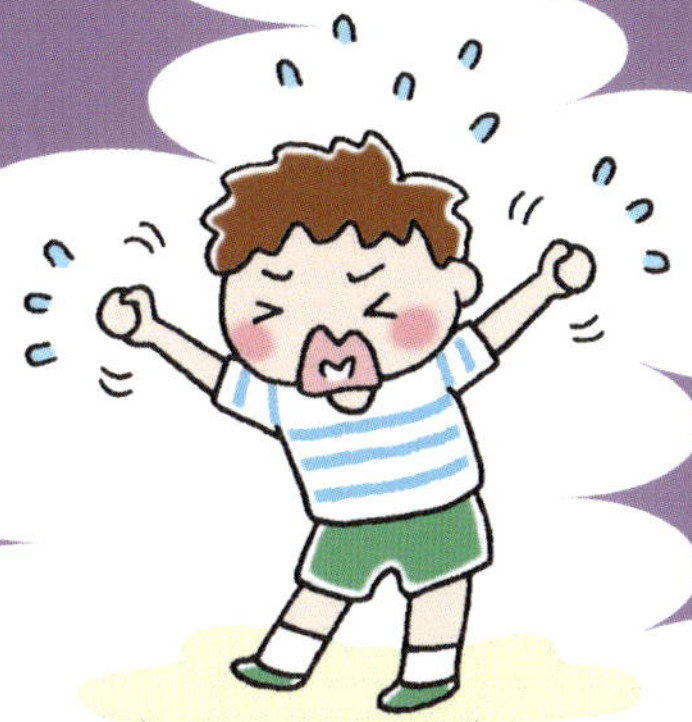

思考停止の静かな
パニックもある

思考能力や
表現能力が
低下している

興奮モードに入っていて
簡単には抜け出せない

↓

まずは刺激を減らし、
落ち着くのを待つ

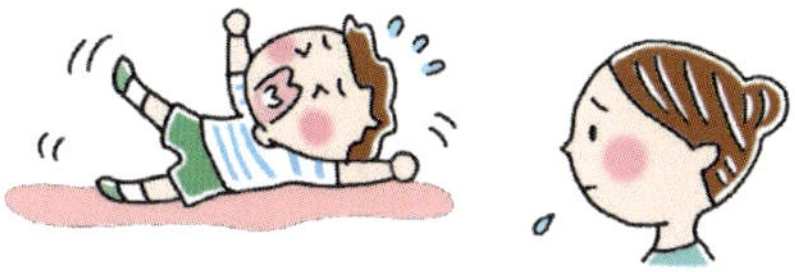

↓

すっかりおさまったら
「いやだったんだね」
「悲しかったね」
子どもの気持ちを、わかりやすい短い言葉で表現する

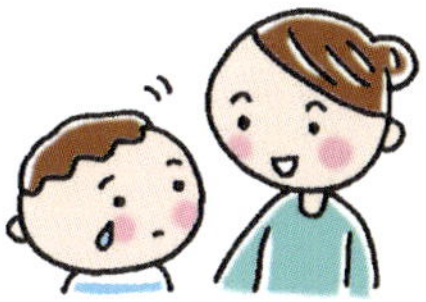

↓

もし可能なら、なぜそうなったのかを話し合う
(またパニックに逆戻りすることもあるので、
注意が必要)

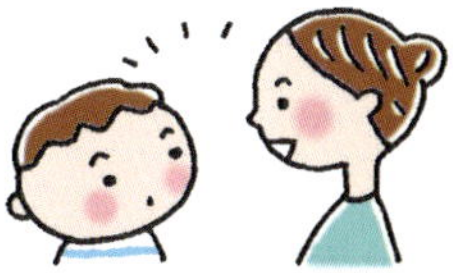

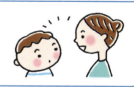

枠組みをつくる

枠組みをつくるということは、生活をわかりやすく教えるということです。その子に合ったスケジュールを考え、規則正しい生活を送れるようにすると、子どもは落ち着いてきます。

スケジュールをつくり1日の流れを教える

起床、ご飯、歯磨き、着替え、遊び、お風呂、就寝などの時間を決めて、1日のスケジュールをつくりましょう。その子の様子に合わせて、無理のないところから始めます。

こうして、日常生活の一つひとつを、いつ、どのように行えばよいか、具体的に教えていきます。

それぞれの活動はできるけれど、ご飯→歯磨き→着替え→トイレというように、一連の活動をセットとしてできない子が多いものです。絵や写真、手順表などを使って、わかりやすく流れを示してあげましょう。

順番どおりにできたときには、ポイントをあげる、好きな活動をしてよいなどのお楽しみを用意するといいでしょう。

早く早くとせかすより、「これをすると楽しいことが待っているよ」と教えてあげたほうが、意欲が高まり、スムーズに切り替えられます。

大好きな遊びをやめなければいけないときは、次にいつできるかをはっきり示してあげると、切り替えやすくなります。

一連の活動を順序どおりに進めていくことが大切です。できるだけ、いつもと変わらないこと、パターンをつくることが子どもの安定につながります。

なかには、とらわれすぎてしまう子どももいるので、パターンが変わることもあるというゆるみも、つくっておきましょう。

遊びの枠組みをつくることも大切

遊びの時間に何をしたらいいかがわからず、「つまんない」とお母さんにまとわりついてしまうときは、家でできる遊びのリストをつくってわかりやすく示し、そこから選ばせましょう。

この方法は、次々に遊びを広げすぎてしまう子にも有効です。

枠組みをつくることがはじめの一歩

見とおしを立てる

・日常生活のスケジュールをつくる
・いつ、どこで、何を、どうやるかをはっきり示す
・絵や写真を使ってわかりやすくする

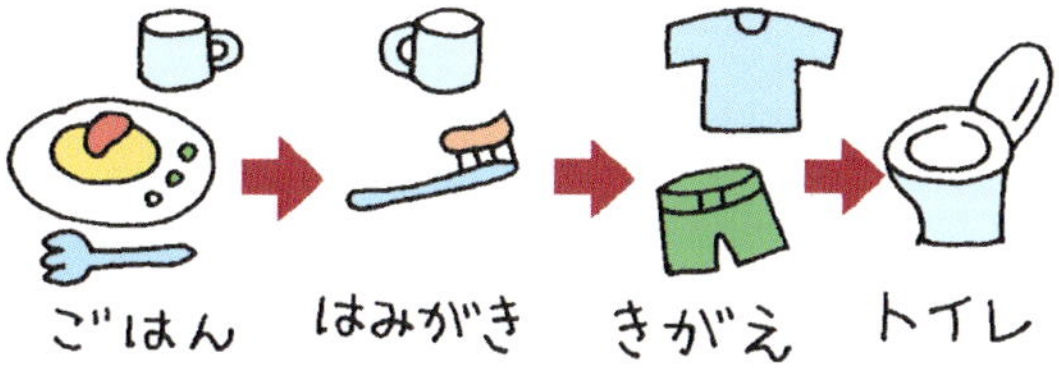

活動の順番を矢印で示す

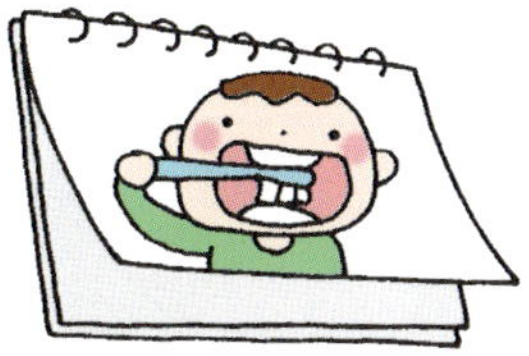

今やる活動が終わったら次をめくる

活動

・絵で示す
場所を決める。用具の置き場を決める
・片づけ方をわかりやすく教える

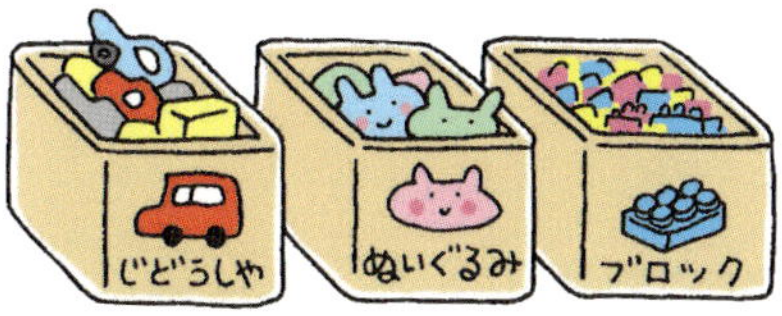

遊び

・遊びのリストをつくる
・リストの中から一つを選んで遊び、終わったら片づけて次の遊びに移る（次々と広げてしまわないように）

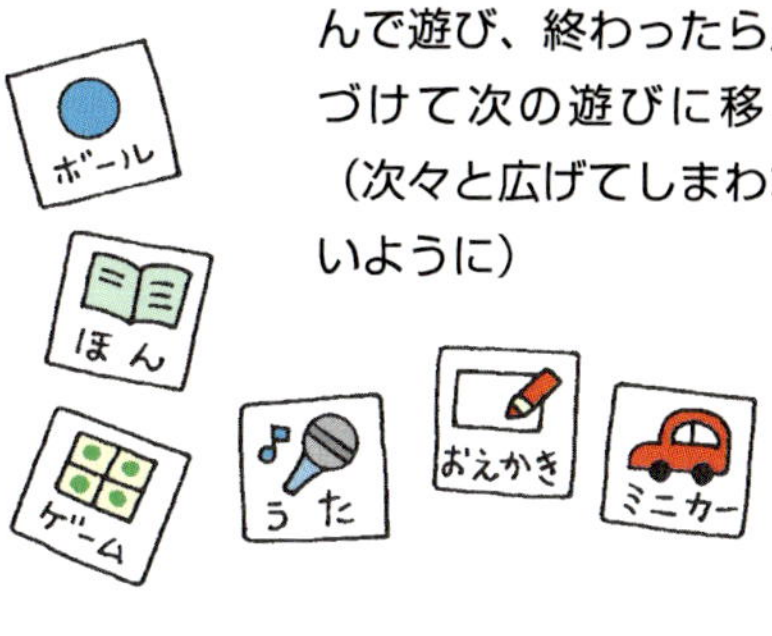

切り替えのために

・タイマーや砂時計を使う
・できたらごほうびをあげるなどの楽しみをつくる
・楽しい活動は、次はいつできるか教えておく

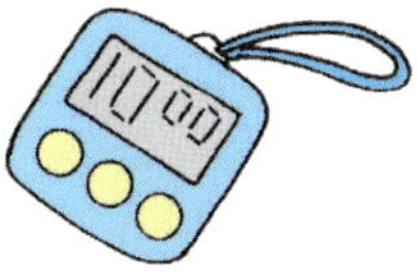

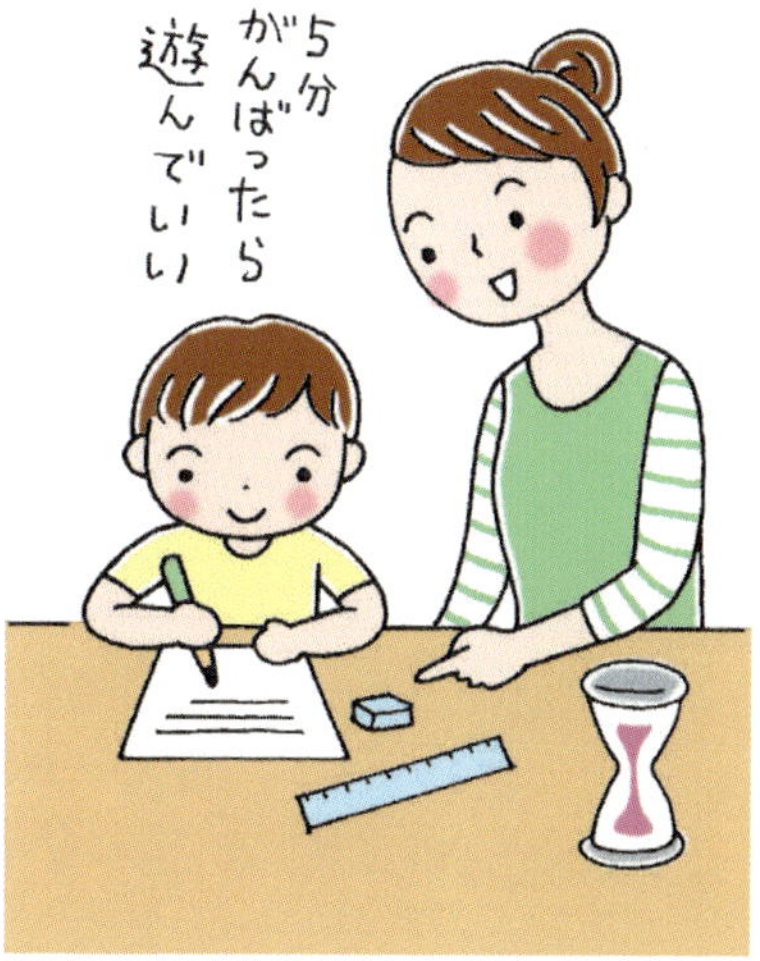

「ありがとう」「ごめんなさい」「いいよ」を教える

アスペルガー症候群の子どもたちは、やさしい言葉を使うのが苦手です。そのため、乱暴者と思われてしまいます。小さいころから「ありがとう」を教えましょう。

言葉で言えるようにしよう

アスペルガー症候群の子どもは、言葉の能力が未熟なことが多く、外からの刺激に対して反射的に行動してしまうことがあります。

腹が立つからと、乱暴したり、怒りをぶちまけたりするのではなく、言葉で言えるように、小さいうちから訓練しましょう。

そのためには、お父さんとお母さんも、腹立たしいことがあったときでも、感情的に怒るのではなく、冷静に言い聞かせるようにしてください。

家庭内で、いつも話し合いで解決する習慣をつけるようにすると、子どもも、どう振る舞えばいいのか、少しずつわかるようになります。

「ありがとう」を教えよう

アスペルガー症候群の子どもは「ありがとう」「いいよ」「ごめんなさい」というやさしい言葉（フワフワ言葉）を使えないことが多いものです。

ちょっとしたことでも、「ありがとう」が言えるように練習しましょう。

お父さんやお母さんが率先して使って、お手本を見せてあげることが大切です。「ありがとう」と言えたときは、「よく言えたね」とほめてあげてください。

これを何度も繰り返しているうちに、「ありがとう」を言うと、自分も気持ちよくなることがわかり、自然に言えるようになるでしょう。

また、「いいよ」も友達関係をよくするには必須の言葉です。「あなたがいいよと言うと、お友達はうれしい気持ちになって、仲良くできるよ」と教えてあげましょう。

さらに「ごめんなさい」が言えるとベストです。この言葉が言えると、まわりもサポートがしやすいです。失敗したりけんかをしたとき、素直に口から出るようにしたいものです。

言葉を育てる

家庭で

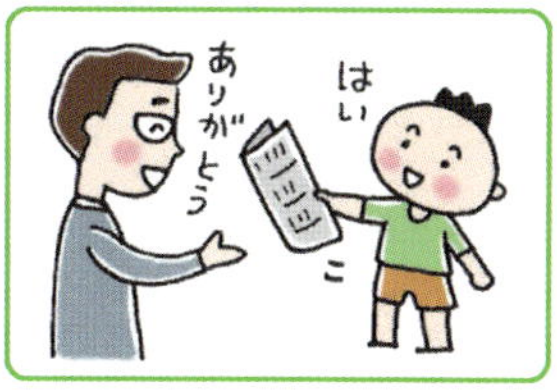

お父さんとお母さんが、子どもが何かを取ってくれたり、手伝ってくれたらいつも「ありがとう」と言う。子どもの注意を引き、目を見て笑顔で言うように心がける

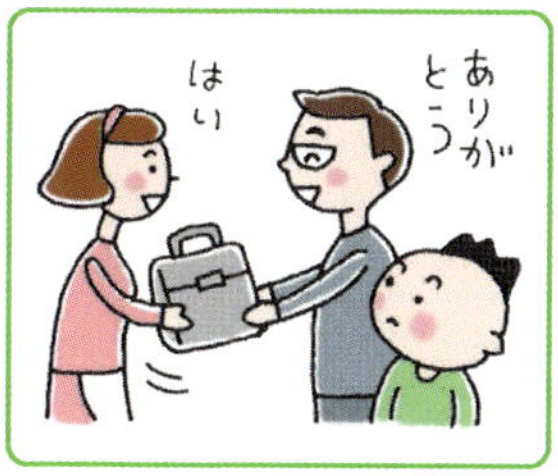

お父さんとお母さんのやりとりでも、「ありがとう」の言葉を忘れないようにする

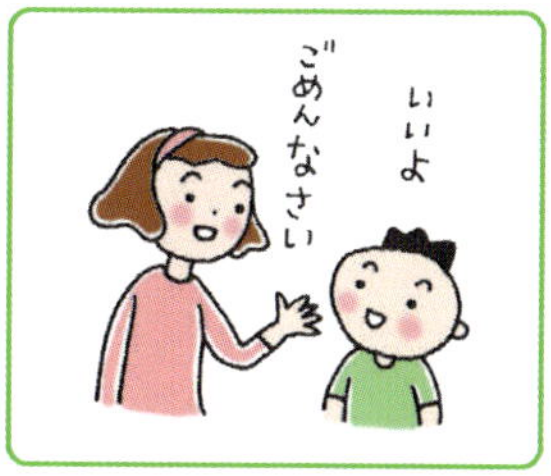

「ごめんなさい」「いいよ」も同様に、家庭内で意識的に使うようにする

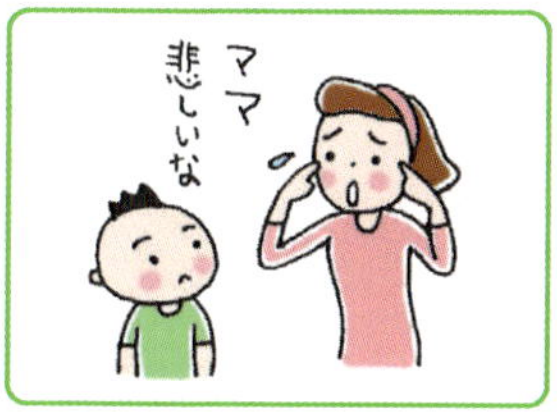

子どもが好ましくない行動をしたときは感情的に叱るのではなく、子どもの目を見て、「お母さん、悲しいな」と言って、どうしてほしいのか穏やかに伝える。話し合う習慣をつける

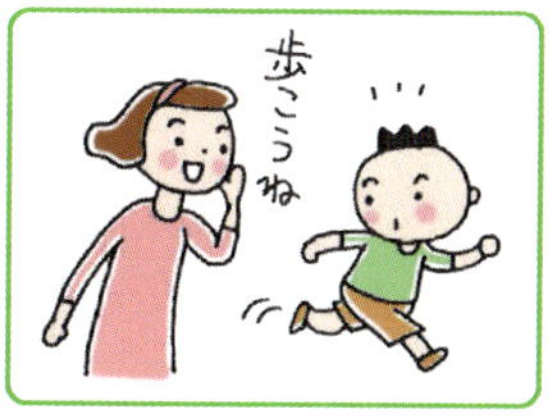

「やめなさい」「ダメ」などの否定形や命令形は使わず、ポジティブな言葉に置き換える
走っちゃダメ→歩こうね
座りなさい→座ろうね

外で

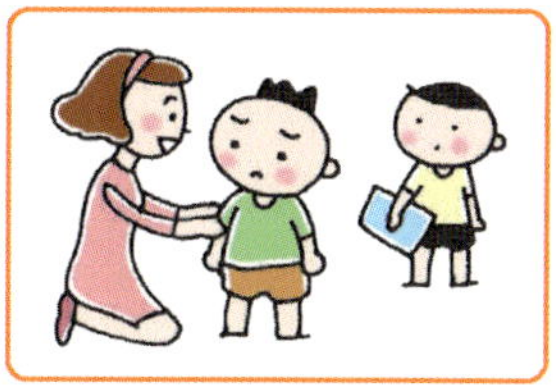

友達におもちゃを取られて、子どもが怒ってたたこうとしたら「お友達をたたいたりしないよね。いつもやさしいものね」などとほめて、思いとどまらせる。思いとどまったら、「よくがまんしたね」とほめてあげる

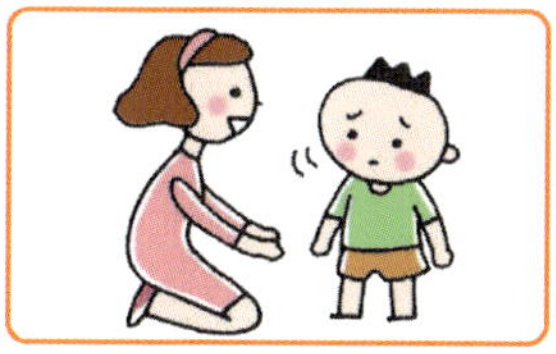

「おもちゃを返してほしかったんだよね」と、子どもの気持ちに寄り添う言葉をかけ、たたくのではなく、言葉で伝えるように促す

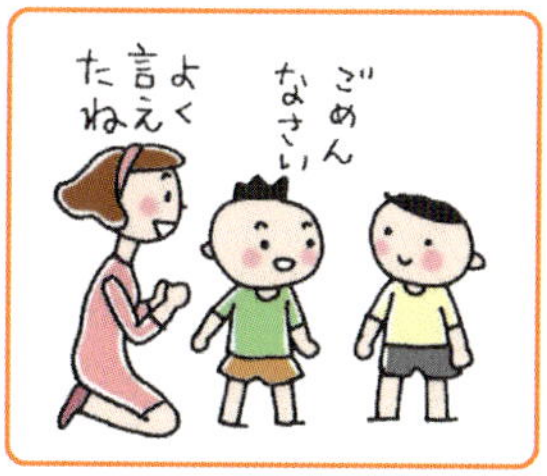

友達に「いいよ」「ごめんなさい」と言えたら、「よく言えたね」と笑顔でほめる

人とのかかわり方を教える

小学校に入り、学年が上がるにつれ、友達関係も複雑になっていきます。学校になじめるように、友達をつくっていけるように、適切なサポートをしてあげましょう。

学校にも支援を頼む

知らない子どもたちばかりのなかにいきなり入るのは、だれでも緊張するもの。人間関係が苦手なアスペルガー症候群の子どもはなおさらです。

幼稚園や保育園から同じ小学校に入る仲良しの子どもがいれば、同じクラスにしてもらうなどの配慮を学校にお願いしてみましょう。

特に孤立群や受動群の子どもたちは、不安や緊張でストレスが高まりがちです。注意深く見守ってもらえるよう、頼んでおくといいでしょう。

段階を踏んで少しずつ

1人で過ごすことが好きな孤立群の子どもには、ほかの子とのかかわりを促しながらも、1人で過ごす時間も確保してあげましょう。

受動群の子どもも、このころになると、友達への関心が出てきます。しかし、同年齢の子どもに比べると、かかわり方が未熟です。はじめのうちは、放課後、気の合いそうな子どもと1対1で遊べるようにしてあげるといいでしょう。

強引な子どもといつもいっしょにいると、疲れてしまうこともあります。こんなときは、お母さんが間に入って調整してあげましょう。

積極奇異群の子どもは、何かとトラブルを起こしがちです。でも、気の合う子と1対1なら、複数の子どもと遊ぶよりずっとうまくいきます。家に来てもらって遊ぶ様子を観察し、少しずつルールや話し方などを教えていきましょう。

特別支援教室などで、少人数での人とのかかわりを練習することも有効です。

ときにはお母さんに甘えてくることもあるでしょう。これはお母さんへの愛着が遅れて出てきたという成長の証。抱っこや甘えはしっかり受け止めてあげてください。

1対1ならうまくいきやすい

孤立群

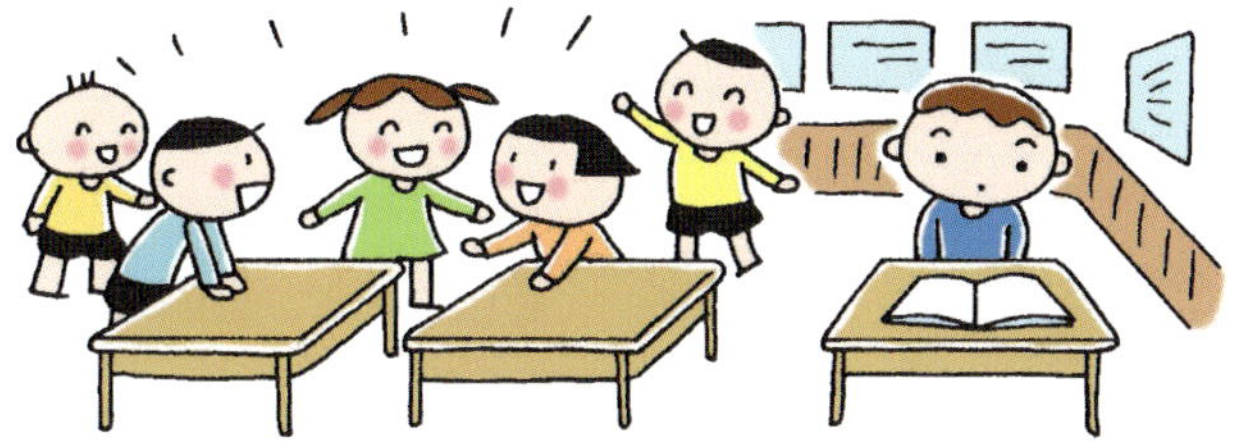

クラスで1人でいる

→ 1人の時間も確保してあげる

受動群

・誘われれば友達とかかわるが、自分からかかわろうとしない

・いきなり大人数で遊ぶのは難しい

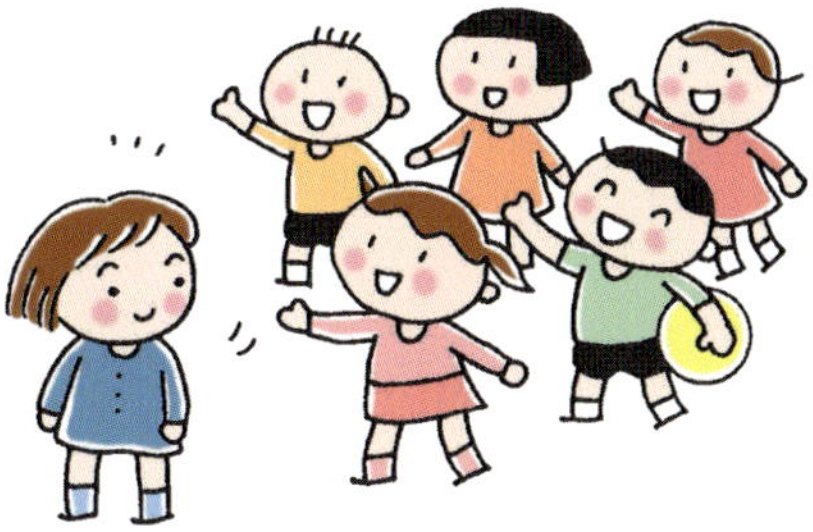

← まずは1対1で遊べるようにする

積極奇異群

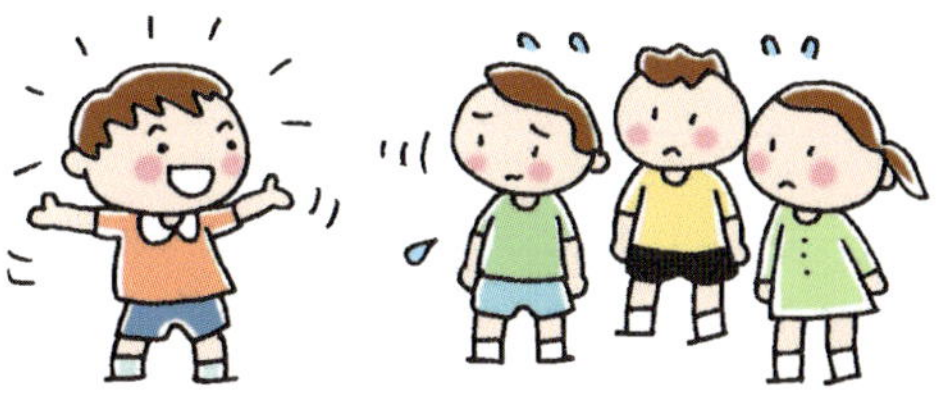

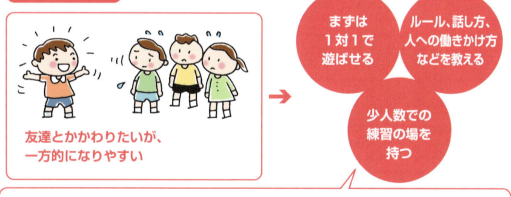

友達とかかわりたいが、一方的になりやすい

→ まずは1対1で遊ばせる

ルール、話し方、人への働きかけ方などを教える

少人数での練習の場を持つ

・通級（特別支援教室：週1回程度、少人数でのグループ学習などを学ぶ、特別支援教育の一つ）
・ボーイスカウトなど、枠組みのある活動が合う子もいる
・療育機関のSST（ソーシャルスキルトレーニング）

コミュニケーションのとり方を教える

子どもの苦手なところをつかみ、上手に修正していきましょう。家庭でも子どもといろいろな話をして、会話の練習をすることが大切です。

子どもの特徴を把握しよう

放課後、仲良しのお友達に家に来てもらい、遊ぶ機会をつくってあげましょう。

2人が遊ぶ様子をよく見ていると、子どもが持っている課題がわかってきます。

たとえば、自分のしたいことばかりして相手に合わせられない、逆に相手の言いなりで自分の気持ちを伝えられない、言葉でうまく言えずにふてくされたり泣いたりするなどの様子です。

子どもにどういう問題があるのかがわかれば、こういう言葉がけをしてみようなどと、作戦を立てられます。

基本的な言葉を練習する

まずは「ありがとう」、次に「いいよ」「ごめんなさい」などを練習しましょう。

はじめは形式的、パターン的ですが、だんだん上手に言えるようになってくるでしょう。

また、孤立群や受動群の子どもは、いやなことをされても「いやだ」と言えず、がまんしがちです。「いや」「やめて」と言うことも大切と、教えましょう。

「いやだ」と言いながら、怒った表情ができるようになると、よりいいですね。

また、うまくできないときや、わからないときに、「手伝って」「教えて」と、人に助けを求めるスキルも必要です。

アスペルガー症候群の受動群の子どもは、困っていてもまわりに気づかれにくいのです。支援を求める意思表示をできるようにすることは、非常に重要です。

言葉で言うのが難しければ、「手伝って」「教えて」「助けて」などのカードを用意して、使う練習をすることもいいでしょう。

基本的な言葉を繰り返し練習しよう

1対1なら話せても、3人以上になると難しいという子どもが多くいます。
複数の人に配慮して話すことが難しい場合も多いです。

まずはこんな言葉から練習しよう

ありがとう

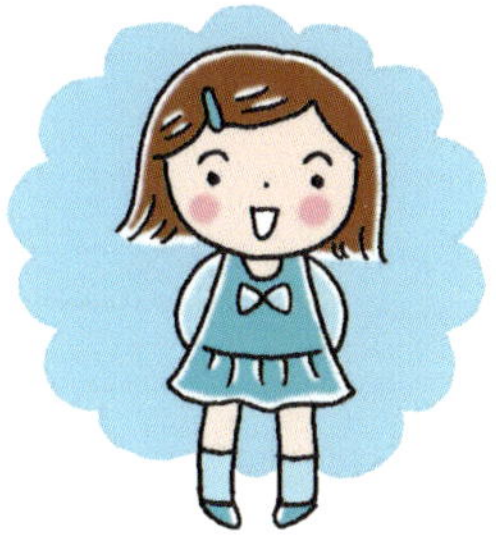

こう言われると相手はうれしい気持ちになる

いいよ

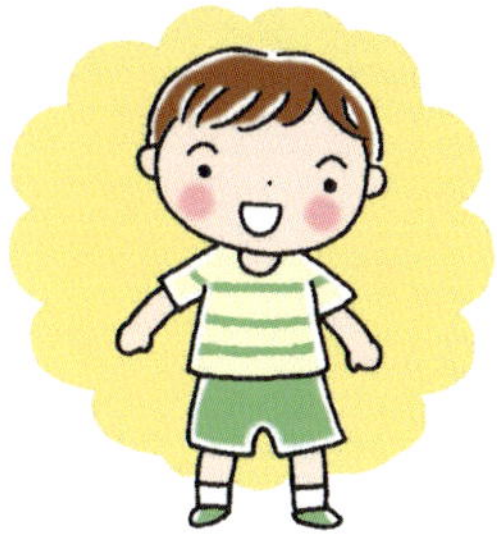

こう言われると相手はうれしい気持ちになる

ごめんなさい

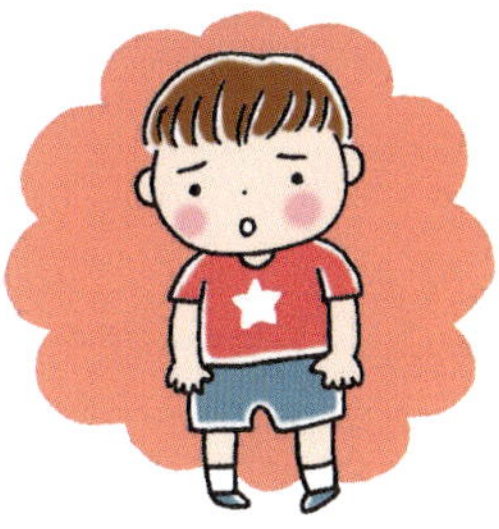

自分が悪くないときでもこう言えると、仲直りしやすくなる

「いや」「やめて」も使おう

いやなことをされても、いやだと言えずにがまんしてしまい、家で暴れたり、機嫌が悪くなったりすることがある。「いやだよ」「やめて」と言えるように、また表情をつくれるようにしよう

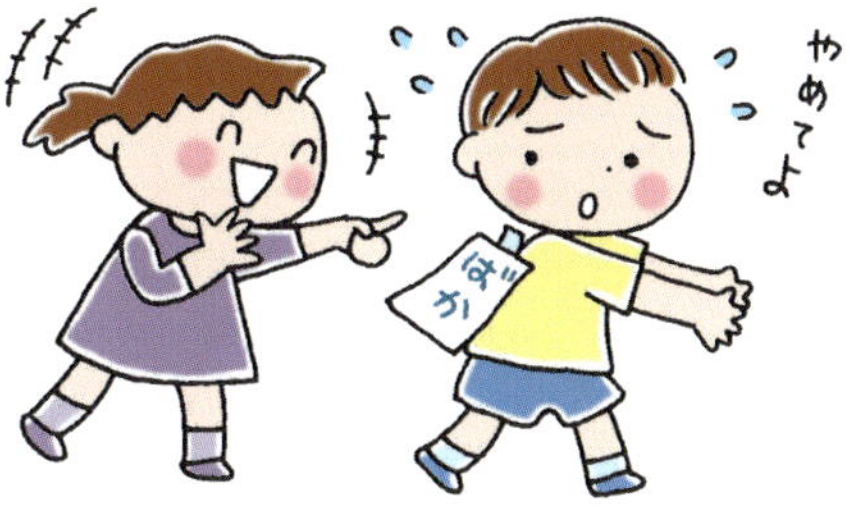

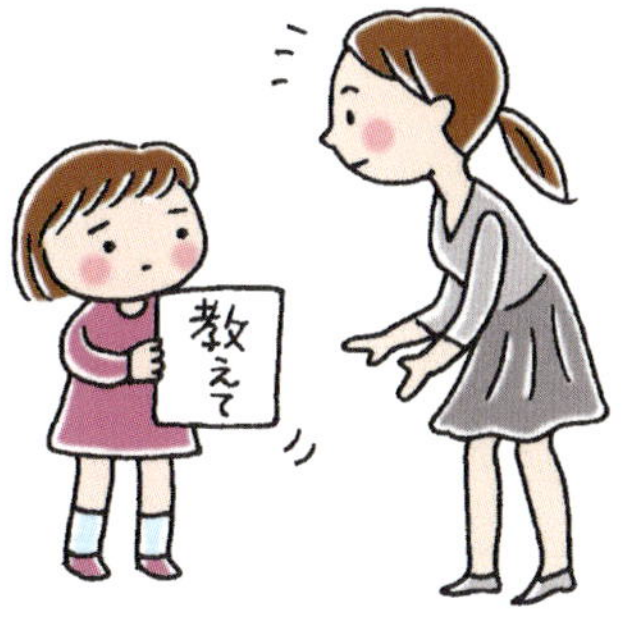

「手伝って」「教えて」も重要

困ったとき、どうしたらいいのかわからないとき、ほかの人に助けを求められるように練習しよう

パニックへの対処法

パニックは、起こさせないように環境を整えることが先決です。起きそうになったときの避難場所を確保しておくと、防げることもあります。

避難することでパニックを防ぐ

パニックになると、子どもは感情や思考のコントロールができなくなります。

できるだけパニックを起こさせないように、家庭でも学校でも環境を調整することが大切です。

家庭では、静かに気持ちを落ち着けられるよう、子ども部屋を整えます。学校では、感情が爆発しそうになったら行ってもいい場所を、避難場所として確保すると安心できるようです。

その場を離れることによってパニックにならずにすむ経験を積ませ、感情をコントロールするスキルを育てていきます。

避難場所としては、保健室や図書室など、大人がいて安全を確保できる場所が望ましいです。

「困ったことがあったら、先生に言ってここに来ればいいよ。気持ちが落ち着いたら、教室に戻りましょう」と、あらかじめ教えておきましょう。

また、あまりにもストレスがたまって気持ちが落ち着かない、疲れる、というときは学校を休ませることも必要です。

疲れがたまるとパニックを起こしやすくなるので、注意してください。

パニックの要因を減らしていく

クラスメイトの言動がパニックの引き金になることもあります。子どもの特徴を、先生からクラスの子どもたちに説明してもらうという選択肢もあります。特定の教師の授業のときにパニックを起こすようであれば、その対策を考える必要があります。

兄弟とのかかわりが原因のときは、兄弟の行動を変える必要もあります。どう接すればいいのか、具体的に話して聞かせましょう。

まわりの接し方が変われば、パニックの頻度も減っていくはずです。

パニックを起こさせないための工夫

避難場所を確保する

隠れる場所があると思うと安心する

家庭では

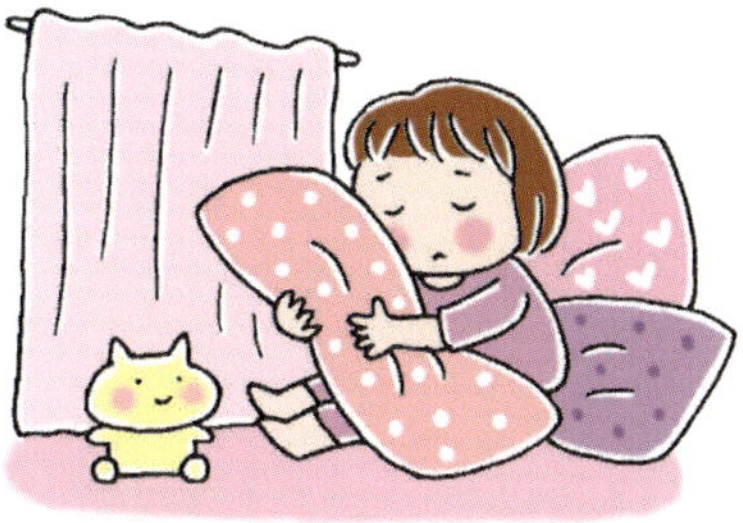

やわらかいクッションを抱き締めたり、光や音を避けて布団にもぐりこんだり、その子なりの対処法で

子ども部屋

学校では

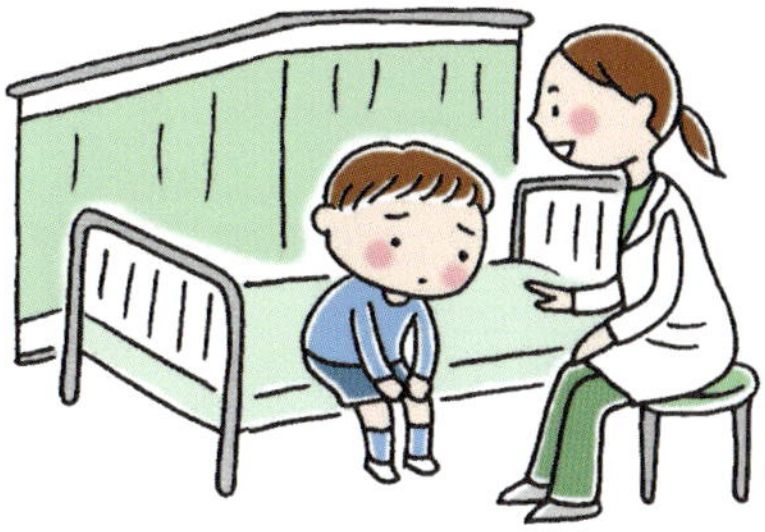

あらかじめ「困ったときはここに来ればいいよ。落ち着いたら教室に戻ろうね」と教えておく

保健室や図書室

＊パニックが起こりそうになったとき、教室に戻れるようになったときは、それを知らせるカードを提示させるのもよい

まわりの人への対応を考える

まわりの対応が変わるとパニックを起こしにくくなる

同じクラスの子どもたちに

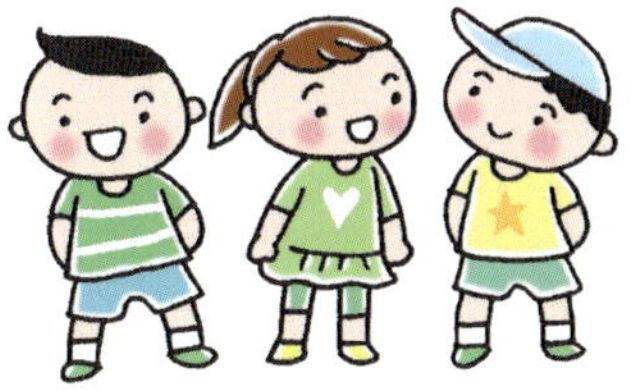

「無理に苦手な運動や遊びに誘ったりしないでね」「突然教室を出て行ったときはそっとしておいてあげてね」などと、特徴を話して理解してもらう

先生に

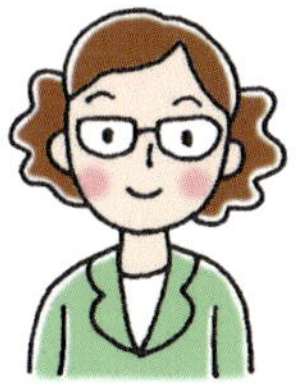

子どもの様子や特徴を話してサポートをお願いする

- わかりやすい具体的で視覚的な指示を出す
- 予定は早めに伝えてもらう
- 怒鳴らない

兄弟に

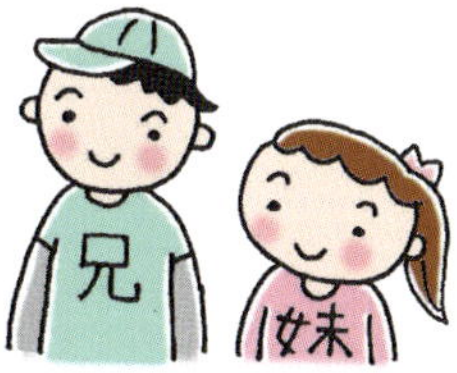

できることとできないことを伝え、特徴を理解してもらう

自分の気持ちの表現の仕方を教える

アスペルガー症候群の子どもは、自分の気持ちをうまく伝えられません。そのために誤解されることもあります。自分の感情を知り、伝える練習をしましょう。

自分の気持ちがよくわからない

アスペルガー症候群の子どもは、なんでも話せるように見えても、自分の気持ちや考えを言葉で表現するのが苦手なこともあります。

特に「どうしてそうなったの？」「どんな気持ちだったの？」などと聞かれてもうまく答えられません。

言葉できちんと表現できないために、ときには感情を爆発させてしまうこともあります。

普通は、今自分は楽しい、悲しい、怒っているなど、自分の気持ちがわかり、それをどう表現すればいいのかを理解しています。

しかし、アスペルガー症候群の子どもの場合は、今自分の中にわき起こっている感情が、怒りなのか不安なのか、寂しさなのか、自分でもよくわからないこともあります。つまり、相手の気持ちがわかりにくいだけではなく、自分の気持ちもわかりにくい、または表現しにくいのです。

気持ちを言葉に置き換える練習を

まずはいろいろな気持ちがあること、それに名前がついていることを、教えることから始めましょう。

さらに、その感情をどう表現すればよいか、学ぶ必要があります。「うれしいってこういうことだよ」「そんなことがあると悲しい気持ちになるよね」というふうに、そのときの感情と感情を表す言葉を結びつけ、感情に名前をつけていく練習をしましょう。

そのためには、次ページのような気持ちカードを利用するとわかりやすいでしょう。

泣いたり黙り込んだりするのではなく、気持ちカードを選んで見せるように促します。

次のステップでは、「弟がぼくのブロックを取ったから怒っているんだ」などと、言葉で表現できるようにしていきます。

気持ちを表現できるようにする

どんな気持ちかを表現するには、気持ちを表す言葉を理解する必要があります。

「うれしいって、こんなとき」

「それは悲しいんだね」

というように、そのときの気持ちを言葉に替えていく練習をします。

その次の段階では、下の気持ちカードを使って、今の気持ちを選ぶように促します。

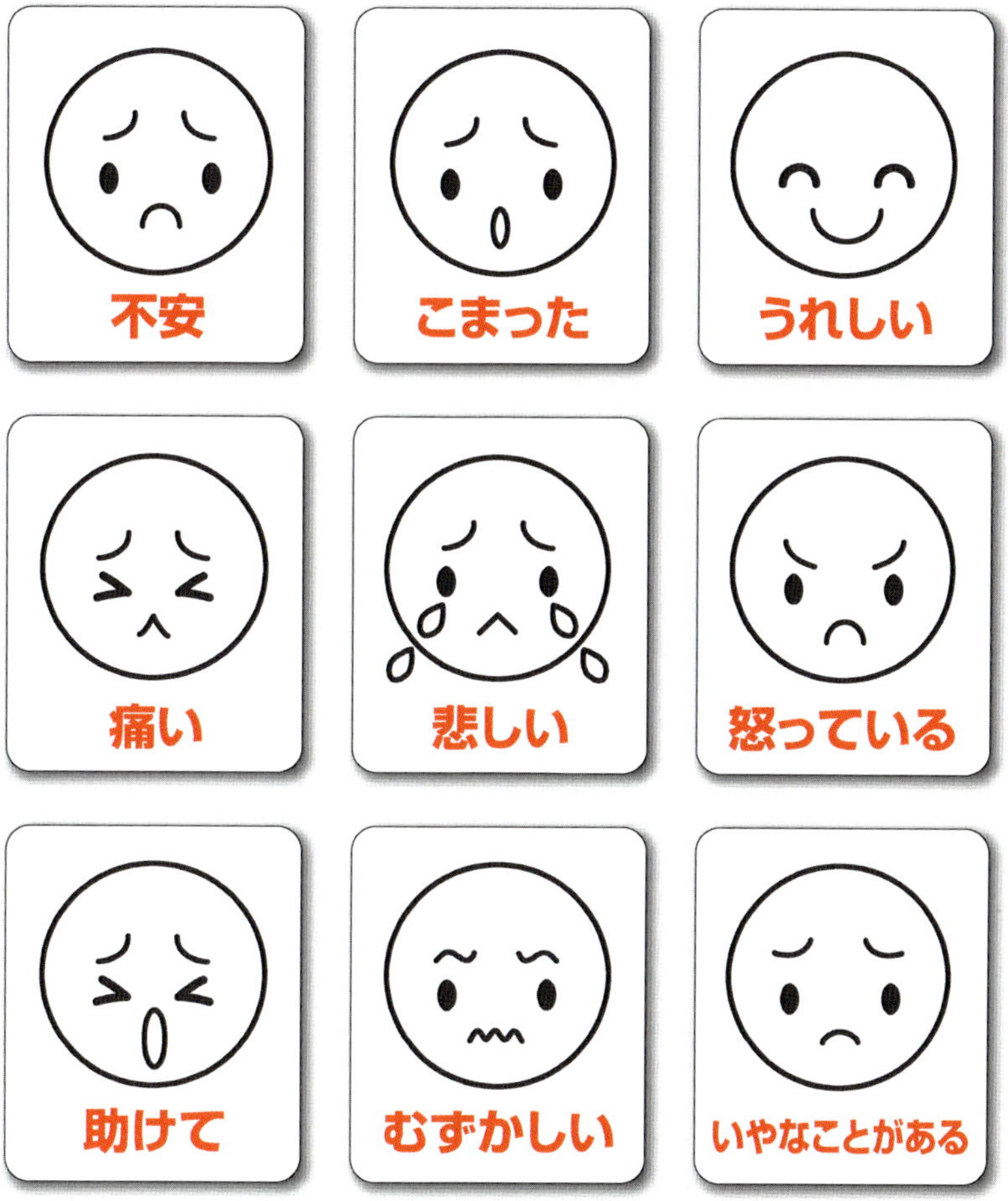

「怒る」「泣く」「黙る」かわりにカードを見せるように促しましょう。
それを手がかりに、ゆっくり話を聞いていきます。

親 子のコミュニケーションを円滑に

アスペルガー症候群の子どもは、直接的、攻撃的な言い方をすることがあります。わざとではないので、子どもの気持ちをまずは受け止めてあげましょう。

言い争いや反論は避ける

アスペルガー症候群では、口が達者で、ああ言えばこう言うタイプも少なくありません。

言葉がいつも攻撃的だったり、自分勝手な主張を繰り返されたりすると、お母さんもイライラして、つい言い返してしまいます。それに怒った子どもが反論し、果てしない言い争いに突入することもよくあります。

しかし、多くの場合、子どもはお母さんを攻撃しようとしているわけではありません。むしろ、「ぼくのことをわかってよ」「受け入れてよ」という必死の訴えなのです。

子どもはわざと言っているのではなく、コミュニケーションが下手なだけと考えると対応しやすくなります。そう理解して、「あなたがそういうふうに考えているのはわかったわ」と受け止めましょう。決して、そのすぐあとに「でもね」と言わないようにしてください。言い争いを避けることが大切です。

否定的な言葉は使わないようにする

アスペルガー症候群の子は、人から言われたことにはとても敏感です。自分も同じことを言っているのに、それには気づきません。相手の立場に立って考えることができず、被害者意識にとらわれやすいのです。

ですから、子どもと話すときは、次のようなことに気をつけましょう。

●子どもがそのまま受けとってもいいような言い方をする（皮肉や冗談、ほのめかしは言わない）。

●あくまでも冷静に話す（声を荒げると、叱られているという気持ちばかりが大きくなって、話の内容が理解できなくなる）。

●お説教は長くならないように。文章も短く簡潔に。

●「ダメ」は使わず「こうすればいいよ」と肯定的な言葉がけを。

誤解しそうな言葉・否定的な言葉を使わない

アスペルガー症候群の子が人の話を聞くときの特徴		あなたの話し方を工夫する
・長い文章で話しても十分理解できない 文章・文脈をつかむのが下手	→	・短い文章で話す わかりやすく話す
・真に受ける 冗談やからかいが通じない	→	・そのまま受けとってもよい言葉で話す（イヤミやほのめかしは×）
・行間が読めない 言外の意味、相手の意図を汲みとりにくい	→	・具体的に話す
・相手の語調や表情からの情報を十分に汲みとれない	→	・書いて伝えたほうが有効

アスペルガー症候群の子が話すときの特徴		あなたの聞き方を工夫する
・難しい言葉遣いや言い回しをする	→	・全部理解していると、過大評価しない
・杓《しゃく》子《し》定《じょう》規《ぎ》な話し方をする	→	・うんざりするけど、気にしない
・自分流の言葉遣いをする	→	・「～ということね」と、さりげなく言い直す
・形式的で細かいことにこだわる	→	・話をまとめてしまうと､かえって子どもは混乱する
・内面の言葉が口に出やすい	→	・頭の中で考えるよう促す 場所と状況を説明する
・イントネーション、声の大きさ、トーンの調整がきかない	→	・声の大きさは「ボリューム10で言おうね」などと気づかせる
・自分の興味のあることばかり、延々と話す	→	・あまり長ければ、「20分間話を聞くわ」と言っておく

やるべきことを具体的に教える

こんなことはあたりまえと思うようなことでも誤解し、わかっていないことがよくあります。わかっていると決めつけないで、やるべきことを一つひとつ教えていきましょう。

どこまでわかっているか見極める

アスペルガー症候群の子どもたちは、何をどうするべきか、経験から学びとっていくことが苦手です。

ところが、自分が興味のあることなら人一倍よく知っていて、口も達者なため、実はわかっていなくて困っているということが、まわりの人に気づかれにくいのです。

どこまでわかっていて、どこからわからないのか、しっかり見極める必要があります。

また、応用がききにくいということも、アスペルガー症候群の特徴の一つです。一つのことを学習して、それと似たような状況になっても、同じように振る舞うことが、なかなかできません。ですから、わかっているはずと決めつけないで、一つひとつ教えていくようにしてください。

学校に関することは先生と連携して

先生の指示に従うというルール、学習の仕方、宿題のやり方、明日の準備の仕方など、先生のいっせい指示でほかの子どもたちが理解できることを、十分に理解できないことがよくあります。

学校に関することは、どのようにすればいいのか、具体的に先生に教えてもらいましょう。何をどうすればいいのかがわかれば、きちんとできる子がほとんどです。

また、学校の規則を守らなければ、という気持ちで凝り固まってしまう子もいます。決まりを教えるときは「できるだけ～しよう」と、少しゆるやかに説明しておきます。

疲れていても体調が悪くても宿題をがんばろうとするときは、「そんなときはしなくていいんだよ」と教えてあげることも大切です。

やるべきことがわかっていても、切り替えが下手でできない子もいます。次ページを参考にして、切り替え力を育てましょう。

やるべきことを具体的に教える→わかっていればできる

スケジュール表・予定表によってやるべきことを具体的に教える

カレンダーを使う

3月

日	月	火	水	木	金	土
		~~1~~ 宿題	~~2~~ 音読	~~3~~ 音読	~~4~~ 体操着	5
6	7 手紙を先生に提出	8	9	10	11	12
13	14	15	16	17	18	19
20	21	22	23	24	25	26
27	28	29	30	31		

日付・曜日の感覚に乏しいので、大きなカレンダーに予定を書き込み、終わった日を斜線で消していく

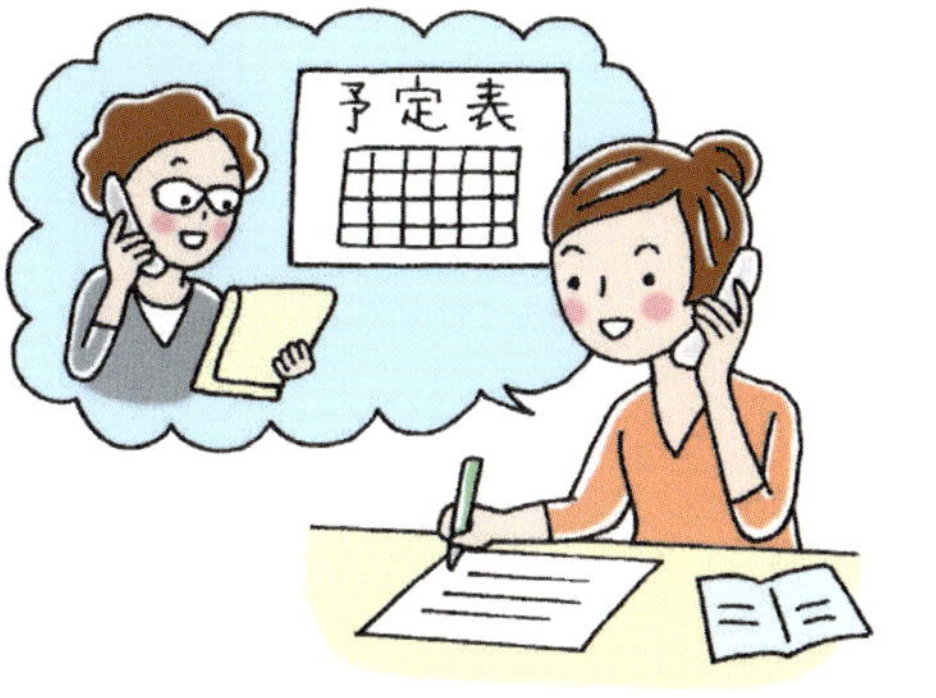

宿題のやり方や明日の準備の仕方を具体的に先生に教えてもらい、スケジュール表やカレンダーに書き込んで、明確にしてあげる

“切り替え力”を育てる

好きなことから苦手なことへの切り替えが下手な子が多いようです。好きなことを切りあげる力をつけてあげましょう。

予告しておく

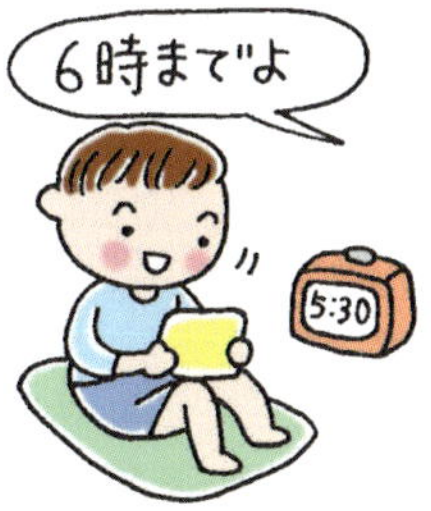

いつまでやっていいのか、いつやめるかを決めておく

わかりやすい指標

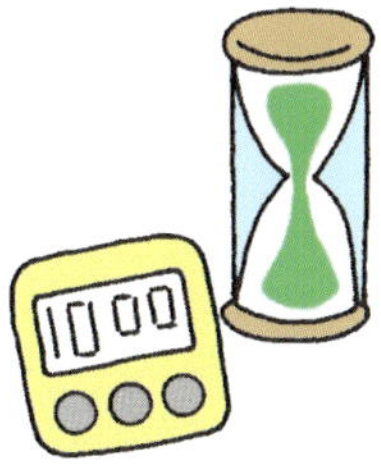

時間を把握しやすいように、タイマー、砂時計などを利用する

やることへの動機づけ

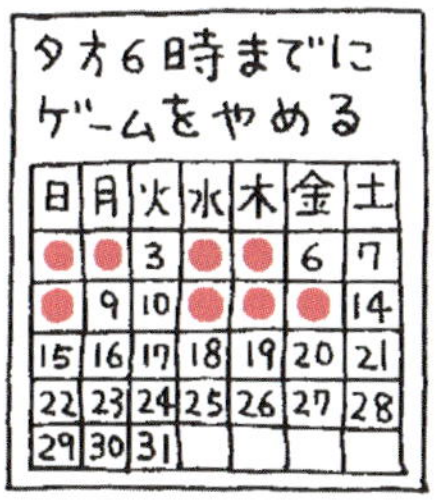

できたら1ポイント。10ポイントで土日に使える15分のゲーム券をもらえる

次はいつできるかがわかっている

またできることがわかるので安心する

書いて教える

アスペルガー症候群の子どもは視覚的に考えます。つまり、耳で聞くより目で見るほうが断然理解しやすいのです。伝えたいことは書いて教えると効果的です。

書きながら説明すると理解しやすい

アスペルガー症候群の子どもには、話し言葉より書いた言葉のほうが理解しやすい、という特徴があります。

また、聞いた言葉の一部に反応して、そこにだけこだわり、全体を理解できないこともよくあります。

ですから、話すかわりに書いて説明しましょう。そうすると、ゆっくりしたスピードになるので、子どももついていきやすくなります。

書かれた情報を繰り返し見て、じっくり考えることもできるため、ただ話を聞くだけより、ずっと理解が深まります。

トラブルも絵に描いて説明する

学校でトラブルがあっても、その経緯をうまく話せない子どもが多いものです。

お母さんがそのときの様子を聞きとって、絵で示してあげてください。「それから○○君はなんて言ったの？」と、せかさないで子どものペースで話を聞きましょう。

相手が言った言葉と子どもが言った言葉を書き込み、「その言葉はこういう意味よ」「○○君はこんな気持ちで言ったのかもしれないね」などと解説してあげます。

実際に交わした言葉だけではなく、双方の気持ちも書き入れましょう。相手の意図がよりわかりやすくなります。

こんなふうに、文字や絵で説明しながら振り返るようにすると、何が問題だったのか、どう振る舞えばよかったのか、子どもにも理解しやすくなります。

「今度、同じようなことがあったら、こう言ってみたら」とアドバイスすることもできます。

こんな準備をしておくと、怒りでパニックを起こす頻度が減り、徐々に落ち着いていくでしょう。

書いて伝えれば理解しやすい→わかっていれば安心できる

コミック会話

ドッジボールをしていてけんかになって家に帰ってきてしまったこと

やりとりを吹き出しを使って再現。
そのときの気持ちを  で表し、後から振り返る

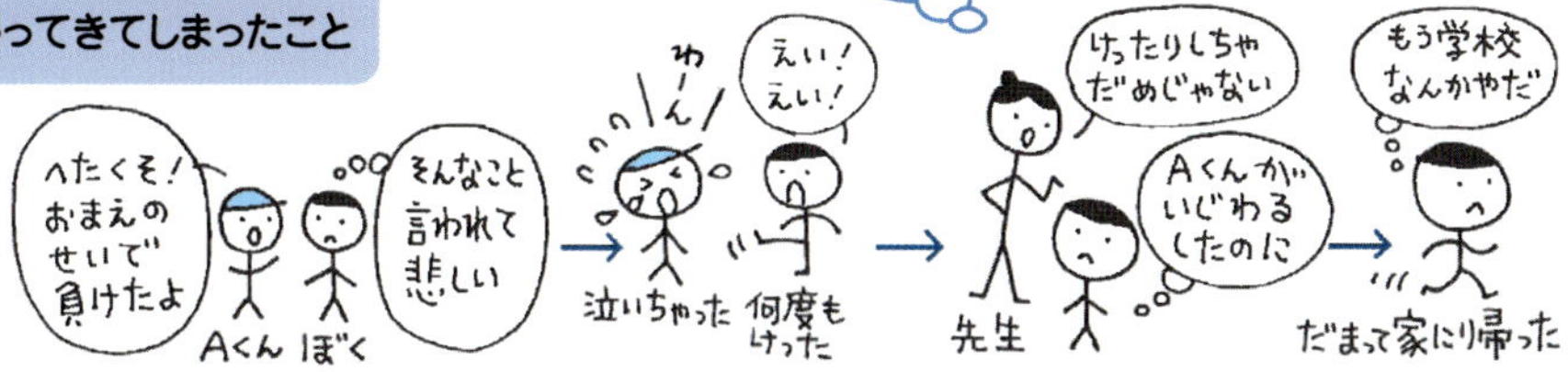

わかっていれば安心

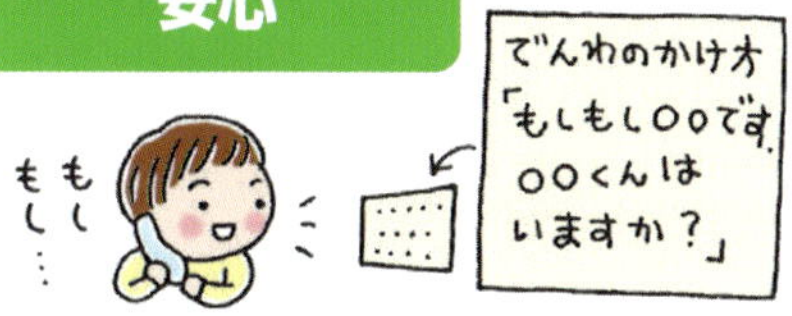

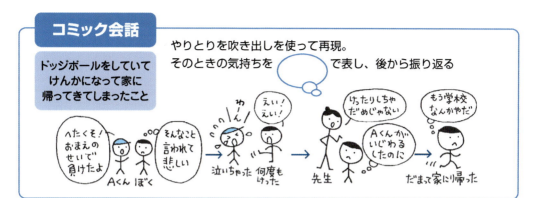

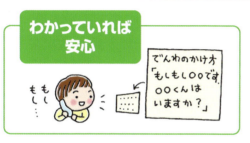

声の大きさを色で伝える

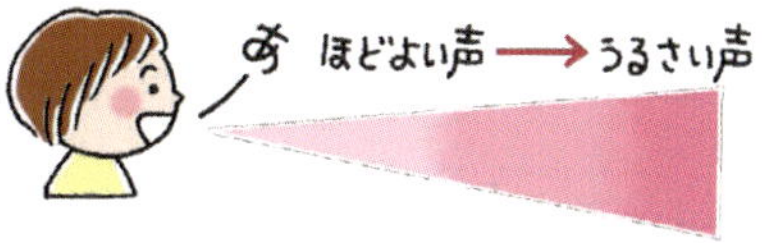

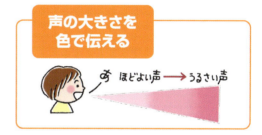

書きながら分析

そのときの事情を聞いても、うまく伝えられないことが多い
ゆっくり書きながら聞くと振り返りやすい

A君とのけんかのこと

ぼくが何もしてないのに、A君がけってきた。

ママ「いつ？」
ぼく「昼休み」
ママ「何をしていたとき？」
ぼく「そうじの時間だよ」
ママ「きみは何してた？」
ぼく「廊下に貼ってあった絵を見ていたの」
ママ「ほかの人は何してた？」
ぼく「そうじしてた」
ママ「どうしてA君、けったんだろう？」
ぼく「ぼく何もしていなかったのに」
ママ「きみもそうじしていたほうがよかったのかな？」
ぼく「そうだね」
ママ「A君はきみがそうじをしていないから、怒ってけったのかも」

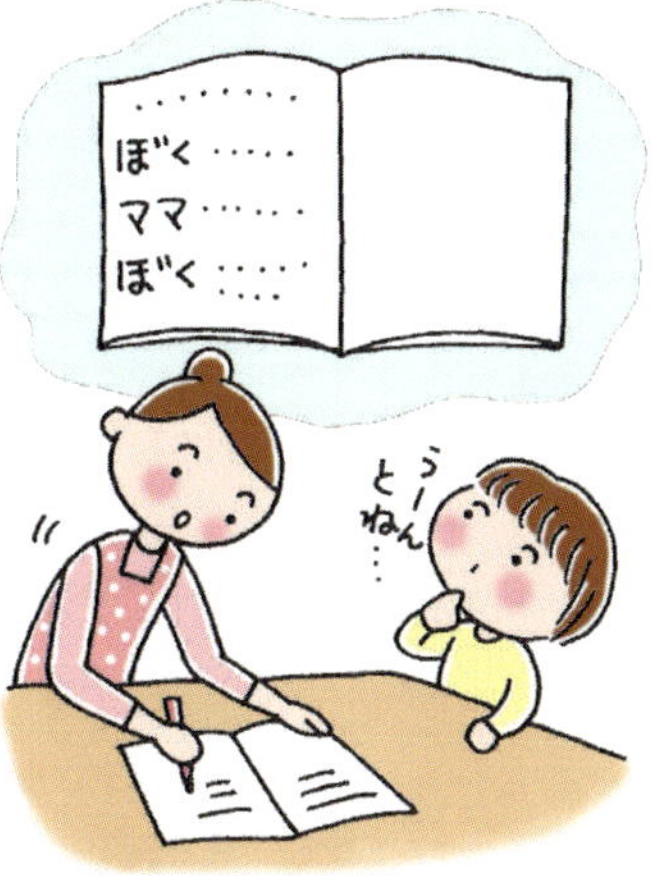

学童期

枠組みをつくる

集団生活に疲れ果ててしまったり、がんばりすぎて体調を崩すことがあります。つらくても、うまくお母さんに伝えられないことが多いので、注意深く見守ってあげましょう。枠組みをつくってあげると生活しやすくなります。

学校から帰ったら十分に休ませる

毎日のスケジュールを立てることは大切です。帰ったらまずは宿題といきたいところですが、アスペルガー症候群の子どもは集団生活に疲れやすいので、帰宅後は十分に休ませるようにしましょう。

特に孤立群や受動群の子どもは、「疲れた」とか「今はゆっくりしたい」などと、自分の要求を言葉で伝えられず、言われたことはやろうとその子なりにがんばります。特に小学校中学年まではその傾向が強いので、注意が必要です。

こういう子どもはつらいことがあっても、お母さんに相談することすら思いつかないのです。無理を重ねたあげく、疲れ果てて不登校につながってしまうこともあります。

宿題や明日の準備のやり方の枠組みを決める

学童期になると、宿題のやり方の枠組み、授業の準備のやり方の枠組みなどもつくっていかなければなりません。

ゲームなど好きなことばかりして、宿題はあと回しとなりがちです。たとえば、宿題を始める時間を決めたら、ポイント制でモチベーションを高めます。

その時間に始められたら1ポイント、目標時間までに終われば1ポイントというふうに、両方にポイントをあげましょう。

5ポイントたまったら、おやつのリクエストができるなど、ごほうびと交換します。

また、学校の準備のやり方も、できるだけ簡単にして、わかりやすく整えてあげることが大切です。写真やテープ、トレイ、クリアケースなどを、上手に利用するといいでしょう。

片づけもシンプルなやり方を決め、はじめはいっしょにやりながら、教えていきましょう。

わかりやすいやり方を決める

学校の準備のやり方

プラスチックのトレイ

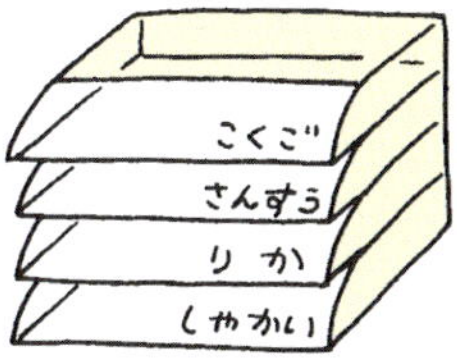

教科ごとに分類する

筆箱

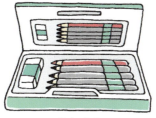

入れ方を
写真に撮ってしまっておく

ジッパー付きの
クリアケース

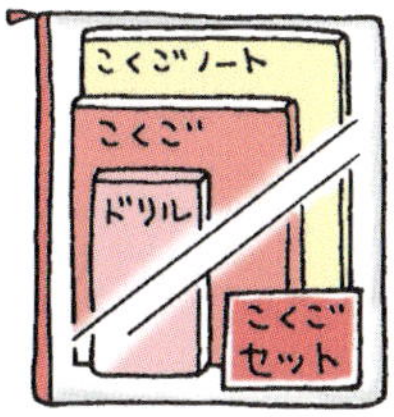

教科ごとにセットする

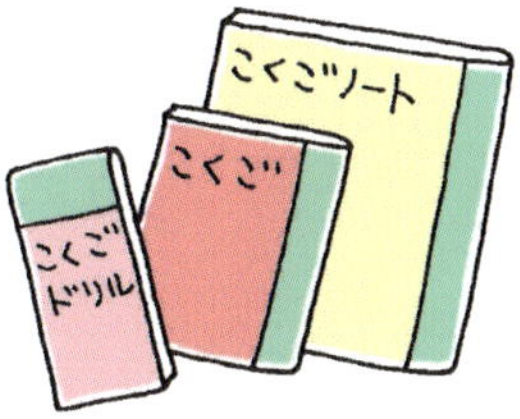

同じ教科のものを
同じ色でマークする

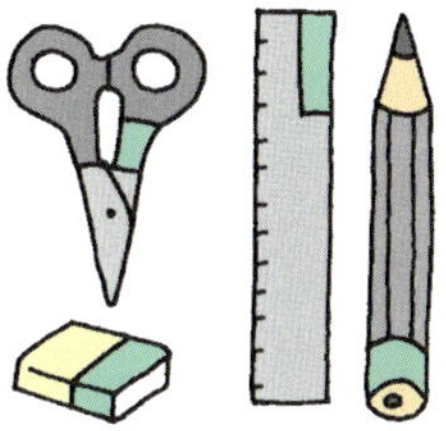

文房具には、自分のもの
だとはっきりわかる、子どもの
好きな色のテープを貼る

片づけ方

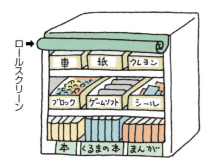

遊び道具は1カ所にまとめ、
遊び時間以外は
ロールスクリーンを下げておく

つらい、疲れたと知らせる

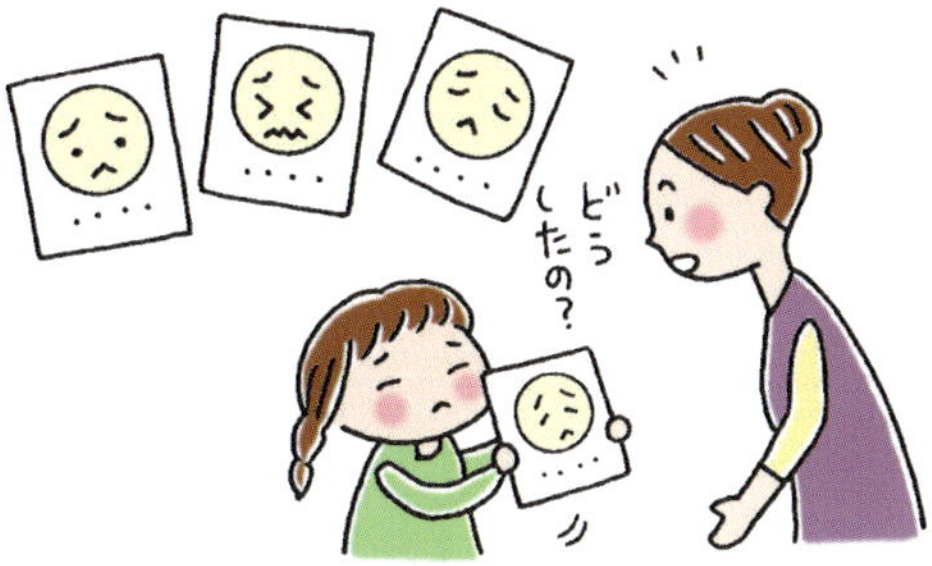

「困っている」「疲れた」「いやなことがある」
などと書いたカードを用意しておき、
必要なときにお母さんに見せる

人とのかかわりのルールについて教える

人とのかかわりのルールを教えるときは「ソーシャルストーリー」が役立ちます。相手がどう感じるか、どう行動すればよいか、わかりやすく教えられます。

短い文章でわかりやすく教える

ソーシャルストーリーは、キャロル・グレイという人が開発したソーシャルスキルを学ぶ方法の一つです。自閉スペクトラム症の子どもたちに、文章で社会的なルールや自分の行動の意味を、わかりやすく教えるものです。

文章を作るときのポイントを押さえておきましょう。

①短い文章を使う

②常識的な振る舞いや、望ましい行動、こうするといい、という文章を入れる

③相手はこう思う、という文章を入れる

④自分はこんな気持ちになる、という文章を入れる

ソーシャルストーリーによって、まわりの人はどう考えているか、どうすればうまくつきあえるか、どうすれば自分も気持ちがいいか、などが理解できるようになります。

いろいろなケースがあると教える

ソーシャルストーリーは、子どもの年齢や理解力によって変えていく必要があります。

また、いつもこうなるのではなく例外もある、相手によって反応が違ってくる、ということがわかるようにしなければなりません。

「～ことが多い」「～と思う人が多い」などとして、断定しないようにします。

アスペルガー症候群の子どもはあいまいな表現が苦手なので、こんなときもある、あんなときもあるという場合は、おおよその確率を伝えるのもいいでしょう。

あれもこれもと、やるべきことをソーシャルストーリーに詰め込みすぎると、子どもはいやになってしまいます。

伝えたいことは絞ってシンプルに書くようにしましょう。

ソーシャルストーリー

文章を書くときのポイント！

1. 短い文章を使う
2. 常識的な振る舞いや、望ましい行動、こうするといい、という文章を入れる
3. 相手はこう思う、という文章を入れる
4. 自分はこんな気持ちになる、という文章を入れる

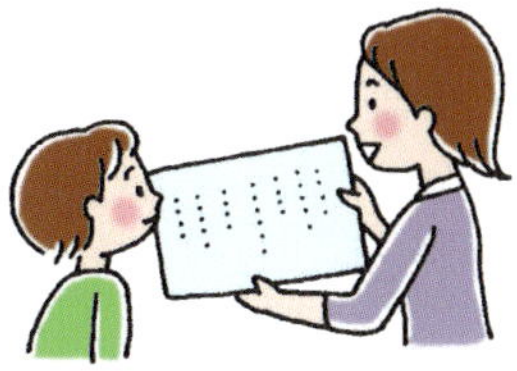

GOOD!

ぼくは、ほかの子が遊んでいるおもちゃで
遊びたいときがあります。
そんなときは「貸して」と言ってみます。
「いいよ」と貸してくれるときもあります。
ほかの子がもっと遊びたくて、「だめ」と言う
ときもあります。
そんなときは、「終わったら貸してね」と
言います。
ぼくはほかのおもちゃで遊びます。
友達が「使っていいよ」と言ったら、
そのおもちゃで遊びます。
おもちゃを取り上げないで待つのは
いいことです。
友達ともなかよく遊べると、
ぼくはうれしいです。

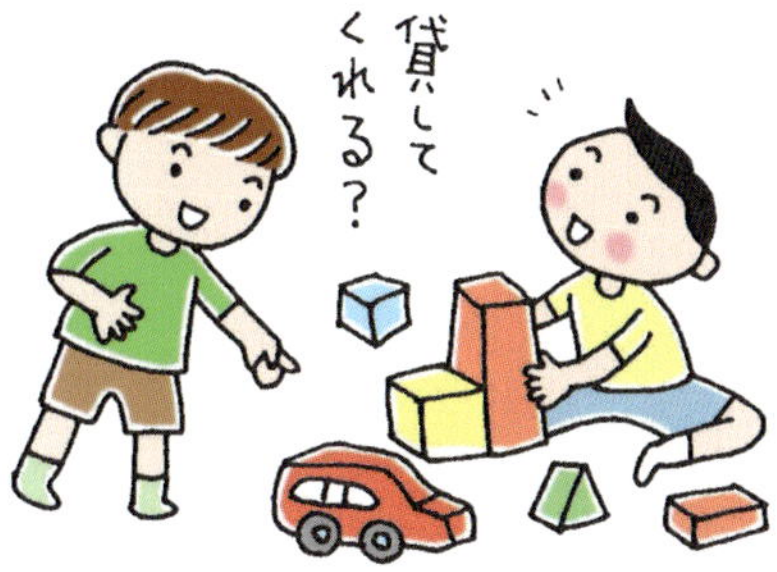

NG!

ぼくは、ほかの子が遊んでいるおもちゃで
遊びたいときがあります。
そんなとき、勝手におもちゃを
取ってはいけません。
↑否定形にしないように。
強く響いてしまうので。
友達は「貸して」と言うと、貸してくれます。
↑いつも貸してくれるわけではないので、
断定的に書かない。
おもちゃは順番に使わなければいけません。

★ルールばかりで「〜はいいこと」というような文章がない
★子どもの気持ちを表現する文章がない
★子どもからすると押しつけられた気持ちがする

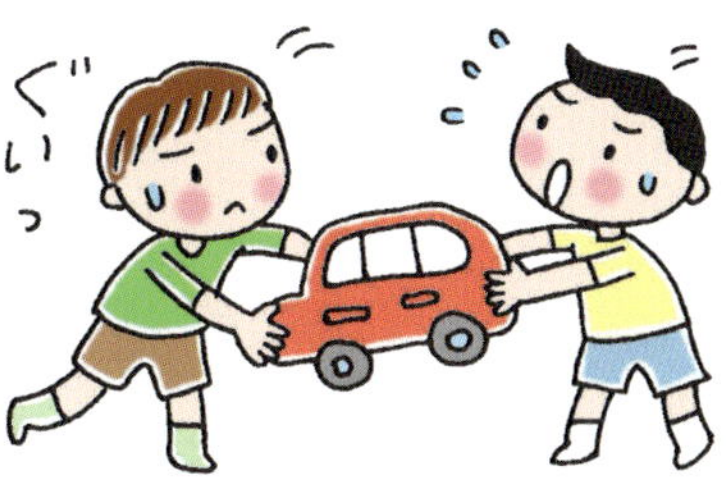

友達とのコミュニケーションのとり方を教える

アスペルガー症候群の子どもはよくしゃべっているように見えても、コミュニケーションはとれていない、ということがしばしばあります。楽しく会話を続けるコツを教えてあげましょう。

自分の問題点を知る

アスペルガー症候群の子どもは、じっと黙って友達の話を聞くことが苦手です。相手が話しているのに平気でさえぎり、自分の言いたいことをベラベラしゃべり始めたりします。しかも、次々に話題が飛んで、何が言いたいのか、結局よくわかりません。わざわざ言わなくてもいいことを言って、相手を不快にさせることもよくあります。

これでは、友達もいやになってしまいますね。

こういうコミュニケーションのクセを自覚させ、直していく必要があります。そうしないとみんなに嫌われてしまうと教えてあげましょう。

お父さんとお母さんが練習台になり、どうしたらいいか、具体的にアドバイスをしてあげてください。本人には悪気はないのですから。

相槌やうなずきを覚えさせる

まずは自分ばかり話さず、相手の話をしっかり聞く練習をさせなければなりません。

そのためには、相槌《あいづち》を打つことを覚えさせるといいでしょう。「へーっ」「そうなんだ」「それで？」と話を促すと、相手は気持ちよく話せます。はじめはうなずくだけでもかまいません。話の腰を折らずに聞くことができれば、よしとしましょう。

次に、友達が興味を持っている話題で話しかけてみるようにすすめます。だれしも、自分の好きなことを話すのは楽しいものです。

これができると、相手も「あれ？今までとはちょっと違うな？」と見直してくれるかもしれません。

また、言葉を出す前に、今自分が発言すべきタイミングなのか、話す内容はそれでいいのか、相手の気持ちを傷つけることはないかなど、ひと呼吸おいて考える習慣をつけさせるといいでしょう。

アスペルガー症候群の子どもの会話の特徴

集中して人の話を聞くのが苦手

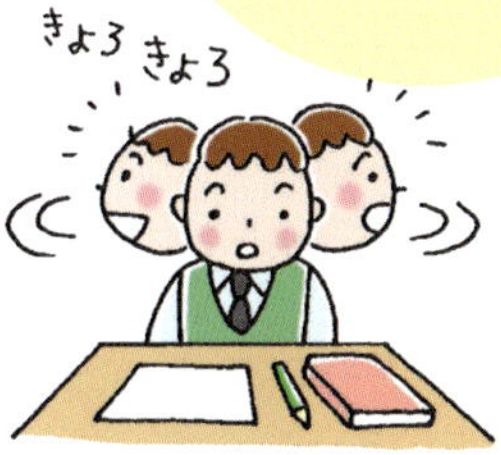
きょろ きょろ

話題が次々に飛んで何が言いたいのかわからない

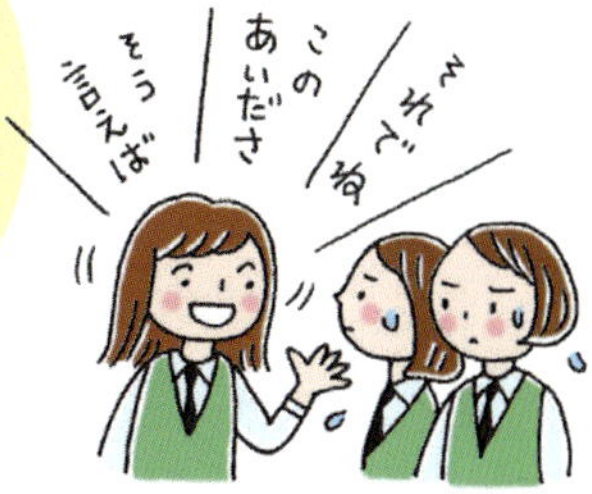
それでね
このあいださ
そう言えば

話の腰を折る

人の話を聞かない

自分の興味のあることだけを一方的に話す

思ったことをすぐに口に出す

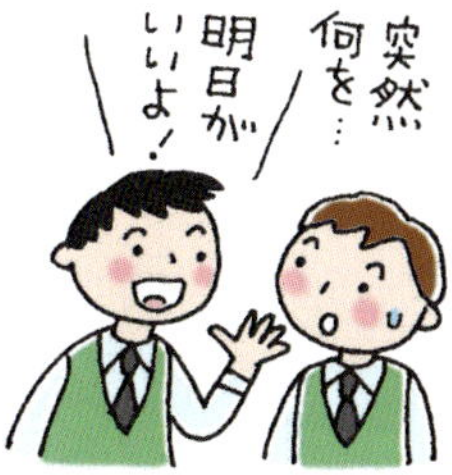
突然何を…
明日がいいよ！

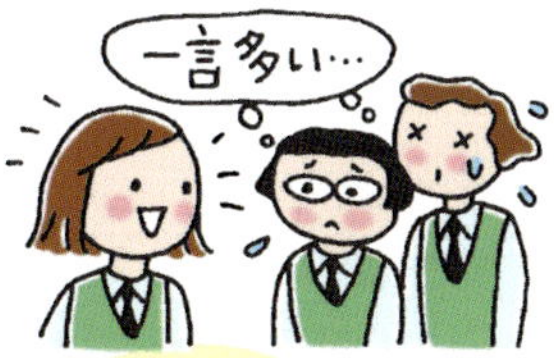
一言多い…

自分が発言するタイミングではないのに、唐突に話し出す

話し合いや討論が苦手

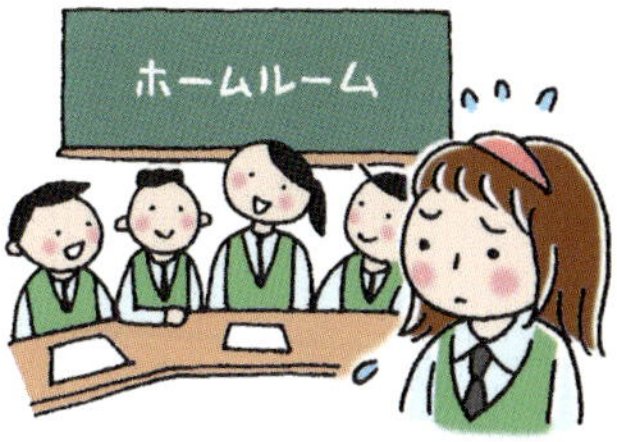
ホームルーム

言わなくてもいいことを言う

交友関係について教える

思春期になると交友関係はより複雑になっていきます。本人も自分がほかの子どもたちとどこか違うと気づき始め、悩みが深くなることもあります。

仲間に入れず孤立してしまうことも

思春期になると仲間意識が強くなり、気の合う仲間や部活仲間など、いろいろなグループができてきます。

しかし、アスペルガー症候群の子どもは、話題についていけなかったり、冗談がわからなかったりするので、なかなかグループに入れません。クラス内で孤立し、どうして自分だけ友達ができないのかと悩み、自信をなくしてしまうこともあります。

また、空気を読めない変なやつと、いじめの対象になってしまうこともあります。

いじめが疑われるときは、学校での様子を担任やスクールカウンセラーなどに聞いてみるなど、学校と連携する必要があります。つらそうなときは休ませ、「どんなときもあなたの味方だよ」と、常に子どもに伝えるようにしましょう。

悪い仲間に誘われないために

仲間に入りたいあまりに、悪い友達の言いなりになってしまうことがあります。

「ノー」と言えないことを見透かされて、不本意な行動をさせられることもあります。

「仲間なんだから、おまえもやるよな」などと言われて万引きをさせられたり、「財布を落として困っているんだ」と言われてお金を渡してしまったり……。

アスペルガー症候群の子どもは、相手の言葉をそのまま受けとります。ウソや悪意を見抜けません。そのうえ、「絶対にだれにも言うなよ」と言われると、きまじめにその言葉を守ろうとします。

困ったときには親に相談できるよう、子どもが親と話しやすい関係をつくっておきたいものです。

学校の先生とも密に連携し、子どもの交友関係に注意を払うようにしてください。

子どもの悩みを上手に聞く

悩みを聞いてあげるだけで、子どもの気持ちが落ち着くことがあります。「あなたが困っているときは必ず助けるよ」という姿勢を見せれば、子どもは安心し、自信を持てます。

静かな部屋で

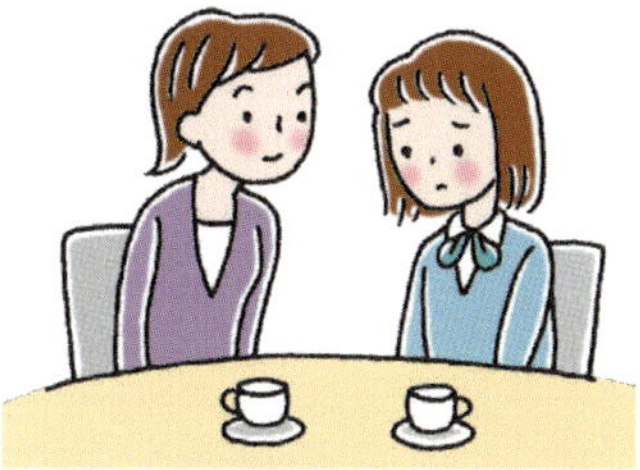

ほかの兄弟など、人がいると、子どもは落ち着いて話せない。静かな部屋で1対1で聞いてあげよう

書くものを用意

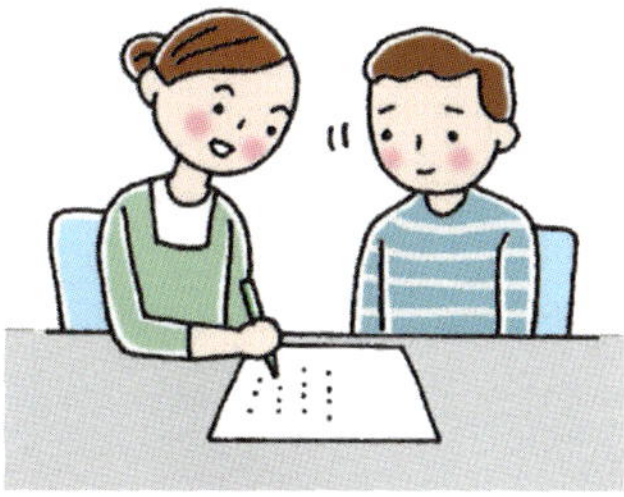

悩みを書いて、確認しながら聞いてあげる。書くことで問題を整理でき、考えやすくなる

相談相手を替える

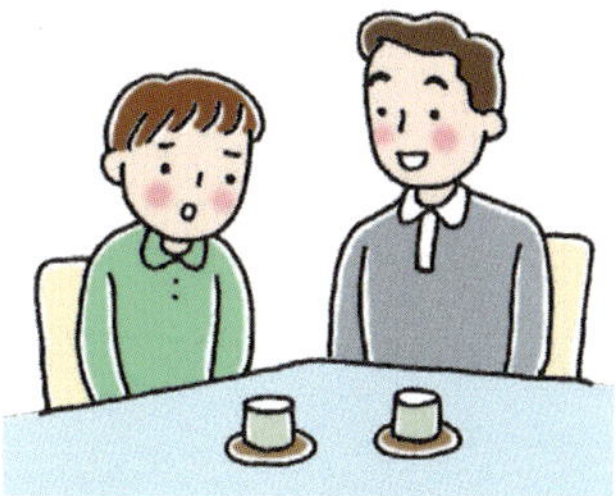

悩みに応じて相談相手を替えてみるのも効果がある。この年齢では、親以外のカウンセラーやおじさん、おばさん、年上のいとこなども相談相手としていいかもしれない

決めつけない

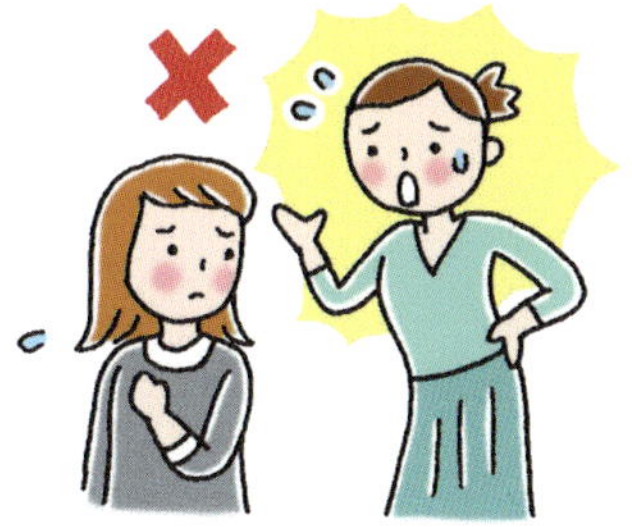

子どもが悩みを訴えようとしているのに「あなたがちゃんとしないから」というように、決めつけるような言い方は避ける

命令調で質問しない

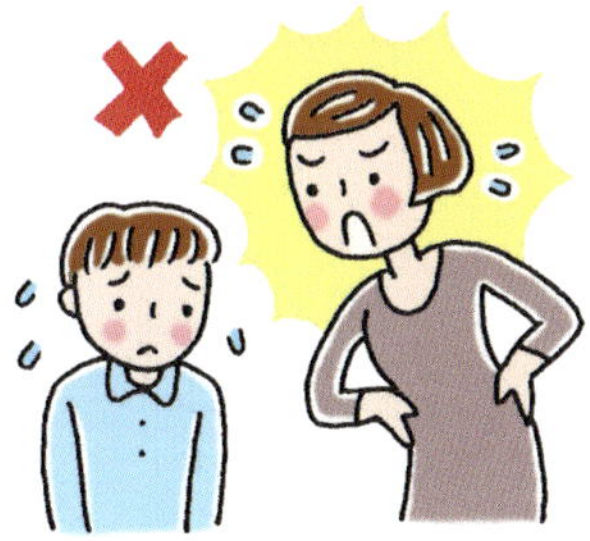

「はっきり言いなさい」とか「何が言いたいの？」といった命令口調で質問されると、子どもは叱られていると思い、萎縮して話せなくなってしまう

困ったときには相談にのる

子どもが聞いてほしいと思っていないときや自分でやろうとしているときは、見守る。そんなときまで「大丈夫？」とか「1人でできる？」などと過剰に介入すると、子どもは親に支配されていると感じることもある。子どもにまかせつつも、困ったときには相談にのる姿勢を見せるようにする

思春期

恋愛についての注意点を教える

思春期になると、異性に関心が出てきます。でも、どのように表現したらよいのかわからず、暴走してしまうこともあります。家庭でよく話し合いましょう。

勘違いや暴走することも

普通は、だれかを好きになると、相手は自分のことをどう思っているのだろうと、悶々《もんもん》とします。

しかし、アスペルガー症候群の子どものなかには、相手の気持ちを推し量るのが苦手なため、一方的に自分の気持ちを押しつけてしまう子もいます。親切にしてくれただけなのに、自分に好意があると思い込んだり、相手にいやがられているのに気づかず、しつこくして怒らせてしまったりします。

また、恋愛という感情がよくわからず、コミックの主人公の行動を、そのまま真似する場合もあります。男性にやさしくされることがうれしくて、言われるままについていってしまう女の子もいます。「断れない」「状況が読めない」ために思わぬトラブルに発展することもありますので、注意深く見守るようにしてください。

否定しないで子どもの話を聞く

子どもが異性に関心を抱くようになるのは自然なことです。発達障害を持つ子も例外ではありません。

恋愛という感情はステキなものだけれど、相手の気持ちを尊重しなくてはいけないこと、そして自分の体を大切にしなければいけないことを、きちんと教えましょう。

お母さんやお父さんが恋愛相談にのってあげることも大切です。「こんなときは、相手はこう思っているんじゃないかな」「こういうふうにすればいいよ」と、具体的にアドバイスしてあげましょう。

話を聞いてもらうことによって、子どもの気持ちも少しずつ落ち着いていきます。

また、性行為について、避妊について、きちんと教えましょう。若年の出産の危険についても十分に伝えておきましょう。

思春期の恋愛の注意点

こんな問題が起こりやすい

自分の気持ちを一方的に押しつける

・いきなり「つきあってください」などと言って驚かせる

・相手がいやがっているのがわからず、つきまとう

・あとをつけたり、家に押しかけたりする

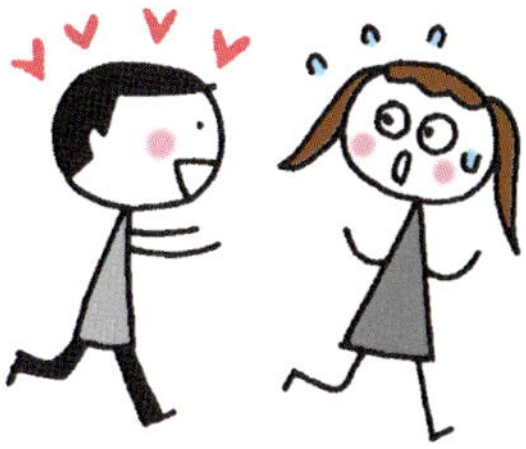

恋愛という感情がよくわからない

・テレビやコミックを見て、主人公の行動をそのまま真似る

・相手がちょっとやさしくしてくれるとうれしくて、ついていってしまう

・親切にされただけなのに、愛されていると勘違いする

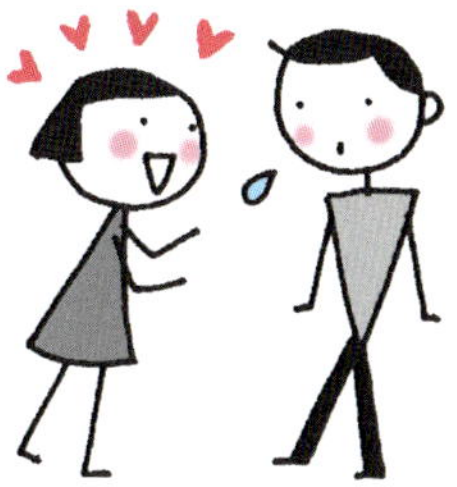

親の対応

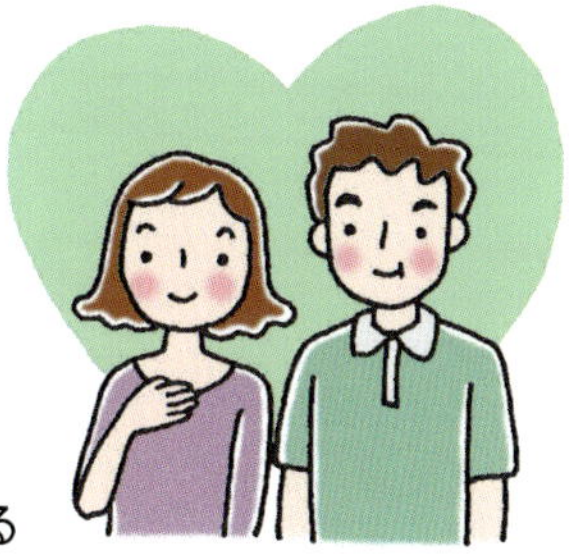

・「いつでも相談にのるよ」と声をかけておく
・相手の気持ちを尊重することを教える
・じっくり話を聞いてあげる
・「こうしたらいいよ」「こう言えばいいよ」と具体的にアドバイスする
・やってはいけないことはいけないと、きちんと教える

異性の体をむやみに触る
異性の持ち物をむやみに触る
異性につきまとう
言われるままについていく
Hな言葉を言う
胸や足などをじっと見つめる

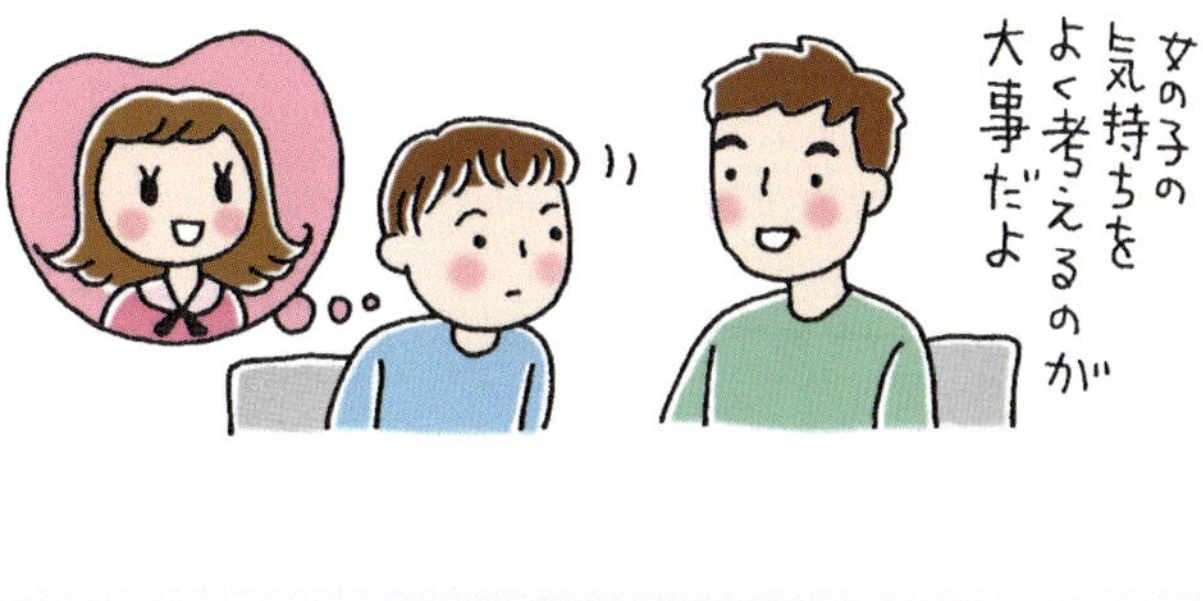

column

思春期の性の悩みに答える

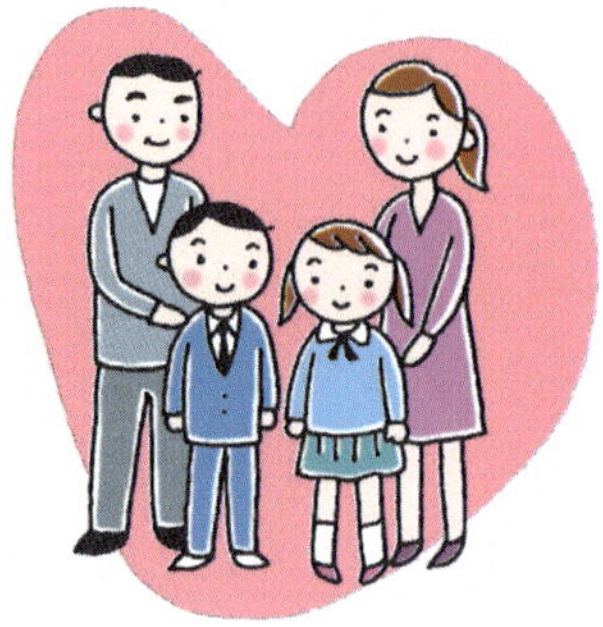

隠さないで きちんと教えよう

思春期になると体が少しずつ変化し、性に目覚めます。これはどんな子どもでも同じで、心身が成長している証です。

友達どうしでも、性や恋愛にかかわる話題が多くなっていくでしょう。

会話に加わろうとして、アスペルガー症候群の子は、ほかの子が避けている性の話をストレートに口に出してしまうことがあります。

みんながはやしたてるのをウケたと勘違いして、しつこく言ってしまい、女生徒から総スカンを食うこともあります。

性の問題は避けては通れません。タブー視しないで、思春期になったら、遅くとも中学入学前には、正しい性の知識を教えましょう。学校と連携して教えることができればいちばんいいですね。

肯定的に とらえるように促す

子どもが性にかかわることで悩んでいるようなら、じっくり話を聞いてあげましょう。

「何を考えているんだ」「よけいなことを考えずに勉強しなさい！」などと否定してはいけません。

何か悪いことをしているのかと変な罪悪感を持ったり、自分はダメだと自己否定するようになってしまいます。抑えつけられたために、隠れて発散することもあります。「みんなそうなんだよ」と言って安心させてあげましょう。前向きに受け止められるように導いてあげることが大切です。

子どもが抱える性に関する問題行動への対処

性に関するさまざまな問題行動に対しては、「なぜダメか」と理由を説明するより、ルールとしてやめるように約束させます。

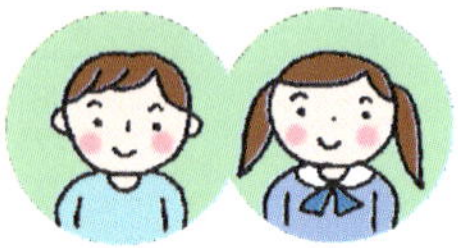

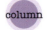

子どもの行動	教え方例
人前で性的な話をする	人前で性に関する（Hな）話はしない、と約束させる
人前で性器を触る	人前で性器を触らない、と約束させる
人前でほかの人の容姿について言う	人前で他人の容姿の話はしない、と約束させる
異性の物（服や靴など）のにおいを嗅ぐ	異性の物に触ったりにおいを嗅いだりしない、と約束させる
性的なことを考えてしまう	性的なことを考えるのは悪いことではないが、男性と女性の違いをお父さんとお母さんが教える
女子生徒に嫌われている	しっかりルールを覚えれば、状況は変わると教える

第4章

〈自閉症〉

子育て実践対策
ここがポイント

自閉症の子ってどんな子？

自閉症の子どもは、ちょっと風変わりに見えるかもしれません。普通の子どもとは反応が違う部分があるからです。でも、それは脳の機能の発達のアンバランスによるもので、親のしつけが悪いせいではありません。

他人に関心が薄く対人関係が苦手

自閉症には基本的な3つの特徴があり、「三つ組みの特性」とも呼ばれています。

①人とのかかわりが苦手

自閉症の子どもは、人に対する関心が薄く、だれかに愛着を示すことはあまりありません。

名前を呼びかけても返事をしなかったり、目を合わせようともしないことがよくあります。

決してわざと無視しているわけではなく、人とかかわりを持つのが苦手なのです。

そのため、ほかの子どもと協調して何かをしたり、友達関係を築いたりするのは困難です。

②コミュニケーションがうまくとれない

「お名前は？」と聞くと「お名前は？」、「それ取って」と言うと「それ取って」とそのままオウム返しにすることがあります。

これは言葉の発達の遅れによるもので、質問や指示の内容がよく理解できず、相手の発した言葉を覚えて繰り返しているのです。

また、自閉症の子どもは、表情やしぐさを見て、相手の気持ちを読みとることができません。

ですから、怒られているのに、知らんぷりをする、笑っているなど、その場の状況にそぐわない態度をとることもあります。自分の気持ちを伝えることも苦手です。

このように、会話が成り立ちにくく、コミュニケーションがとりにくいことも自閉症の大きな特徴です。

③こだわりが強い

手をヒラヒラさせる、回転イスに座ってグルグル回り続ける、上半身を前後に揺らすなど、同じ動作や行動を飽きずにやり続けます。こうすることによって、不安や緊張をやわらげようとすることもあります。

また、決まった手順や道順にこだわり、それが少しでも狂うと混乱して、パニックに陥ることもあります。

自閉症の子どもの主な特徴

人とのかかわりが苦手

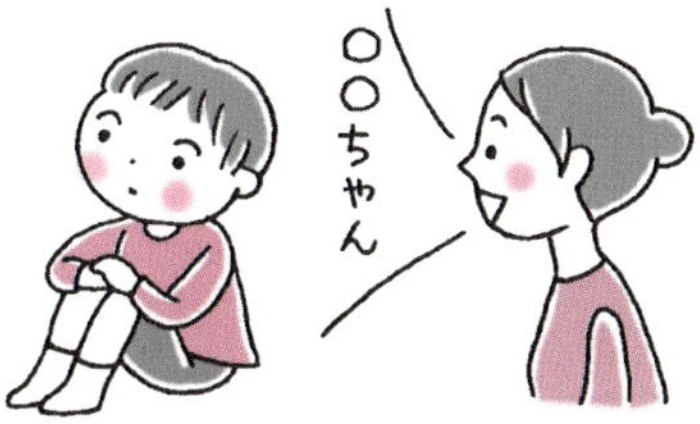

- 名前を呼ばれても振り向かない
- 人と目を合わせようとしない
- 一人遊びが好き
- 集団行動が苦手
- うまく友達関係を築けない

コミュニケーションがうまくとれない

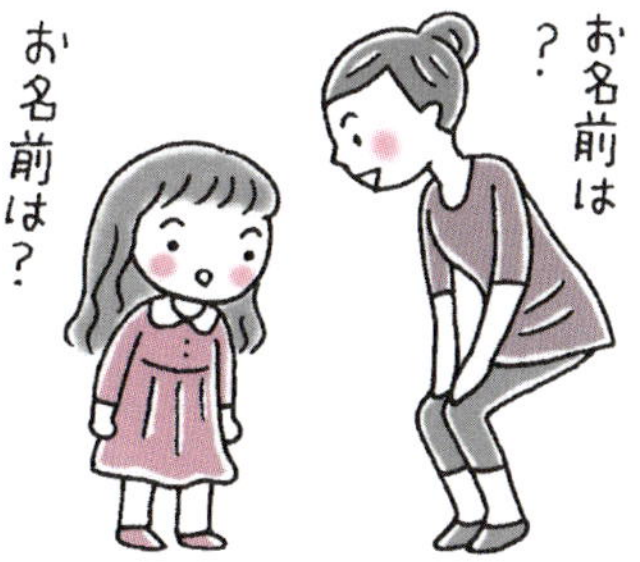

- 言葉の発達に遅れや偏りがある
- 会話が成り立ちにくい
- 言葉をオウム返しにする
- 相手の表情やしぐさから気持ちを読みとるのが苦手
- 自分の気持ちを伝えることが苦手
- 何かしてほしいとき、言葉で言わずに、その場に引っ張っていったりする(クレーン現象)

こだわりが強い

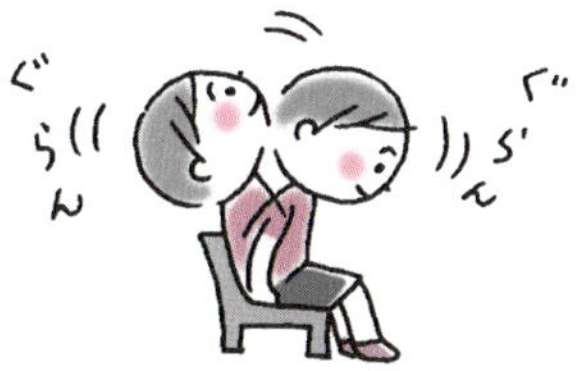

- しつこく同じ動作や行動を繰り返す(常同行動)
- 特定の物に執着する
- 決まった手順や道順にこだわる
- 突然の変化や変更についていけない

その他の特徴

★五感の感覚がアンバランス

・音に過剰に反応する
・触られるのを極端にいやがることも
・極端な偏食
・痛みに鈍感・敏感
・暑さ寒さに鈍感・敏感

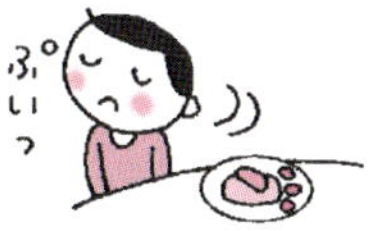

★すばらしい才能や芸術的センスを持っていることもある

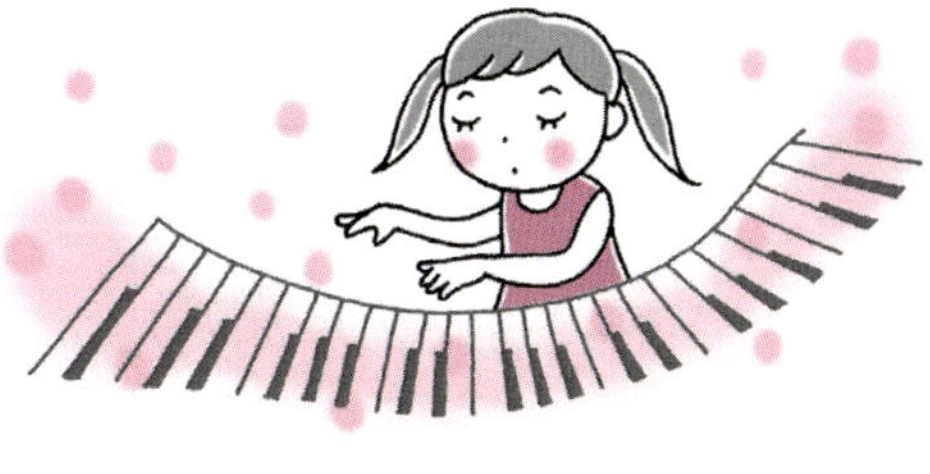

自閉症の診断基準と治療法

自閉症は脳の機能の障害によって起こります。その子の特徴に合わせて環境を整え、生活のサポートをしていきましょう。

3つの領域に発達の障害が見られる

自閉症は、1～2歳ごろ、なかなか言葉が出ない、お母さんの呼びかけに応じない、目が合わない、などから「ちょっと変？」と、気づかれることが多いようです。1歳半または3歳児健診で指摘されることもあります。

自閉症が疑われるときは、医師は子どもが呼びかけに応じるか、どのくらい話せるか、お母さんとのかかわり方はどうかなど、子どもの様子を観察します。さらに親からも、小さいときからの様子を聞きとって診断をつけます。

アメリカ精神医学会の診断基準「DSM-5」では、対人関係、コミュニケーション、興味・活動などの点から自閉スペクトラム症を診断します。

治療の柱になるのはわかりやすく教えること

自閉症の人にとっては、わからないことをわかりやすく教えることがとても大切です。生活の枠組みをわかりやすく教えるためには、その子の特徴を知って、得意な点、苦手な点を見極める必要があります。

①視覚をうまく活用する

自閉症の人は耳で聞いた情報より も、目で見た情報のほうがわかりやすいという人が多いです。絵や写真、文字などでスケジュールや手順を伝えるとわかりやすいです。

②見とおしを立てる

手順を示したり、予定がわかっていると安心できることが多いです。

③具体的に教える

どこで、何をどのようにやるかがわかっているととても助かります。

イライラしたり、パニックをよく起こす、自傷行為や家族への暴力があるときは、環境を見直し整えることが第一です。うまくいかないときには、リスパダールやエビリファイ、オーラップなどの薬物治療を行う場合があります（P88参照）。

自閉スペクトラム症／自閉症スペクトラム障害（Autism Spectrum Disorder）の診断基準（DSM-5）

A　社会的コミュニケーションおよび対人的相互反応における持続的な欠陥。

(1)相互の対人的–情緒的関係の欠落で、たとえば、対人的に異常な近づき方や通常の会話のやりとりができないことといったものから、興味、情動、または感情を共有することの少なさ、社会的相互反応を開始したり応じたりすることができないことに及ぶ

(2)対人的相互反応で非言語コミュニケーション行動を用いることの欠陥、たとえば、まとまりの悪い言語的、非言語コミュニケーションから、アイコンタクトと身ぶりの異常、または身ぶりの理解やその使用の欠陥、顔の表情や非言語コミュニケーションの完全な欠陥に及ぶ

(3)人間関係を発展させ、維持し、それを理解することの欠陥で、たとえば、さまざまな社会的状況に合った行動に調整することの困難さから、想像上の遊びを他者と一緒にしたり友人をつくることの困難さ、または仲間に対する興味の欠如に及ぶ

B　行動、興味、または活動の限定された反復的な様式で、現在または病歴によって、以下の少なくとも2つにより明らかになる。

(1)常同的または反復的な身体の運動、物の使用、または会話（例：おもちゃを一列に並べたり物を叩いたりするなどの単調な常同運動、反響言語、独特な言い回し）

(2)同一性への固執、習慣への頑ななこだわり、または言語的、非言語的な儀式的行動様式（例：小さな変化に対する極度の苦痛、移行することの困難さ、柔軟性に欠ける思考様式、儀式のようなあいさつの習慣、毎日同じ道順をたどったり、同じ食物を食べたりすることへの要求）

(3)強度または対象において異常なほど、きわめて限定され執着する興味（例：一般的ではない対象への強い愛着または没頭、過度に限局した、または固執した興味）

(4)感覚刺激に対する過敏さまたは鈍感さ、または環境の感覚的側面に対する並みはずれた興味（例：痛みや体温に無関心のように見える、特定の音または触感に逆の反応をする。対象を過度に嗅いだり触れたりする、光または動きを見ることに熱中する）

C　症状は発達早期に存在していなければならない（しかし社会的要求が能力の限界を超えるまでは症状は完全に明らかにならないかもしれないし、その後の生活で学んだ対応の仕方によって隠されている場合もある）。

D　その症状は、社会的、職業的、または他の重要な領域における現在の機能に臨床的に意味のある障害を引き起こしている。

E　これらの障害は、知的能力障害（知的発達症）または全般的発達遅延ではうまく説明されない。知的能力障害と自閉スペクトラム症はしばしば同時に起こり、自閉スペクトラム症と知的能力障害の併存の診断を下すためには、社会的コミュニケーションが全般的な発達の水準から期待されるものより下回っていなければならない。

話 しかけはわかりやすくする

自閉症の子どもは耳から聞いた言葉を理解するのが苦手です。特に、長い文章や複数の情報が入っている文章を聞くと、混乱してしまいます。短い言葉でわかりやすく話してあげましょう。

わかりやすく伝える工夫を

自閉症の子どもは、通常より言葉の発達が遅れていたり、偏っていたりするので、話しかけられてもスムーズに内容を理解できないことがあります。

とりわけ苦手としているのは長い文章です。たとえば、「手を洗っておやつを食べましょう」と言っているのに、すぐにおやつをつかんで食べだそうとすることがあります。

早くおやつを食べたいばかりに、お母さんの言葉を無視しているわけではありません。ちょっと文章が長くなると、言葉の前半の部分を忘れてしまうのです。

また、「ちゃんと片づけなさい」と言われてきょとんとする子もいます。「ちゃんと」という言葉がよくわからないのです。

ですから、お母さんが言葉の使い方や言い方を工夫して、わかりやすく話しかけるように心がけましょう。

指示は一つずつ短くはっきりと

指示は一つずつ出し、できるだけ短く、わかりやすい言葉を使いましょう。たとえば、「手を洗っておやつを食べましょう」は、まず「手を洗っておいで」と言って手を洗わせてから「おやつを食べましょう」と言えば、子どもは言われたとおりにできます。一度に2つのことを言わないようにしてください。

また、「ちゃんと片づけなさい」ではなく、「ハサミを引き出しに入れなさい」と、具体的に言います。

ぼそぼそ言わないで、一語一語はっきり発音することも大切です。

ただし、大声は禁物です。自閉症の子は音に敏感です。大声を出されただけで怒られたと思い、恐怖心や反抗心を持つことがあります。パニックの引き金になることもありますので、いつも穏やかなやさしい口調を心がけてください。

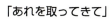

わかりやすく言えば理解できる！

言葉の使い方や言い方を工夫しましょう。

指示は文章を分けて、一つずつステップを踏んで

× → ○

「靴を出して履こうね」 → 「靴を出そうね」「靴を履きましょう」

× → ○

「手を洗って牛乳を飲みましょう」 → 「手を洗ってきてね」「牛乳を飲みましょう」

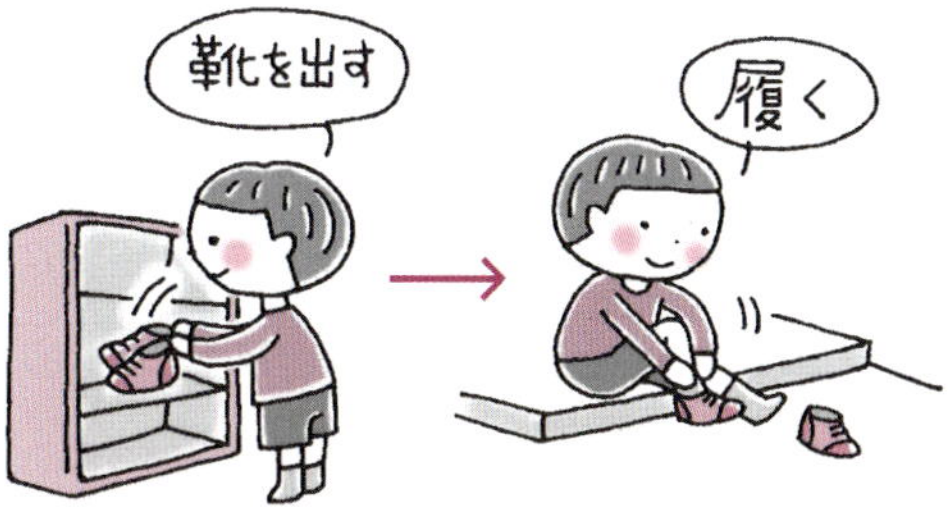
靴を出す
履く

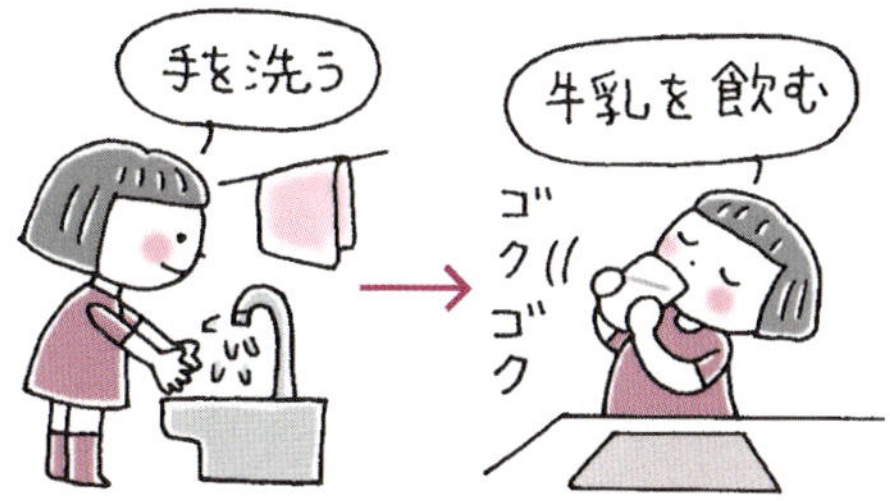
手を洗う
牛乳を飲む
ゴクゴク
ゴクゴク

言われたとおりにできたらほめてあげる

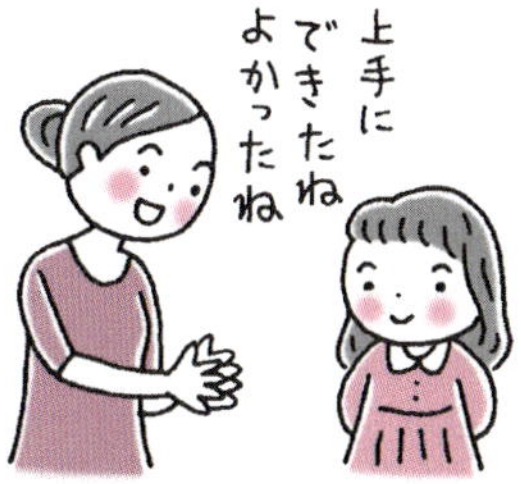
上手にできたねよかったね

一語一語、目を見てはっきりゆっくり発音する

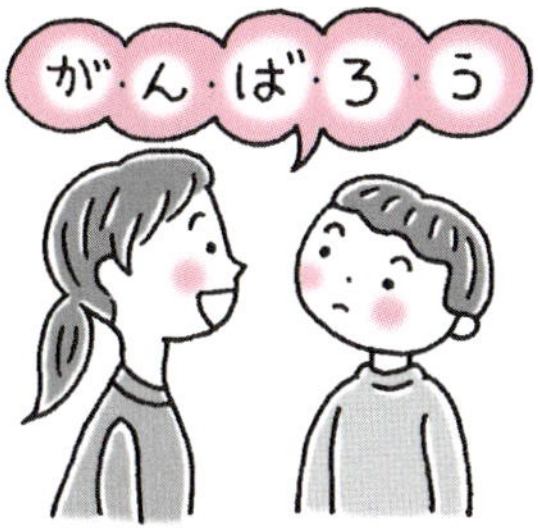
が・ん・ば・ろ・う

穏やかなやさしい口調で言う

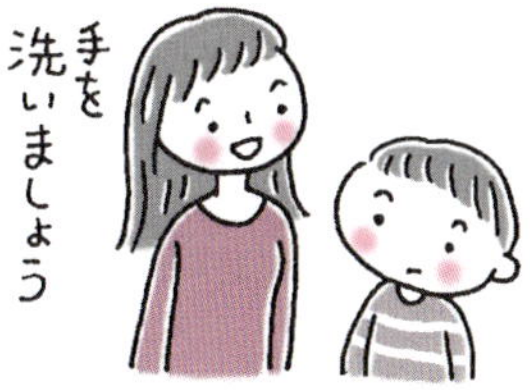
手を洗いましょう

具体的に言う

× → ○

「少し待っててね」 → 「9時まで待っててね」

× → ○

「あれを取ってきて」 → 「コップを取ってきて」

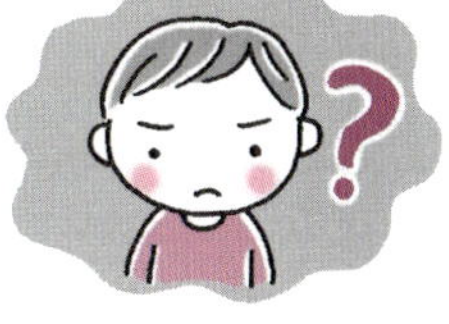

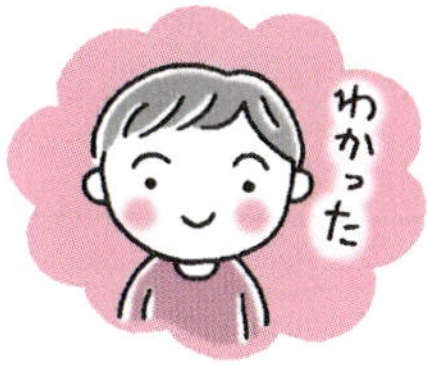
わかった

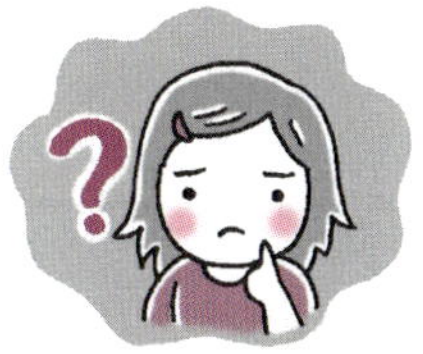

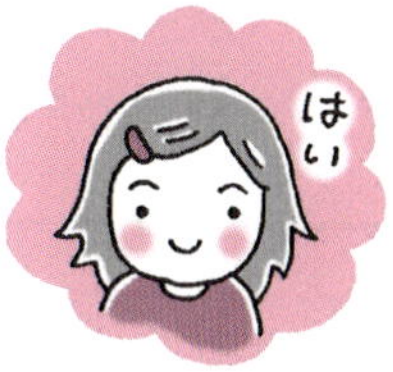
はい

否定的な言葉で叱らない

自閉症の子どもは「ダメ！」とか「いけません」というような否定的な言葉にひどく敏感です。叱るのではなく、どうすればいいのかを教えてあげましょう。

肯定的な言葉を常に心がける

子どもがいけないことをしそうになったとき、つい「ダメ！」とか「やめなさい」と叱ってしまいがちです。しかし、自閉症の子どもは「ダメ！」と言われても、何がダメでどうすればよかったのかを理解できません。きつい口調で言われると、ただ混乱するだけです。

「ダメ」とか「いけない」というような否定的な言葉や制止する言葉は、本当に危険なときだけにして、ふだんはできるだけ使わないようにしましょう。

「ダメ！」を使わなくても、子どもをよい方向に導くことはできます。たとえば、「壁に書いちゃダメ！」と言う代わりに「この画用紙に書こうね」と言いましょう。「大きな声を出さないで！」ではなく「普通の声でしゃべろうね」と言えばいいのです。

「ダメ」の代わりに、何をどうすればいいのか、具体的に教えてあげることが大切です。そうすると、子どもは安心して行動できます。自閉症の子どもにとって、安心できることはとても重要です。

お母さんが常にわかりやすい言葉がけをし、安心感を与えるように心がけていると、しだいに子どもも落ち着いていくでしょう。お母さん自身のイライラも減るはずです。

自己肯定感を育てよう

「こんなこともわからないの」というような、子どもの自尊心を傷つける言葉は厳禁です。わからないことの多い日々に、お母さんのきつい口調で不安になってしまいます。言葉が十分に理解できなくても、自分が尊重されているか、否定されているかはわかります。

人とのかかわりを持ちにくい自閉症児だからこそ、家庭のなかで自己肯定感を育ててあげましょう。

「ダメ」の代わりにどうすればいいかを教えてあげよう

どうすればいいのかがわかると、子どもは安心して行動できます。

具体的に教える

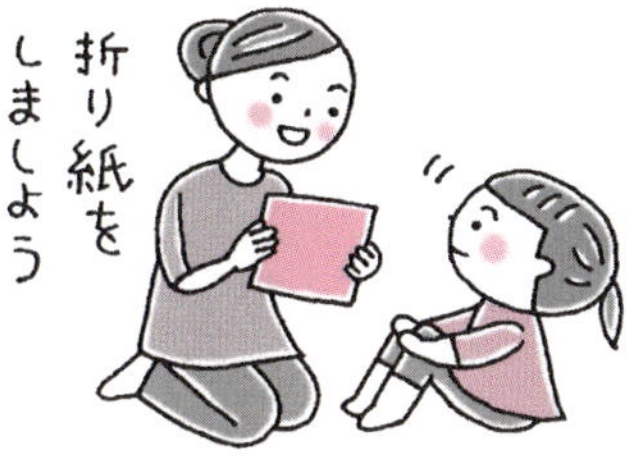
折り紙をしましょう

やさしい口調で言う

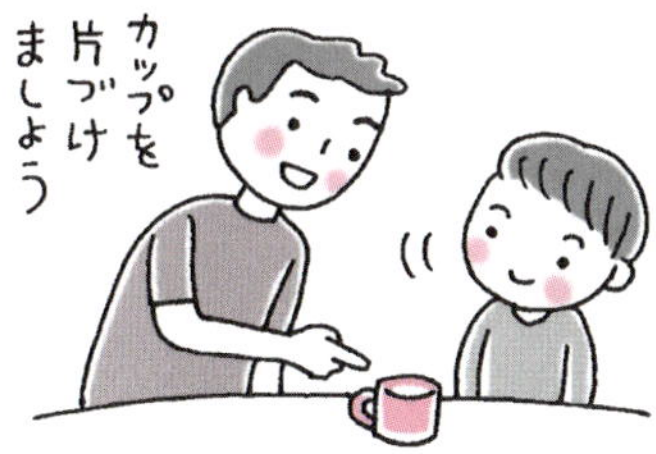
カップを片づけましょう

こんな言葉は避ける

- ダメ！
- やめなさい
- してはいけません
- 何やってるの！

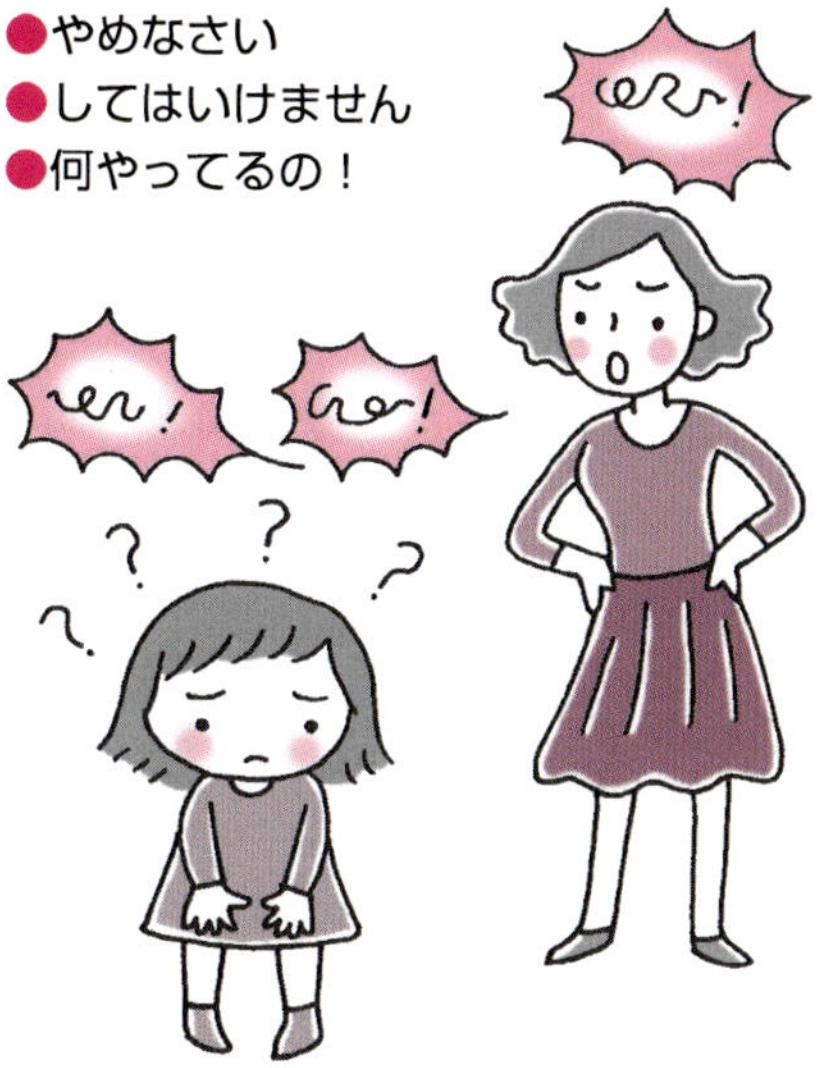

言葉を置き換えてみよう

× → ○

× 「おもちゃを片づけなくちゃダメでしょ」

○ 「おもちゃを箱に入れましょう」

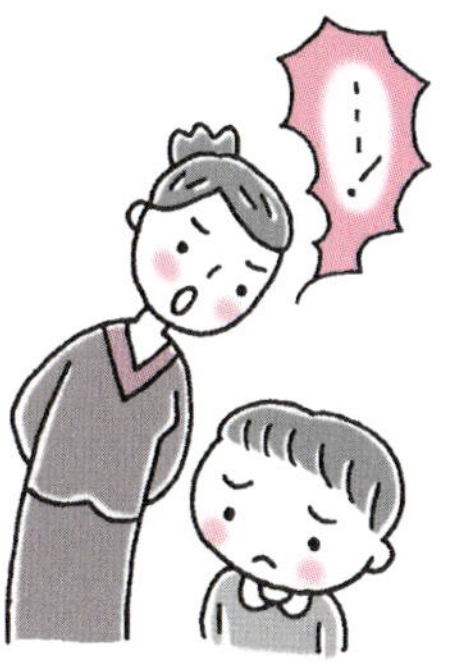

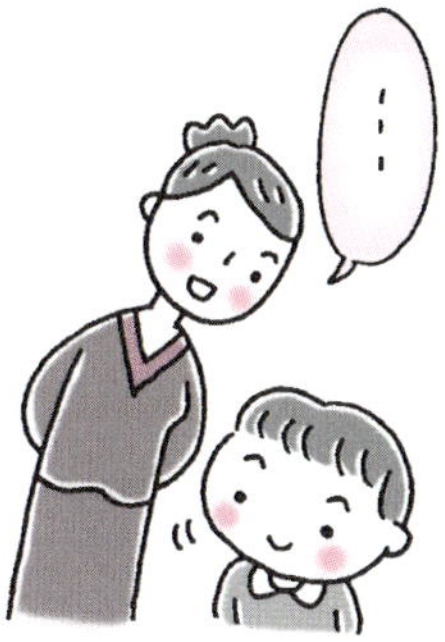

× 「汚れたタオルを置きっぱなしにしないの」

○ 「汚れたタオルを洗濯かごに入れてきてね」

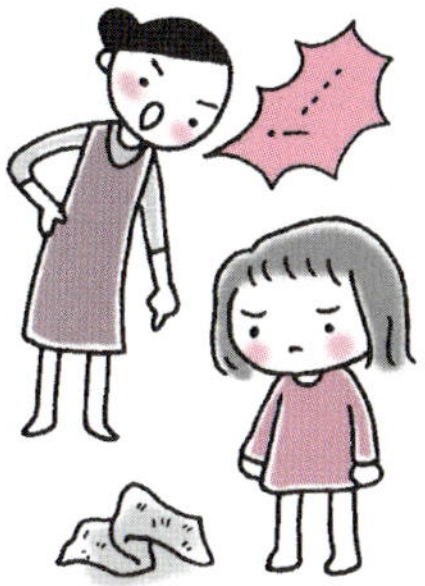

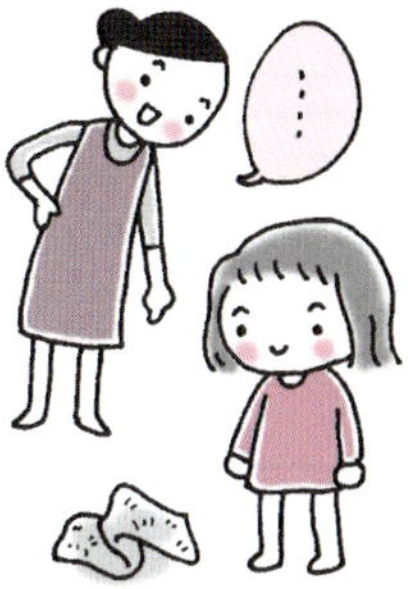

生活習慣はわかりやすく教える

基本的な生活習慣がなかなか身につかないと、お母さんは焦ります。でも、やり方がわかっていないからできないだけなのです。一つずつていねいに教えていくと、自分でできるようになります。

時間がかかるのはあたりまえ

トイレや着替え、洗面、歯磨きなどの基本的な生活習慣は、いつのまにか身につくというものではありません。根気よく教える必要があります。

特に自閉症の子どもは、「顔を洗う」という単純な作業さえ、どうすればいいのかがよくわからないことがあります。あごの先をちょっとぬらして、自分では顔を洗ったつもり、ということもあります。

トイレともなると、さらに複雑な工程を踏まなければなりません。覚えるまで時間がかかってあたりまえと、どっしりかまえるようにしてください。

手順を細かく分けて一歩ずつ

一気に教えても混乱するばかりです。親も子もストレスになるので、手順を細かいステップに分けて、一つずつ教えていくといいでしょう。イラストや写真、文字カードなどを、上手に活用してください。

たとえば、トイレなら「電気をつける」→「ふたを開ける」→「ズボンを下げる」という具合に、動作を区切って、どうすればいいかわかりやすく教えます。

自閉症児は細かいことにこだわるので、トイレットペーパーはどのくらい使えばいいか、水は何回流せばいいかも、きちんと教えます。

最初のうちは、本人のモチベーションの維持を最優先にし、難しいところは手を貸したり、次の動作のヒントを出したりして誘導します。

すべてうまくできなくても、2つぐらいの手順ができたらほめてあげましょう。さらに1つ、2つとできることを増やしていき、そのつどほめるようにします。

どんなことを教えるにしても、常にほめながら進めることが、うまくいくコツです。

基本的な生活習慣を教えるコツ

**自閉症の子どもは、耳からの情報より目からの情報のほうが理解しやすいもの。
イラストや写真、文字カードを活用しましょう。**

1 手順を細かいステップに分け、イラストにして見やすいところに貼っておく

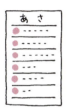

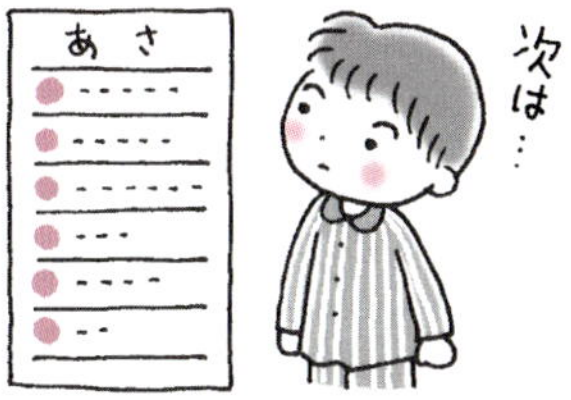

最初は見ながら、慣れると見なくてもできるようになる

2 一つひとつの動作を区切って教える

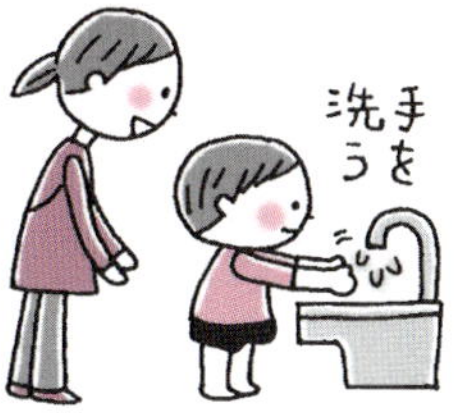

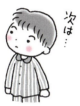

最初は手を添えたり、次の動作のヒントを出したりするとよい

3 少しでもできたらほめる

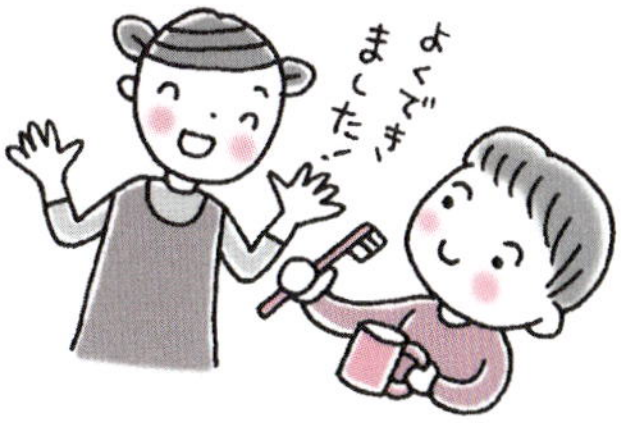

ほめながら、できることを増やしていく

トイレのやり方 うんちのとき

①でんきをつける
②ふたをあける
③ズボンとパンツを下げる
④べんきにすわる
⑤うんちをだす
⑥トイレットペーパーでふく
⑦水を1回ながす
⑧ズボンとパンツをあげる
⑨ふたをしめる
⑩でんきをけす

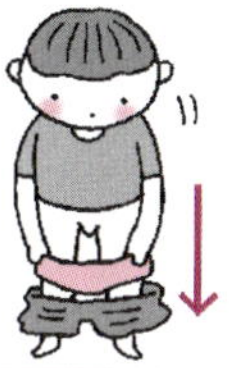

③ どのくらい下げるかわかるように

⑥ どのくらいトイレットペーパーを使えばいいかがわかるように
＊たとえば、壁にテープを貼って、引っ張る長さを示す

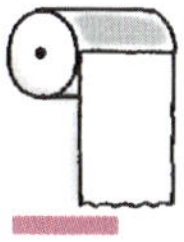

⑦ 水を何回流すか、どのボタンを押せばいいかがわかるように

歯磨き・洗面・手洗い

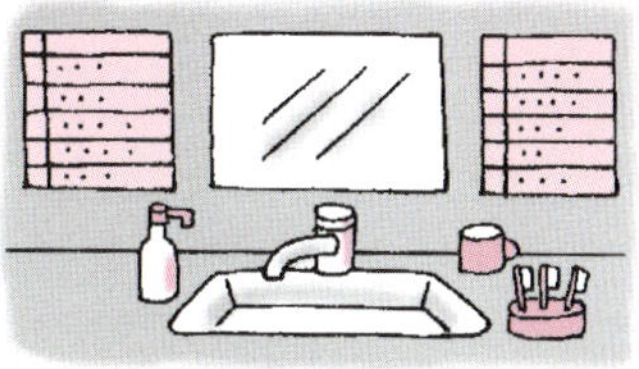

歯磨き、洗面、手洗いなども、同じように細かいステップに分けて教える。手順を書いたイラストを洗面所に貼っておくとよい

着替え・入浴

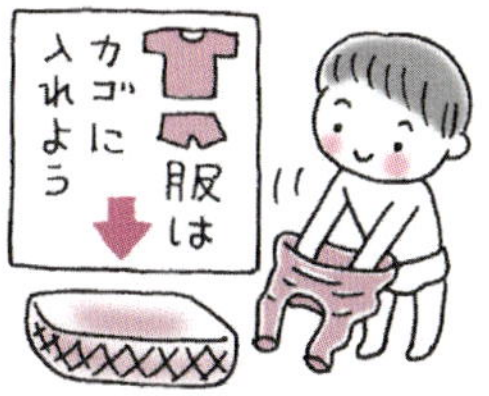

着替えや入浴のしかたも、浴室のドアや脱衣所に貼っておこう

1日のスケジュール表を作る

自閉症の子どもたちは先を見とおして行動するのが苦手です。1日のスケジュール表を作り、次に何をすればいいのかがわかるようにしておきましょう。そうすると、安心して過ごせます。

先の見とおしが持てないから不安でいっぱい

普通はそれまでの経験から、自分なりの見とおしを持って行動します。これをすれば次はこうなるとわかっているので、特に不安はありません。でも、自閉症の子は、自分の経験から予測を立てるのが苦手です。朝起きたら着替える、顔を洗う、ご飯を食べる、歯を磨く、トイレに行く、学校へ行く、といった一連の流れを見とおして行動できないのです。

また、時間の概念もよくわかっていません。あと30分たったら学校に行かなくては、だから早くご飯を食べよう、などと自分で時間を計りながら予定を立てられないのです。

そのため、いつも不安でいっぱいです。これから自分がどう動けばいいのか、何をすればいいのか、皆目わからなくて困っているのです。

切り替えやすい工夫をする

そこで、1日の簡単なスケジュール表を作り、何をすればいいのか、目で見てはっきりわかるようにしてあげましょう。自分のやるべきことがわかっていると、子どもは安心して日常生活を送れます。

このスケジュール表は、子どもが見とおしを持って主体的に動けるようにサポートするものです。子どもが納得し、理解できるものでなければ意味がありません。

よく利用されているのは、マグネットボードを使った簡易なスケジュール表です。

はじめは、朝やるべきことを、優先順位が高いものから順に3つぐらいピックアップし、マグネットボードに貼りつけます。何をすればいいのかがわからなくなったら、そのつど確認するように促します。

これができるようになったら、1日、1週間、1カ月のスケジュール表と、少しずつステップアップしていくといいでしょう。

スケジュール表を活用して見とおしを持たせる

マグネットボードを使うと便利　簡単なスケジュール表からスタート

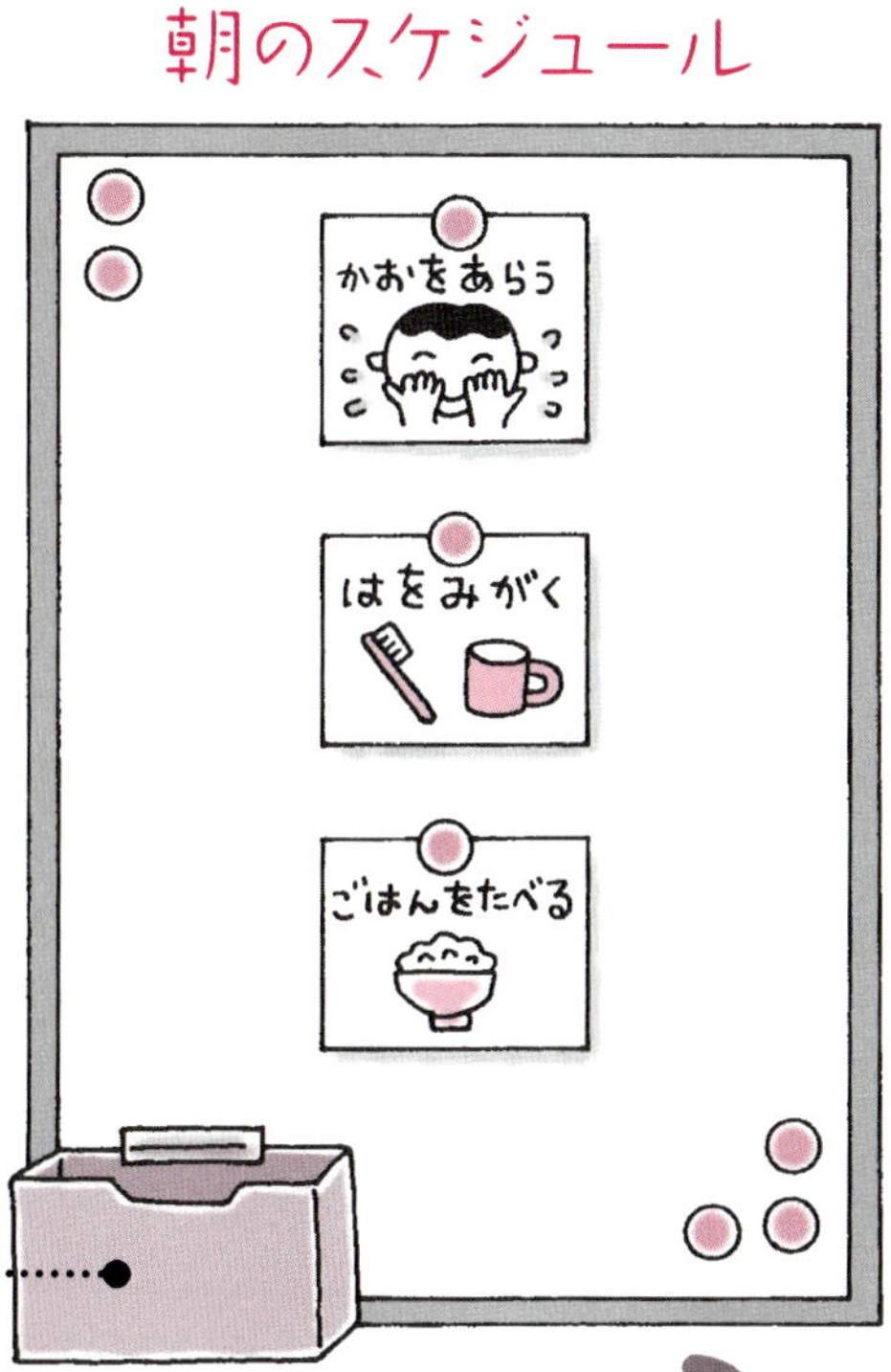

・子ども部屋のドアなど見やすいところに設置する

・イラストを使って目で見てわかるように工夫する

・はじめは混乱しないように重要なことを３つぐらいピックアップ

・作業が終わったら下の箱にカードを入れる

・できるようになるまで毎日子どもに確認させる

・慣れたら作業の項目を増やしていく

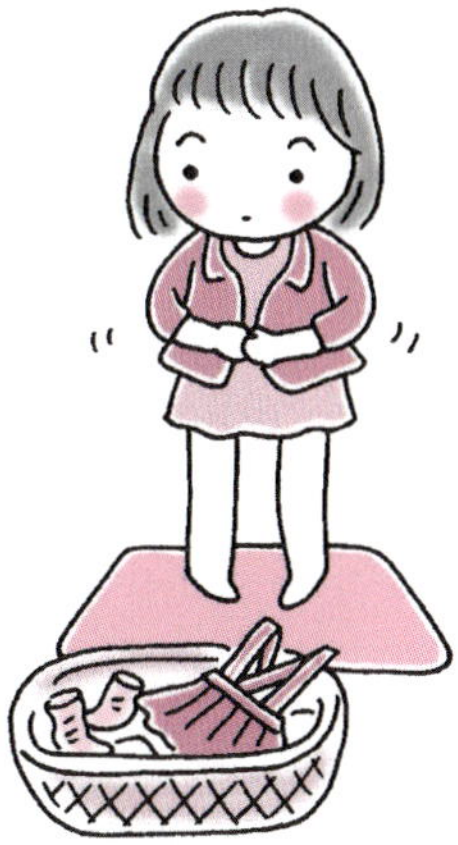

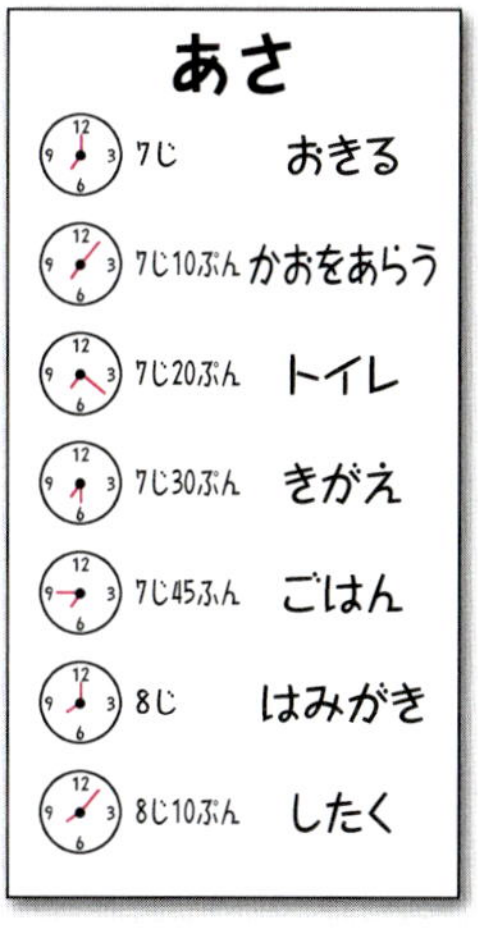

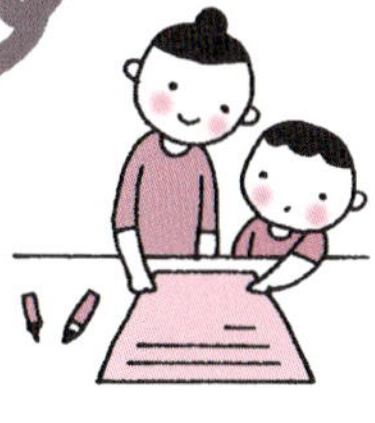

作業の横に時計のイラストを書き込むと、時間の流れが理解できるようになる。あまり細かすぎると負担になることもあるので、作業の項目については子どもと相談のうえ決める

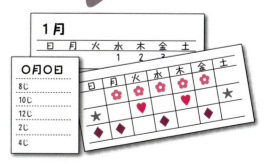

理解が進んだら、１日のスケジュール表、週間スケジュール、月間スケジュールへと順次ステップアップしていく

子どもの自立をサポートする療育

現在、多くの自閉症の子どもたちが療育施設で療育を受けています。自閉症そのものは治りませんが、療育によって子どもは着実に成長し、社会の一員として生きていけるようになります。

療育の主流となっている「TEACCH」

「TEACCH」は世界の45カ国以上で実践されている、自閉症の療育プログラムです。日本でも、療育の主流となりつつあります。

自閉症の子ども特有の感じ方や理解のしかたを、一つの特徴ととらえ、より自立してその子らしく生きられるように、生涯にわたってサポートします。

子どもは、そのなかで自立のためのさまざまなスキルを学びます。歩みは遅いかもしれませんが、少しずつコミュニケーションをとれるようになったり、主体的に行動できるようになり、社会に適応していきます。こんな子どもの成長は、家族にとっても大きな喜びとなるでしょう。

構造化で子どもの理解を助ける

TEACCHでは「構造化」と呼ばれる手法を重視しています。

構造化とは、目で見た情報を理解するのが得意な自閉症の子どもの特徴を生かして、わかりやすく環境を整えることです。

イラストや文字カードを使って、収納場所を示したり、スケジュール表を作ったりするのも、この構造化の一例です。

子どもが安心して暮らせるように、ひと目見てわかる構造にするのが、構造化といえます。

歯磨きのしかたや着替え方など、基本的な生活のスキルは、手順表を作って構造化すれば、スムーズに身につけることができます。

家の中も構造化の手法で、この部屋は勉強する部屋、ここは食事をする部屋、ここは家族と過ごす部屋と、はっきりわかるようにしてあげると、子どもは快適に過ごせます。

さらに、子どもの部屋も勉強する場所、遊ぶ場所、寝る場所、着替えをする場所と、区切ってあげると、混乱せず、勉強に集中できます。

構造化でわかりやすく

ひと目見てわかるようにしましょう。

チェスト

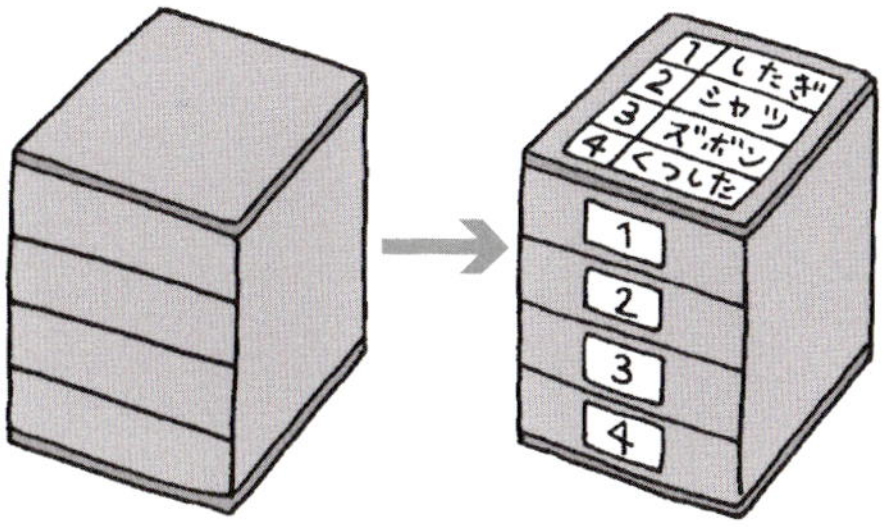

何を入れればいいのかがわからない

引き出しにマークをつけると、ひと目でわかる

箱

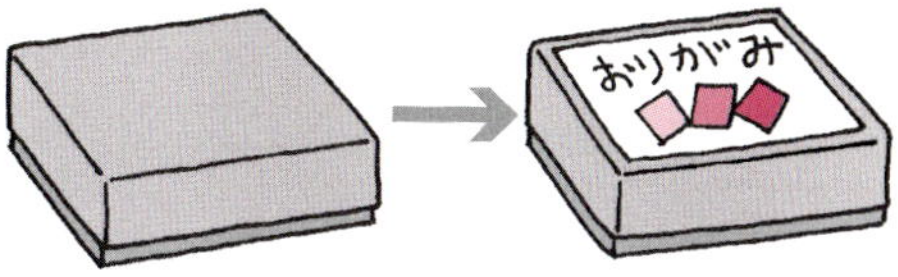

何が入っているのかがわからない

ふたにイラストをつけると、何が入っているのかがすぐにわかる

シャンプー

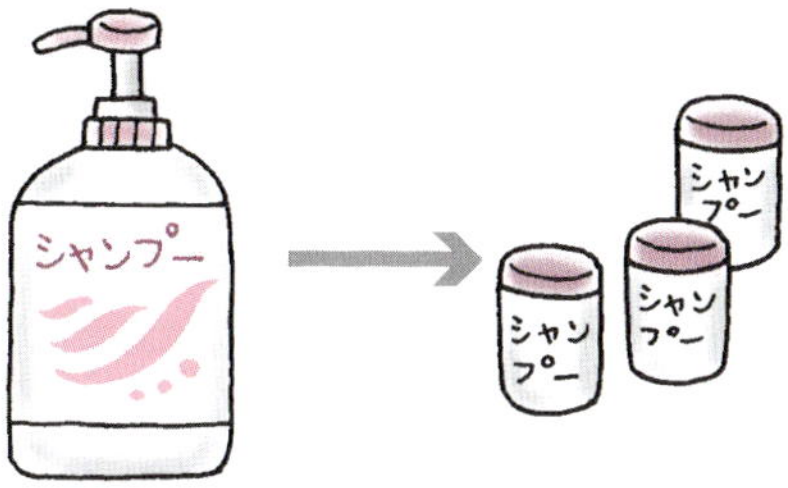

どれだけ使えばいいのかがわからない

１回分ずつ分けておくと、わかりやすい

ドア・トイレ・お風呂

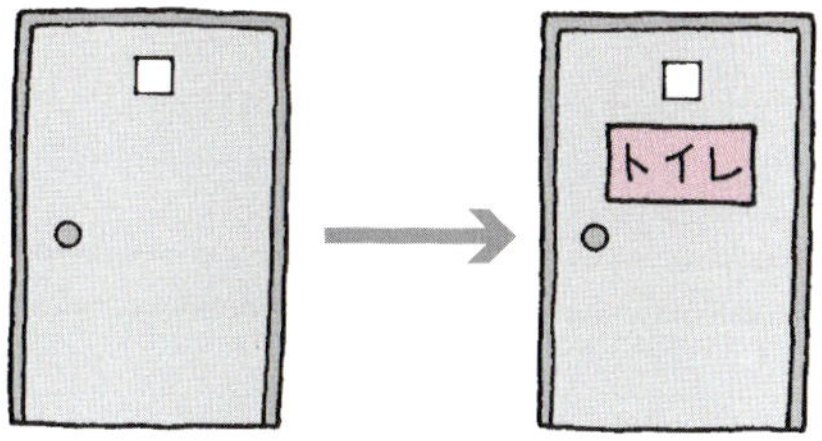

それぞれ何をする場所かがわかれば安心する

手順表

やり方がわかれば安心する。はじめはお母さんもいっしょにやって、お手本を見せるようにしよう

はみがきのしかた

いつまで磨けばいいかがわからなくなるので、必ず回数を書く。最後は必ず「おわり」と書く

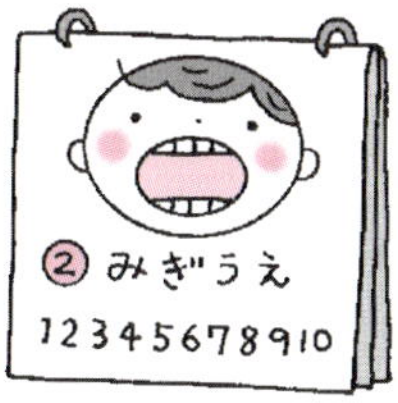

かいもののしかた

買い物の手順表は持ち歩きしやすいサイズにする。ラミネート加工をしておくと雨で濡れても大丈夫

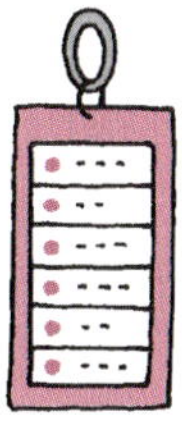

column

自閉症の子どもと接するときの注意点

自閉症の子どもは、ちょっと感覚が変わっていたり、独特のしぐさをすることがあります。ささいなことで傷ついてしまうことも。次のようなことに注意して、接するようにしましょう。

むやみに体にふれない

「こんにちは」と言って、何気なく子どもの頭をなでたり、肩を抱いたりしてしまうことはよくあります。

でも、自閉症の子は皮膚感覚が鋭いので、触られることを極端にいやがる場合があります。

あなたが嫌いなわけではありません。そういう感覚を持っている子だと認識して、むやみに体にふれないようにしましょう。

変なしぐさをしていても笑ったりからかったりしない

自閉症の子どもは、手をひらひらさせたり、体をくねらせたり、指のすき間からまわりを見たりなど、ちょっと奇妙なしぐさをすることがあります。

これは、クセのようなもので、本人もやめられないのです。指さして笑ったり、からかったりすると、傷ついてしまいます。あたたかく見守るようにしてください。

話しかけられたらやさしく聞いてあげよう

自閉症の子どもが話しかけてきたら、静かに聞いてあげましょう。彼らにも、だれかと話したい、かまってほしいという欲求があります。

何を言っているのか、わからないことも多いかもしれません。

たとえ会話が成り立たなくても、あなたが笑顔で聞いてくれただけで、子どもは満足するでしょう。

困っているようなら声をかけてあげよう

自閉症の子どもは、困っていても、自分から助けを求めることが、なかなかできません。

意味もなく手を振り回していたり、不安げにぶつぶつ言っていたり、何か困っている様子が見えたら、やさしく声をかけてあげてください。

「SOS」が発信されていなくても、まわりの大人が目配りして、サポートしてあげたいものです。

第5章

大人の発達障害には
どのように
対処すればよいか

大人になってから発達障害に気づくこともある

発達障害の特徴は3～5歳ごろから顕著になってきますが、知的な遅れのないアスペルガー症候群やＡＤＨＤは見逃されやすいのです。大人になって何かおかしいと受診して、ようやく障害に気づくこともあります。

知的な遅れがないと見過ごされやすい

最近、大人の発達障害が徐々に知られるようになりました。大人になって急に発症したわけではなく、幼いころからそういう兆候があったはずなのですが、見過ごされてしまったのです。

発達障害は、ある日突然発症するものではありませんし、成長するにつれ治るものでもありません。

子どものころに発見された場合は、療育や薬物治療などが受けられますが、見逃された場合は、なんの支援も受けられず、本人も気づかないまま、世間の荒波に放り出されてしまうのです。

特に、アスペルガー症候群とＡＤＨＤは知的な遅れがないので、まわりの人に気づかれにくいといえます。

うつや引きこもりになることも

小さいころには、ちょっと変わった子、騒がしい子で終わっても、大人になると、それではすまなくなります。

アスペルガー症候群では、周囲の人とうまくコミュニケーションがとれないので、仕事がスムーズに進みません。協調性がない人と、まわりの人から敬遠されてしまいます。

ＡＤＨＤの場合も、忘れ物や遅刻が多かったり、途中で仕事を投げ出したりするので、やはりまわりからあきれられているかもしれません。

本人も自信を失い、しだいに人とかかわるのがこわくなり、抑うつ状態に陥ったり、引きこもりになることもあります。

どうも自分はほかの人とは違う、生きづらいと感じて受診し、30歳を過ぎて発達障害とわかる人もいます。今はそういう人が増えています。

自分の生きづらさの原因がわかれば、対策を講じることができます。心あたりのある人は、早めに専門医を受診しましょう。

こんなときは大人の発達障害かも

- [ ] 子どものころから、ちょっと変わっていると言われることが多く、友達づきあいが苦手だった
- [ ] コミュニケーションが下手で、相手を困らせたり、怒らせたりすることがよくある
- [ ] 会議の内容を理解できなかったり、とんちんかんな受け答えをしてしまう
- [ ] 同じ失敗を何度も繰り返してしまう
- [ ] チームで仕事をするのが苦手である
- [ ] 段取りが悪く、仕事がスムーズに進まない
- [ ] 計画性がなく、途中で挫折することが多い
- [ ] どこか自分はほかの人とは違う感じがする
- [ ] 生きづらいと感じたり、うつ状態になることがしばしばある

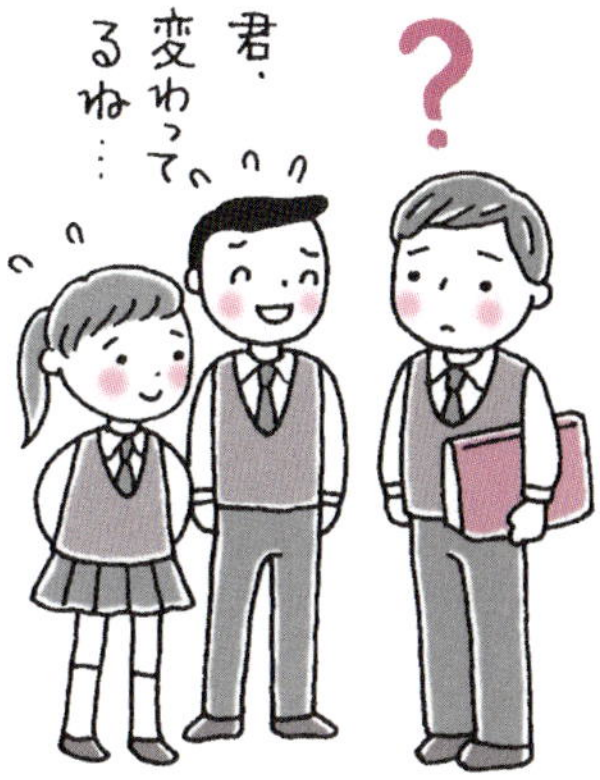
君、変わってるね…
?

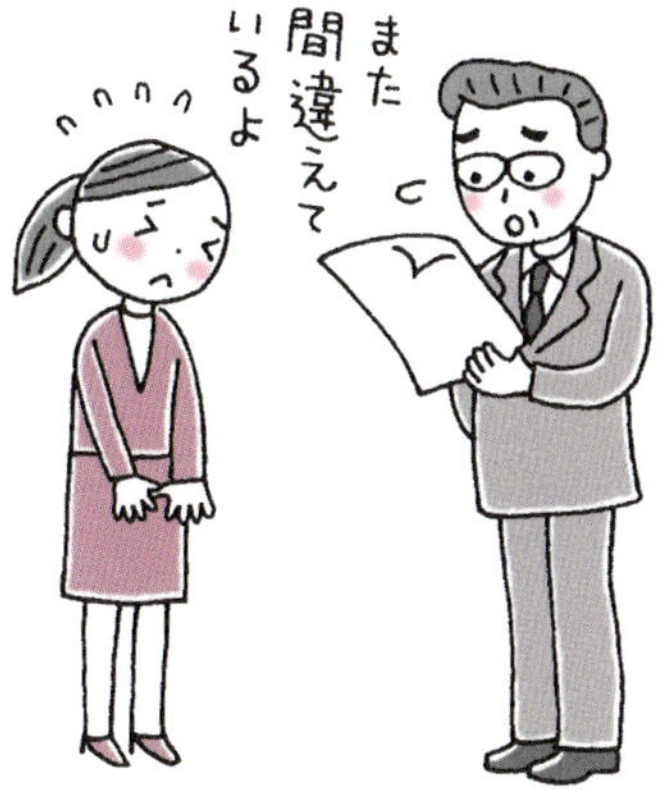
また間違えているよ

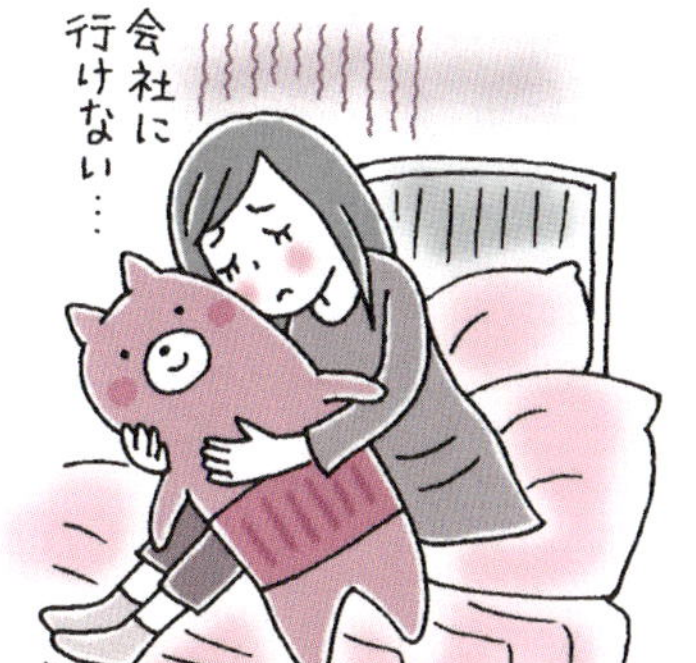
会社に行けない…

大人の発達障害と子どもの発達障害では何が違う？

子どもでも大人でも、発達障害の特徴そのものは同じです。ただ、大人になると、自立して社会生活を営まなくてはなりません。要求されるレベルが高くなるので、問題が大きくなることもあります。

症状が残って悩むのは3人に1人

ＡＤＨＤの場合は、思春期になるにつれ、だんだん落ち着きのなさは目立たなくなります。

子どものときにＡＤＨＤであった人の、３分の1程度は思春期までにその症状はなくなり、３分の1は多少は残るもののさほど目立たなくなります。残りの3分の1が、大人になっても症状を引きずり、生活に支障をきたすといわれています。

子どものＡＤＨＤと比べると、大人の場合は多動性は弱まり、不注意が目立つ傾向があります。つまらないミスをしたり集中力が続かない面が強く出て、仕事や家庭生活に支障をきたすようになるのです。

大人になると、子どものときと違いだれも助けてくれません。大人なのだからできてあたりまえだと思われ、言い訳も許されません。職場では、忘れ物やケアレスミスなどは、厳しく叱責されるでしょう。

その分、子ども時代よりつらい思いをし、失敗するとその代償が大きくなるので、なおさらつらい立場に追い込まれてしまうのです。

社会に出るとトラブルが増える

アスペルガー症候群の場合も、子ども時代は家庭や学校という枠組みがあり、親や先生がサポートしてくれます。そのため、ある程度安心して生活できるのですが、大学生や社会人になると、だれかに決めてもらうのではなく、自分で決めて行動しなければなりません。

人間関係も、上司、同僚、部下、取引先など複雑になります。

また、自分の家庭を持つようになり、配偶者や子どもとの関係も難しく、変化に富むので苦労することも多いです。

アスペルガー症候群の人が苦手なことばかりです。このため、トラブルが増えていきます。

大人になるとだれも助けてくれない、守ってくれない

子ども → 思春期 → 大人

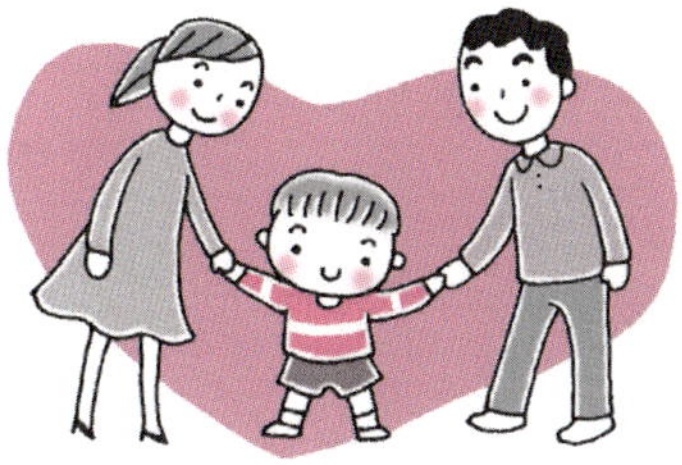

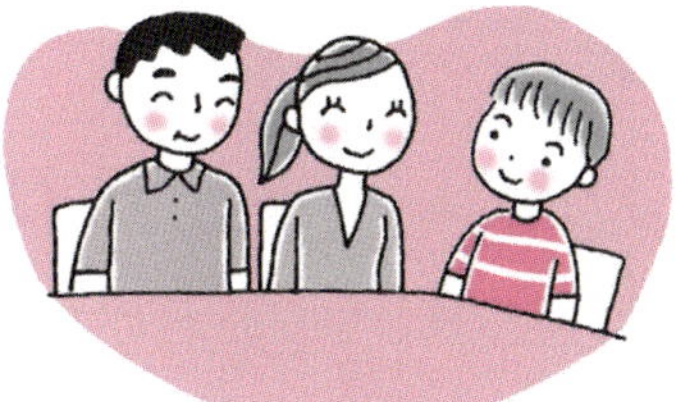

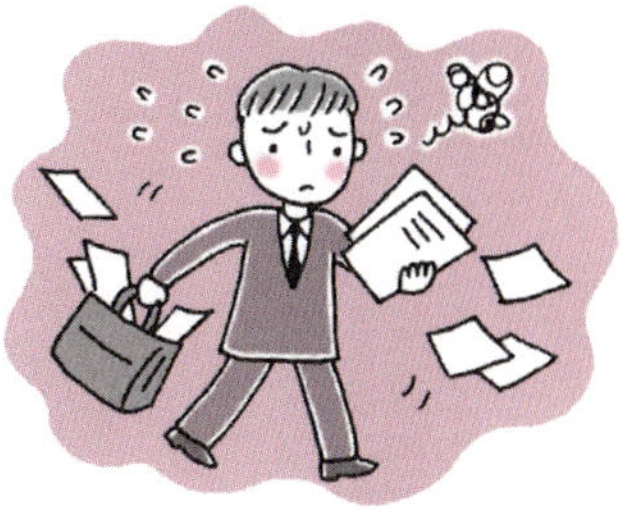

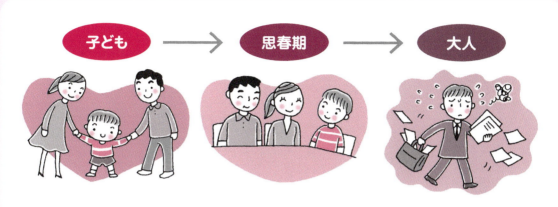

学業不振・学校でトラブル
家庭で指示に従えない
学校や家庭で守られている

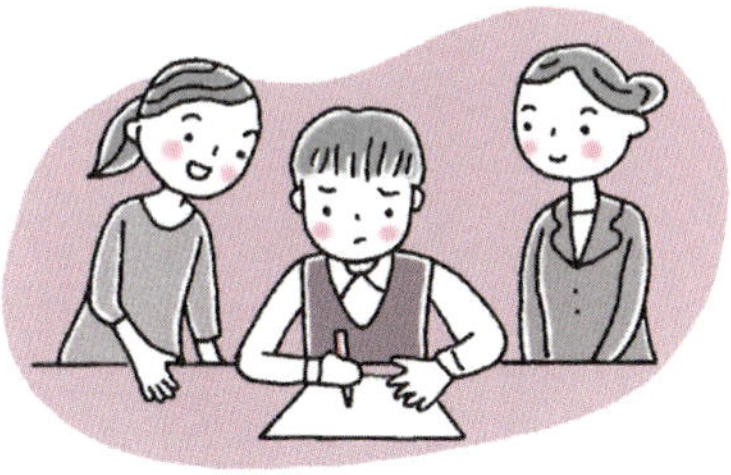

仕事　家庭生活　余暇

自己責任

・守ってくれる両親や教師などはいない
・学校・家庭の枠組みがない
↓
自分で責任を持たなければいけない

指示を出される → 計画したり自己コントロールをし、自分に指示を出せるか

励まし → 自立した大人として、通常は得られない（外部からのコントロールが効かない）

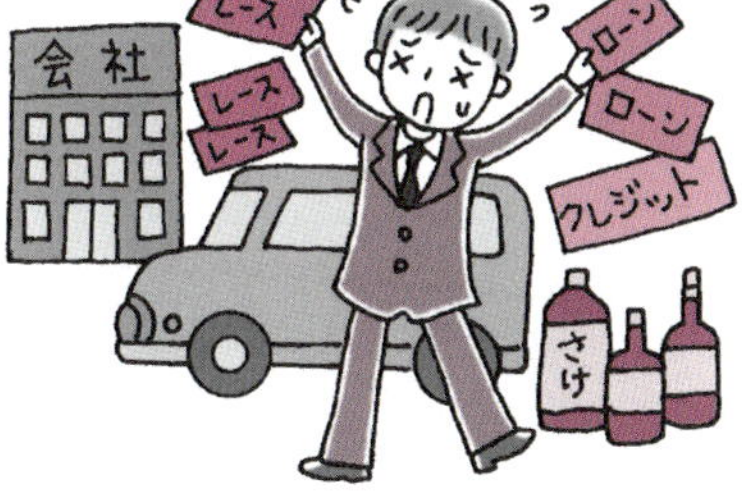

大人になると…
子どものころに比べて行使できる力が大きい

車の運転、お金など
↓
失敗も大きく、シビアになる

大人のADHDの特徴

子どものADHDは広く知られるようになりましたが、大人のADHDはあまり認知されておらず、誤解を受けやすいのです。女性の場合は、子育てに支障をきたすことが多いようです。

なまけているとレッテルを貼られることも

ADHDは通常、小学校に上がるまでには症状があらわれ、そうと気づかれるのですが、不注意優勢型（のび太型）の場合は、症状が見過ごされたまま大人になるケースが少なくありません。特に、女の子に多いようです。

不注意優勢型の基本的な特徴は子ども時代と同じで、集中力がなく、片づけるのが苦手でいつも散らかしっぱなしです。子どもならまだしも、大の大人がそれでは、まわりの人から非難されてしまいます。

職場でも、なぜ机の上をきれいに片づけられないのか、遅刻を繰り返すのか、最後まで仕事をやり遂げずに途中で投げ出すのか、あきれられます。あげくにルーズな人、仕事ができない人とのレッテルを貼られてしまうのです。

家庭生活にも深刻な影響が

家庭ではより深刻です。ADHDのために、夫婦関係や子育てに支障をきたしてしまいがちです。

ADHDのお母さんは、毎日同じことを繰り返し行うことが苦手です。自分ができないのに、子どもに日々のルーティンをさせるのは、もっと大変です。

また、感情のコントロールが下手なので、すぐに子どもを怒ってしまい、育児がうまくいきません。子育てがうまくいかないと「私がこんな母親だからダメなんだ」と自分を責め、自信を失い、子どもの将来に不安を持つようになります。

これが夫婦関係にも悪影響を及ぼし、家庭が暗くなってしまいます。

しかし、ADHDがあると、家庭生活がうまくいかないと決まっているわけではありません。

自分の特徴を夫にも理解してもらえば、2人で協力して乗り越えることは可能です。

大人のADHDによってこんな問題が引き起こされる

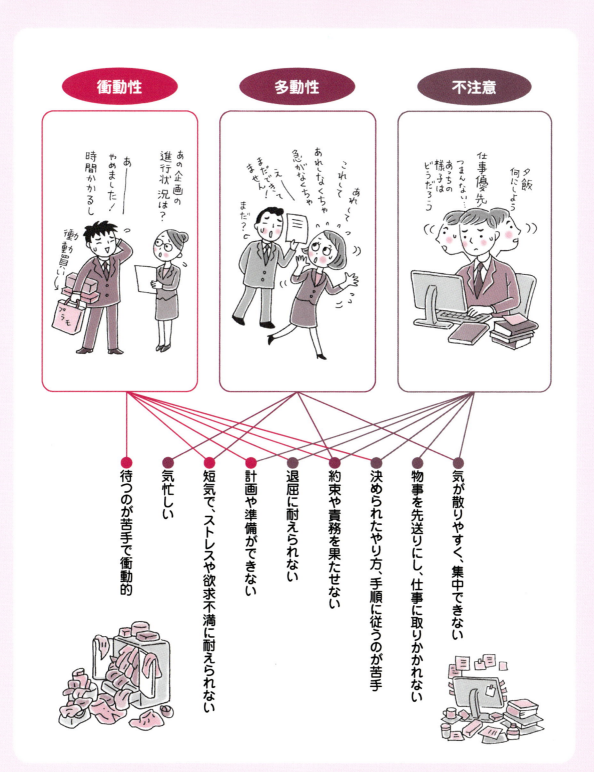

衝動性

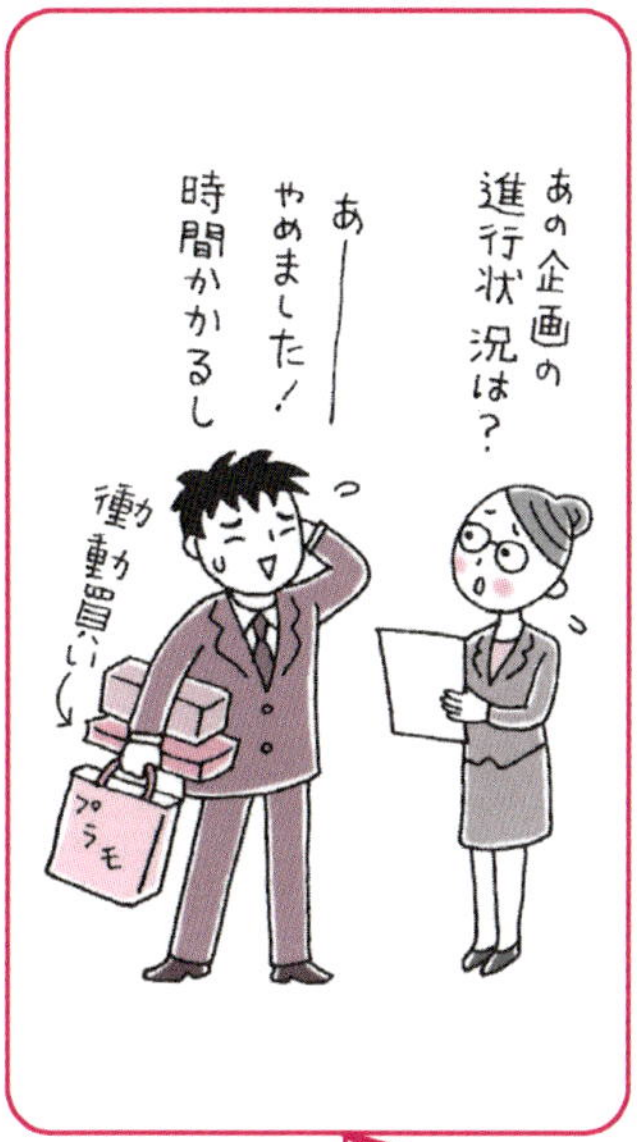
あの企画の進行状況は？
あー やめました！ 時間かかるし
衝動買い
プラモ

多動性

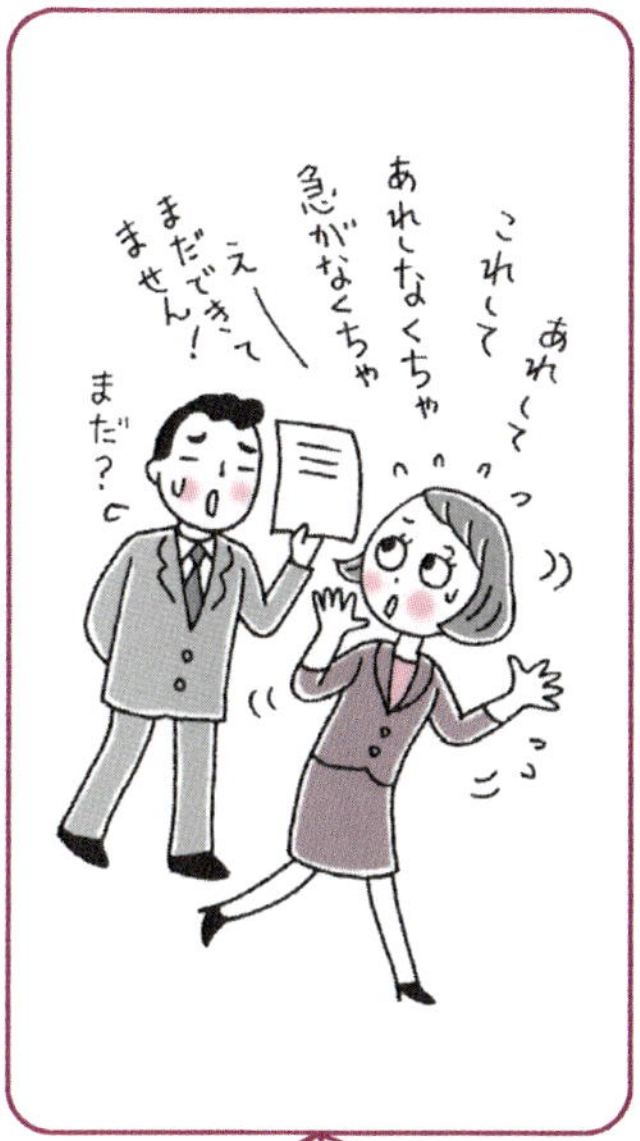
あれして
これして
あれしなくちゃ
急がなくちゃ
え まだできてません！
まだ？

不注意

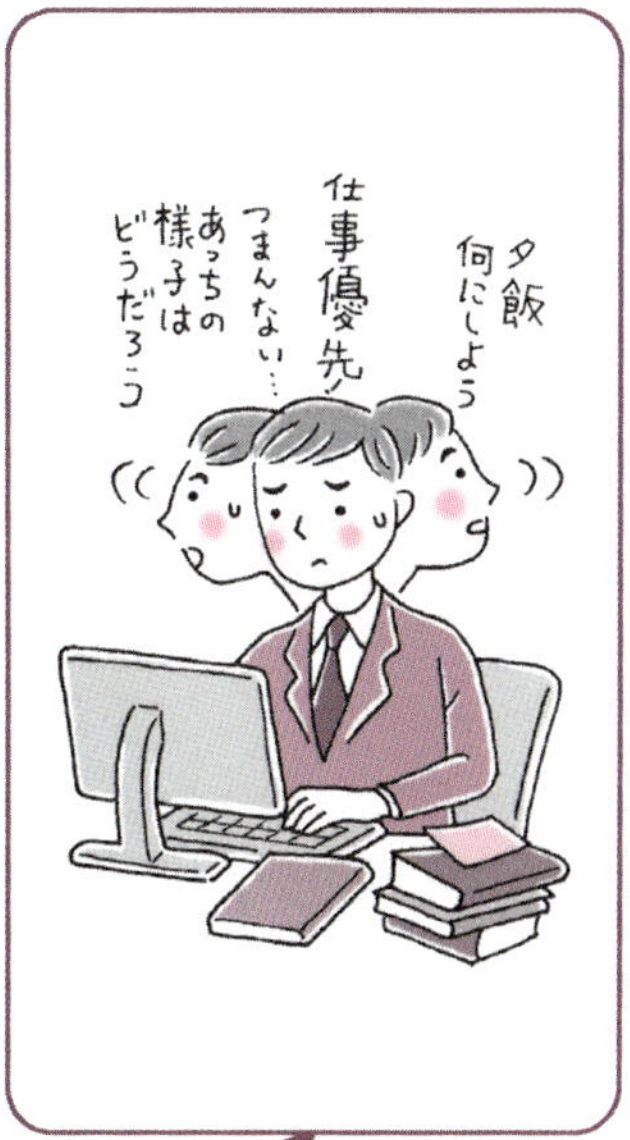
夕飯何にしよう
仕事優先！
つまんない…
あっちの様子はどうだろう

- 気が散りやすく、集中できない
- 物事を先送りにし、仕事に取りかかれない
- 決められたやり方、手順に従うのが苦手
- 約束や責務を果たせない
- 退屈に耐えられない
- 計画や準備ができない
- 短気で、ストレスや欲求不満に耐えられない
- 気忙しい
- 待つのが苦手で衝動的

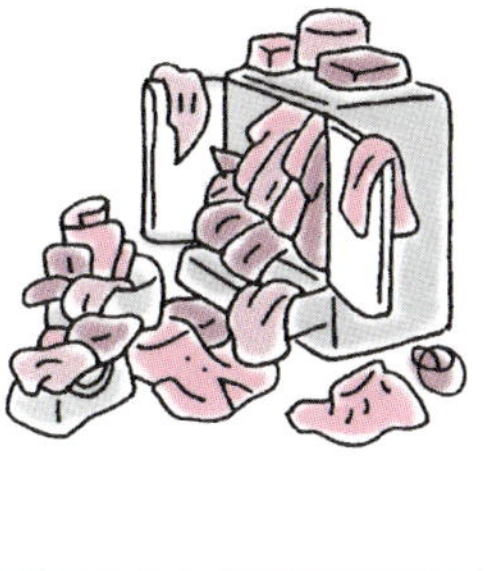

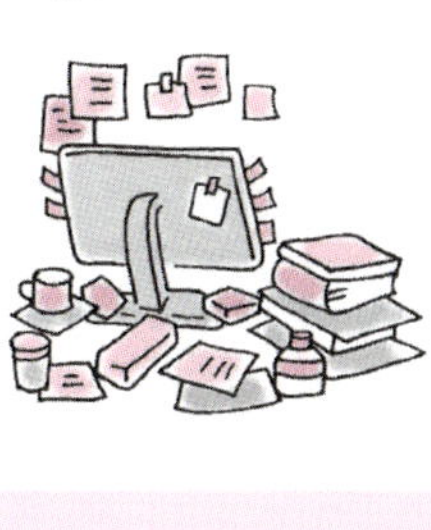

大人のADHDのシーン別解決法①

思いついてすぐ行動するが挫折する

アイディアは豊富でフットワークも軽いのですが、やり遂げる力が弱いのが難点です。結局は途中で投げ出し、アイディア倒れに終わってしまいます。しっかりスケジュールを管理し、優先順位をつけることが大切です。

地道な作業や粘り強い交渉が苦手

ＡＤＨＤの人は才気煥発《さいきかんぱつ》で、斬新な発想をするので、まわりから高い評価を受けることもあります。

ところが、ちょっと壁にぶちあたると、「やっぱり無理かな」とか「面倒くさい」とすぐにあきらめてしまいます。また、ひらめいたことを十分に吟味しなかったり、仲間と相談せずに先走ってしまったりして、結果的に失敗することも往々にしてあります。

地道な作業や、粘り強い交渉が苦手なので、業務を最後まで遂行できないのです。

こうして途中で仕事を投げ出してしまうため、ほかの人が業務を引き継いだり、後始末をしなければならないハメになりがちです。

こんなことを繰り返していると、「あいつはいいかげんなヤツ」とか「口先だけの人」との評価が定着してしまいます。

スケジュールをしっかり管理しよう

ＡＤＨＤの人は、あれもこれもと思いついたことを、一気にやろうとします。その結果、肝心な仕事が後回しになったり、収拾がつかなくなったりして、頓挫《とんざ》してしまうのです。

まず、今日やるべきこと、今週やるべきこと、今月やるべきことを書き出し、スケジュール表を作ります。カレンダーに書き込んでもいいでしょう。スケジュール表には、いつまでにそれをやるのか、優先順位はどうか、マークをつけたり、カラーペンで色分けして、ひと目でわかるようにします。これを見やすいところに置き、日々チェックしましょう。

作業が終わると消していき、どこまでやったのかを確認します。予定どおりにできなかったことについては、理由を分析して、対策を考えます。こうして、一つひとつ着実に仕事をこなす習慣をつけましょう。

なぜ、途中で挫折するのか

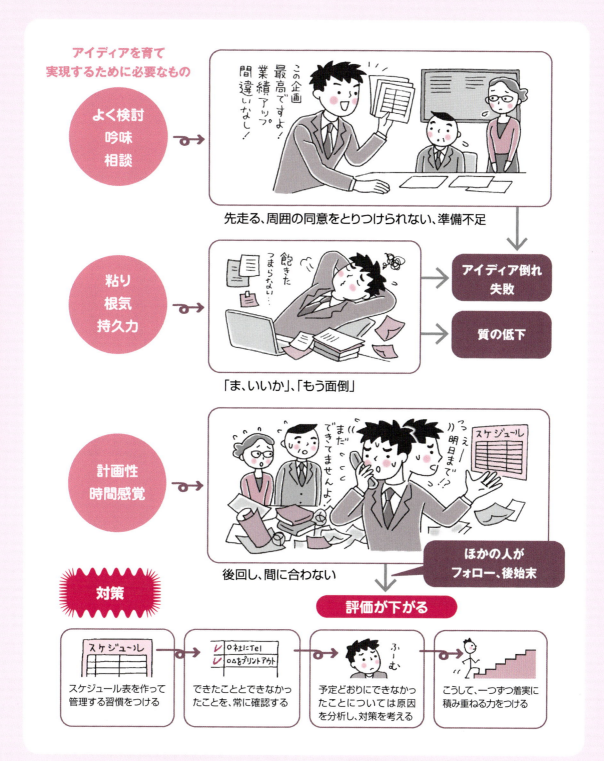

アイディアを育て実現するために必要なもの

よく検討　吟味　相談 →

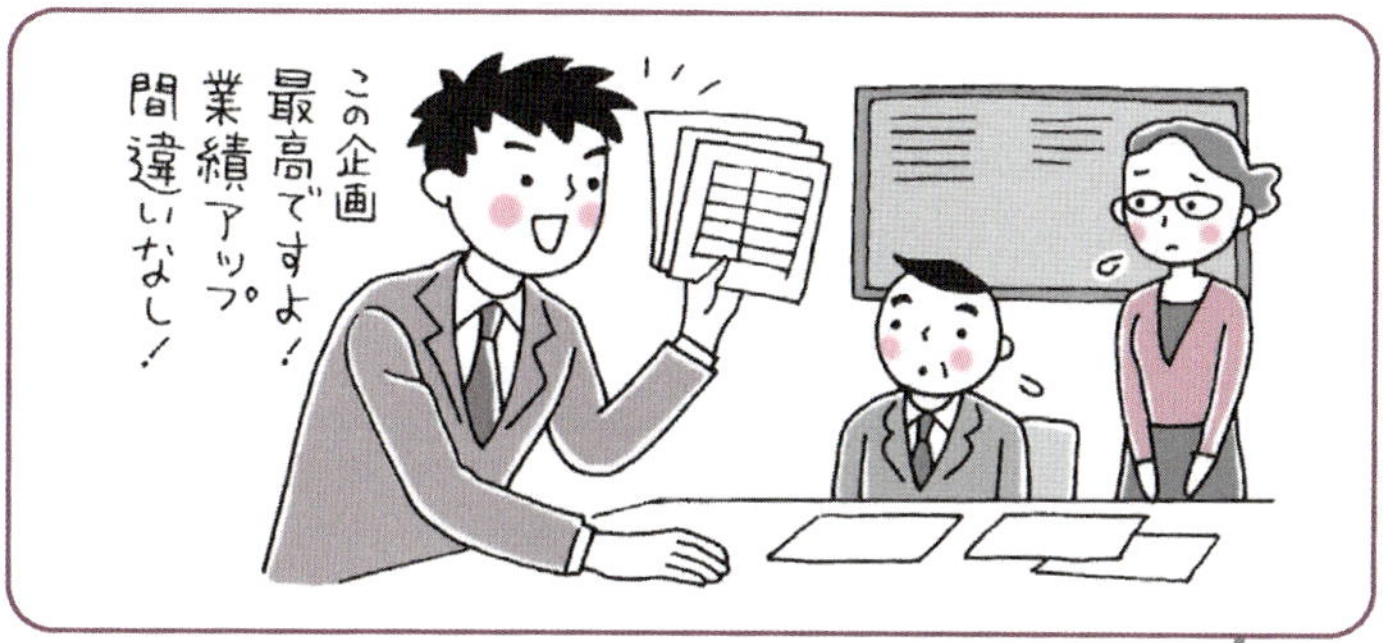

先走る、周囲の同意をとりつけられない、準備不足

粘り　根気　持久力 →

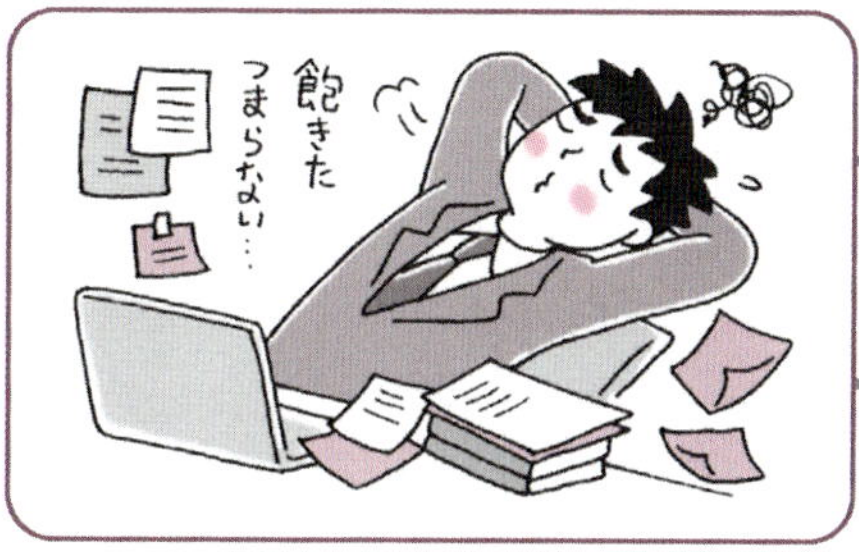

→ **アイディア倒れ　失敗**

→ **質の低下**

「ま、いいか」、「もう面倒」

計画性　時間感覚 →

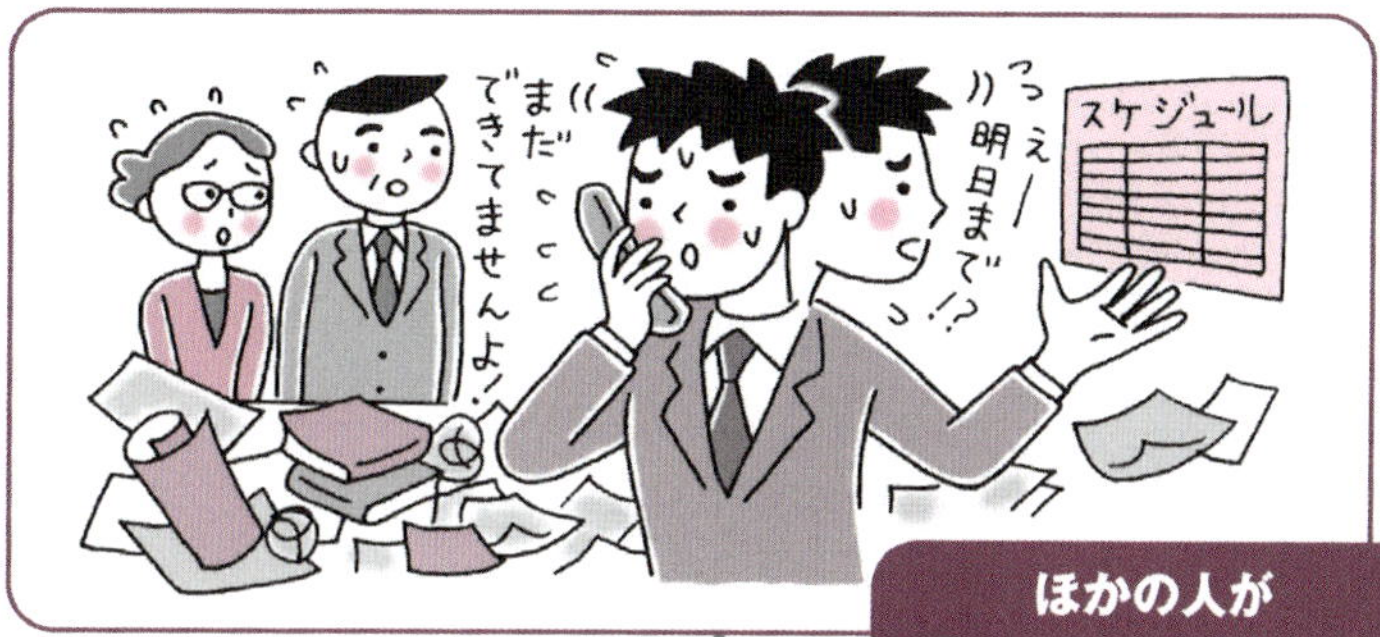

後回し、間に合わない

ほかの人がフォロー、後始末

評価が下がる

対策

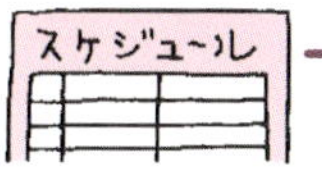

スケジュール表を作って管理する習慣をつける

→

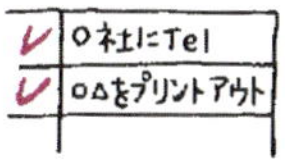

できたこととできなかったことを、常に確認する

→

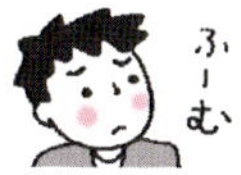

予定どおりにできなかったことについては原因を分析し、対策を考える

→

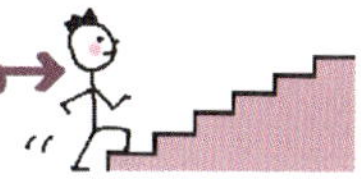

こうして、一つずつ着実に積み重ねる力をつける

大人のADHDのシーン別解決法②

落ち着きがない、退屈に耐えられない

ＡＤＨＤの人は大人になっても落ち着きがなく、常に動き回っていなければ気がすまない人もいます。抑えつけるとイライラがつのりますので、楽しいことを計画するといいでしょう。

イベントや旅行を計画しよう

ＡＤＨＤの人、特に男性の場合は、自分の楽しみを追い求める傾向があります。

結婚していても、自分の楽しみを優先して好きなパチンコなどにのめり込み、妻との約束を反故にしたりします。これでは、夫婦仲が悪くなってしまいますね。

そこで、常に刺激を求める性格を生かして、ワクワクするようなレクリエーションや家族旅行を計画しましょう。

これなら、夫婦円満。子どもも大喜びすること請け合いです。

定期的に楽しいイベントを企画すると、退屈しないですみます。夫として自分が家族から求められ、頼られていることがわかれば、日ごろのストレスも吹き飛ぶでしょう。

ときおり、友達と飲み会やカラオケなどをするのも、心を落ち着かせるのに役立ちます。

新しい自己像をつくり長所を伸ばす

落ち着きがないとか、退屈に耐えられないということは、逆にいえば好奇心が強く、流行に敏感ということ。現代のようにめまぐるしく社会が変化している時代には、有利な性格ともいえます。自分はこれだからダメだと考えるのではなく、新しい自己像をつくっていきましょう。

日常生活を見直して、うまくいっていないところをピックアップし、自分がコントロールしやすいような枠組みをつくります。のんびりする時間や余暇活動の時間も、１日の予定のなかに組み入れます。

リストや目印、メモ、スケジュール帳、ファイル、手順表、携帯電話などを活用してください。

掃除など、苦手なことはほかの人に頼めばいいでしょう。

こうして、自分の特徴を上手に生かせば、あなたらしく生きられます。

自分をダメだと考えず、新しい自己像をつくろう

ADHDの特徴を言いかえると…

ADHDの特徴	言いかえると
綿密に注意することができない	直観的で柔軟に対処できる
集中力がない	切り替えが速い 新しい場面に適応しやすい
順序立てた活動ができない	突拍子もない 斬新なアイディアがひらめく
毎日の活動を忘れる	日常の決まった流れに縛られない 創造的
地道な努力を嫌う	よりよいやり方を模索する場合も
落ち着きがない	活動的
じっとしていない	エネルギッシュ
退屈が耐えられない	好奇心が旺盛
質問が終わる前に出しぬけに答える	反応がすばやい
しゃべりすぎる	コミュニケーションに積極的

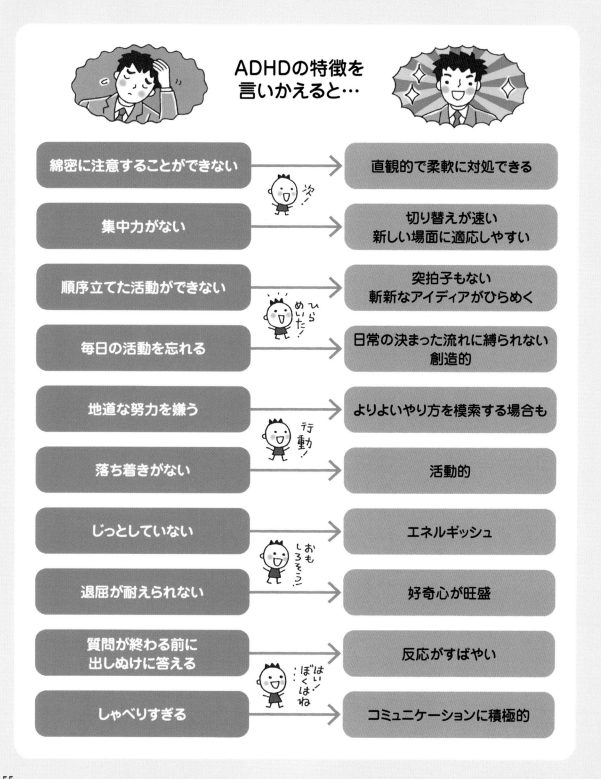

探し物ばかりしている、脱ぎっぱなし、置きっぱなし

脱いだら脱ぎっぱなし、置いたら置きっぱなし、あっというまに部屋は散らかり放題になってしまいます。おかげでどこに何があったかがわからなくなり、いつも探し物ばかり。イライラもつのる一方です。

片づけベタはイライラを招く

ＡＤＨＤの人は、物を使い終わった瞬間に、意識が次のターゲットに飛んでしまいます。今使った物の存在はすっかり忘れて、その場に置きっぱなし。この繰り返しで、部屋はどんどん散らかってしまうのです。

外では元気に活動していても、帰宅して散らかり放題の部屋を見たとたんにゆううつになります。

必要なものが見つかりませんし、精神的にも落ち着きません。家族から非難されて、家族関係が悪化することもあります。

きちんと片づけさえすれば、なくし物や探し物、忘れ物はずっと減ります。時間を無駄にしてイライラすることも、家族と言い争いをすることも少なくなるでしょう。

使った物を一つひとつ戻す

探し物をなくすには、それぞれの物の置き場所をきちんと決め、使うたびにそこに戻すしかありません。それが唯一の方法です。

ですから、まずは何をどこに入れるか、収納計画を立てましょう。入りきらないようなら、収納場所を増やすか、物を捨てるしかありません。

収納場所を増やしていくとキリがないので、できれば物を厳選して、うまく管理できる量に減らすことをおすすめします。

入れる場所が決まったら、ラベルを貼っていきます。物それぞれに所番地をつける作業をするのです。

戻すことに手間どれば、散らかっている時間が長くなり、行方不明の物が増え、探し物に費やす時間も長くなります。すぐに戻せば、探し物にかかる時間を最小限にできます。

物を使ったら、そのままにせず、あと1秒意識して決めた場所に戻しましょう。服や下着を脱いだら、ハンガーにかけるか、洗濯カゴに入れましょう。

なぜ、脱ぎっぱなし、置きっぱなしになるのか

- 計画的にできない
- 戻す場所がわからない

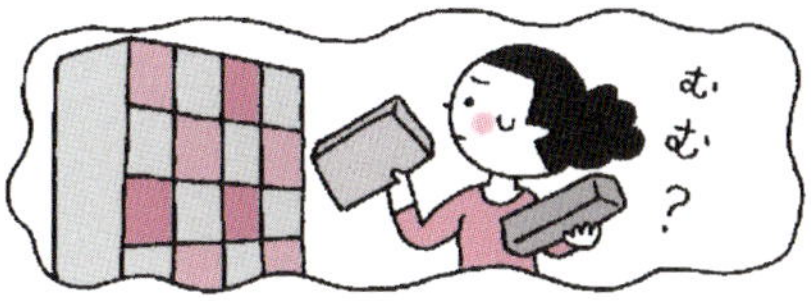
むむ？

↓

- 使った物を元の場所、しかるべき場所に戻せない

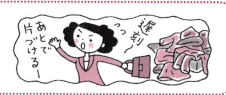

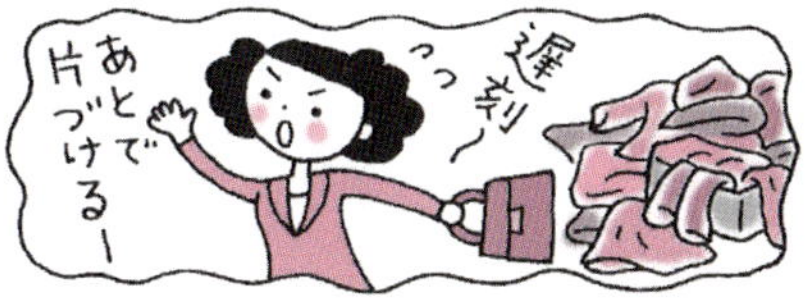
あとで片づけるー
遅刻～

↓

見るとイライラ 気分も落ち着かない

- 物が拡散
- 散らかっている
- 無秩序

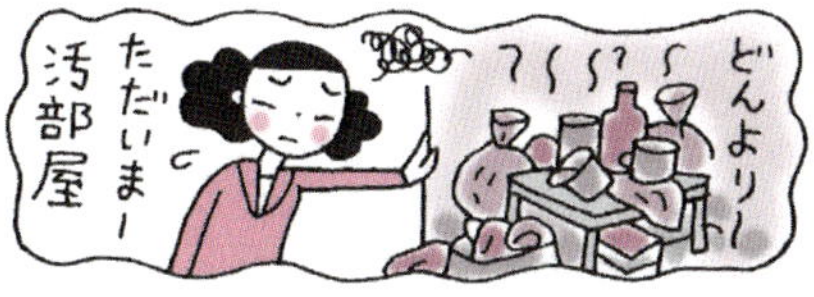
汚部屋
ただいまー
どんより～

↓

- 見あたらない

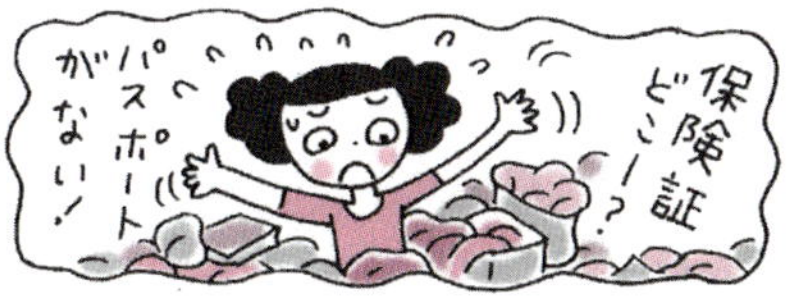
パスポートがない！
保険証どこー？

↓

- 行動に支障をきたす

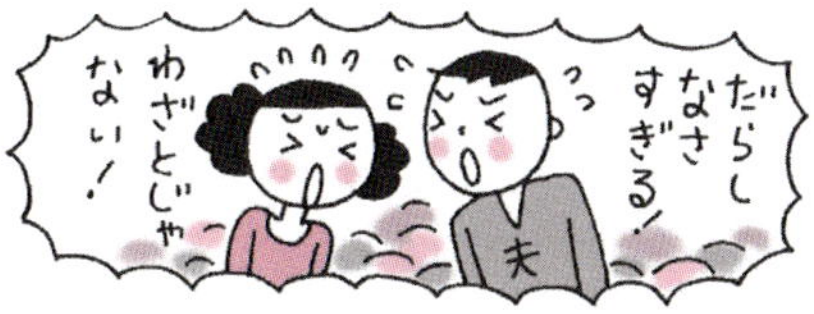
わざとじゃない！
だらしなさすぎる！
夫

↓

時間のロス

- バタバタしてなおさら散らかる

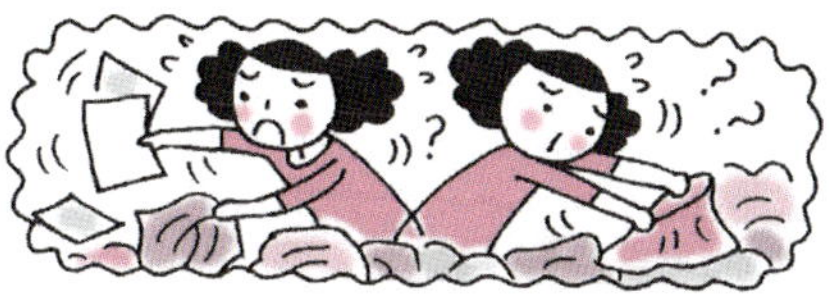

私ってダメ!!

大人のADHDのシーン別解決法④

体に悪いとわかっていてもタバコや酒がやめられない

わかっているのに禁煙できない、お酒を飲みすぎてしまう人は多いもの。つい目先の楽しみを優先してしまうのです。こんなときは、自分一人でなんとかしようとせず、専門家や家族に相談を。

目先の欲求が抑えられない

今の生活を少し変えて節制すれば、健康になれるとわかってはいても、目先の「吸いたい、飲みたい」という欲求を抑えることができません。ADHDの人は、努力を持続することが苦手なのです。

しかし、家庭を持つとそうとばかりは言っていられません。家族に対する責任があります。あなたが健康を害したら、あなたがつらいだけではなく、家族にも深刻な影響を与えます。

どうしても自己管理できないようなら、専門医の手を借りたり、家族に協力を頼んで、節制せざるを得ない状況をつくるのも一つの手です。

健康診断を受け自分の状況を把握する

年に1回は、必ず人間ドックや健康診断を受けましょう。できるだけ妻もいっしょに受けてもらいましょう。

自分一人だと受けるのがおっくうになったり、受けたとしても結果を聞かずに放置して、健康に役立てることができなかったりします。

年に1回は夫婦で受けると決めておけば、あなたが忘れていても、妻が引きずって連れて行ってくれるでしょう。

もちろん、結果も2人で聞きます。互いの健康状態を把握していれば、協力して生活改善に取り組めます。

さらに、ポイント制を導入してはどうでしょう。大人なのにごほうびに釣られるなんて、と思うかもしれませんが、ゲーム感覚でやれば、つらいことも楽しみに変わり、意外に続けられます。

あなたは禁煙、妻は3キロ減量などとそれぞれ目標を決めて競い合うと、ますますモチベーションがアップするに違いありません。

夫婦仲もよくなって一石二鳥ですね。

なぜ、体に悪いとわかっていても節制できないのか

健康対策 酒、タバコ、ダイエット、運動、塩分コントロール → **次の健診**

ADHDではない人

健康対策
- まじめにコツコツ
- 「体のためだ!」

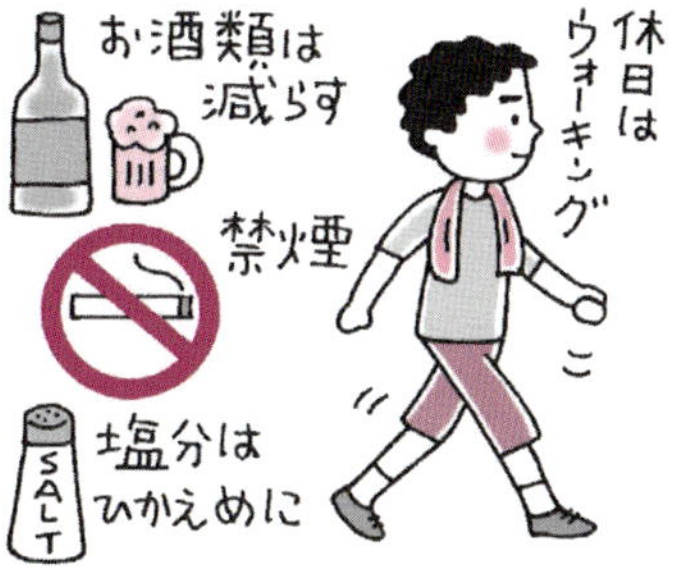
お酒類は減らす
禁煙
SALT
塩分はひかえめに
休日はウォーキング

→ **次の健診**
- 成果があがる
- 「よくがんばりました」

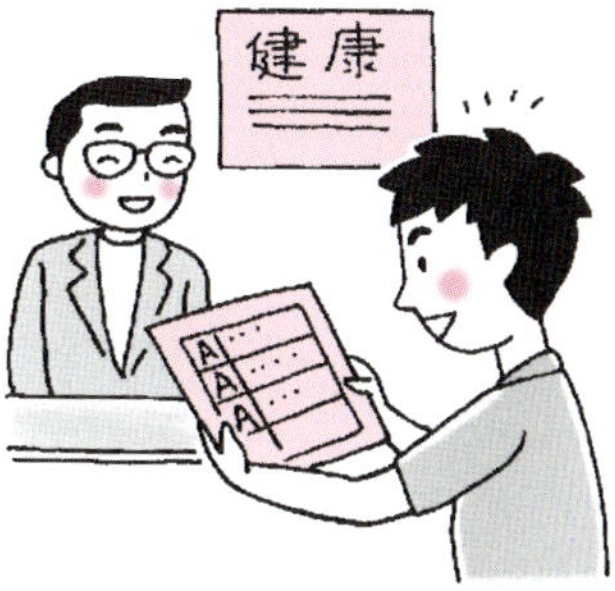
健康
A
A
A

ADHDの人

健康対策

「わかっているけど……」

「まあ、いいか!」

「明日からやろう」

「オレは大丈夫」

「オレの人生、好きに生きる」

必要性を認めない
何かと言い訳をする

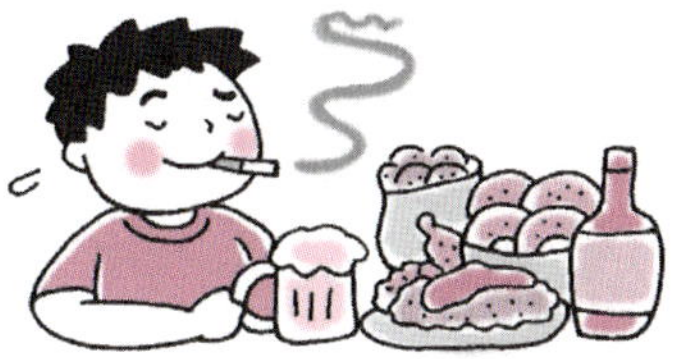

→ **次の健診**
- 結果が出ない

⬇

- 健康状態悪化

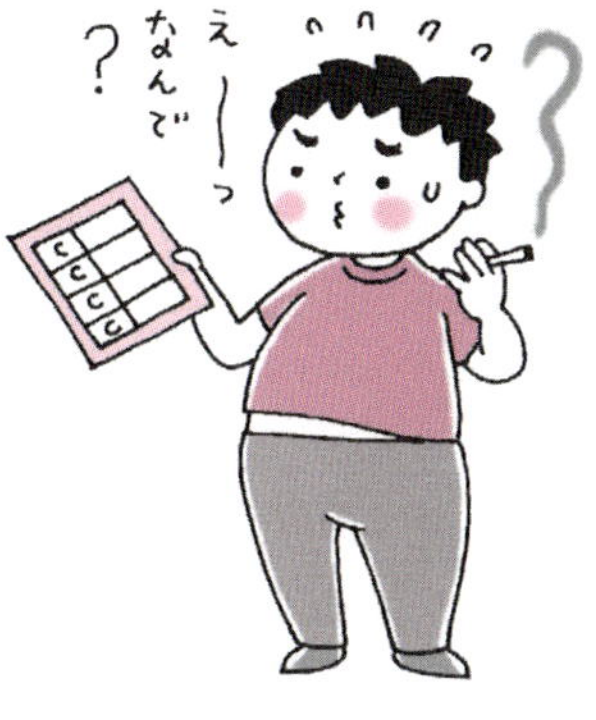
え
なんで

今のがまん、節制が将来の健康につながるのだが……

段取りよく家事ができない

家事は、毎日同じことの繰り返しです。瞬発力はあっても、持久力に乏しいADHDの人には苦手な作業。みんながやっていることなのに、なぜ自分はできないのだろう、と自信を失ってしまうこともあります。

普通の家事が一大プロジェクトに

家事はここで終わり、というわけにはいきません。毎日やり続けなくてはいけないのです。うまくやっても評価されるわけではないですが、生活の一部ですから、普通の人は淡々とこなしていきます。

ところがADHDの人は、順序立ててやるのも、いろいろなことをバランスよくやるのも苦手です。しかも、刺激が少なくて、モチベーションもあがりません。いやいや取り組むので、いつも段取りが悪く、時間ばかりかかってしまうのです。

時間の枠組みをつくろう

ワーキングマザーの場合は、平日は最低限の家事だけにします。仮に2時間家事に使えるとしたら、朝食・夕食の準備、洗濯、簡単な片づけを標準コースと決めて、これを実行することを目標にします。平日の家事はこの程度で十分と割り切り、ほかのことは週末に回します。

休みの日にはふだんより2時間程度多く時間をとって、平日にはできない家事に取り組みます。できれば、夫は庭掃除、子どもは子ども部屋の片づけと分担するといいでしょう。

完璧をめざさず、全体がそこそこきれいになればよしとします。

また、ふだんから気になるところをリストアップしておき、今日はテーブルの上を片づけると決めたら、気を散らさないで、それだけをやりきるようにしてください。

専業主婦の場合は、1日のおおまかなスケジュールをつくります。その際、子どもとかかわる時間、自分のリラックスタイムなども組み入れます。その日にやるべきこと、忘れてはいけないことはメモして、常に確認しましょう。また、買い物は月・水・金曜日、クリーニングは木曜日などと、曜日ごとのスケジュールもつくっておくといいでしょう。

なぜ、毎日の家事がうまくできないのか

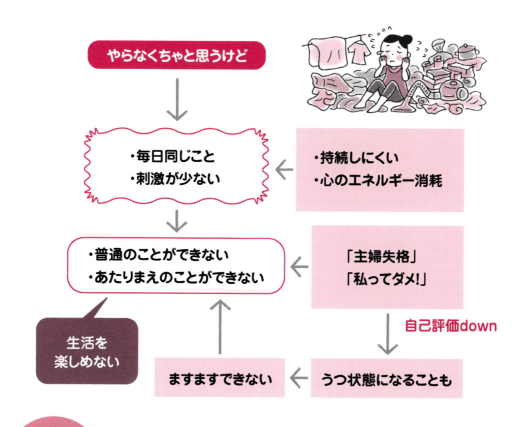

やらなくちゃと思うけど

↓

・毎日同じこと
・刺激が少ない

← ・持続しにくい
・心のエネルギー消耗

↓

・普通のことができない
・あたりまえのことができない

← 「主婦失格」
「私ってダメ!」

↓ 自己評価down

うつ状態になることも

→ ますますできない

↑（・普通のことができない／・あたりまえのことができない へ）

生活を
楽しめない

対策

ワーキングマザーの場合

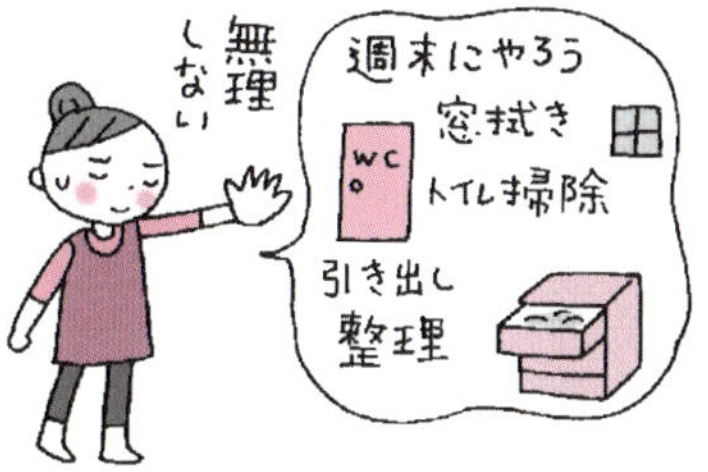

平日は最低限の家事だけにする。休日はふだんより２時間程多く時間をとって、平日にはできない家事に取り組む

専業主婦の場合

１日のスケジュール

6	洗濯機をまわす 朝食準備
7	送り出す
8	洗濯物を干す
9	休憩・スケジュールチェック
10	今日のポイント片づけ

１週間のスケジュール

	日	月	火	水	木	金	土
用事		買い物	クリーニング	買い物		銀行	
掃除		子ども部屋	キッチン	リビング	ポイント片づけ	洗面所	トイレ

おおまかな１日のスケジュール、１週間のスケジュールをつくる。子どもとかかわる時間、自分のリラックスタイムなども組み入れる

大人のADHDのシーン別解決法⑥

片づけられない

ADHDの人は食事の後片づけから整理整頓、収納まで、片づけという片づけが苦手です。どこから手をつければいいのかわかりません。でも、工夫しだいで片づけ上手になれます。

タイマーをセットして用意スタート！

「片づける」とは、収納や家事のシステムを決め、それを常に実行することです。いつも部屋が物であふれかえって足の踏み場がないという人はタイマーを用意してください。15分にセットして、スタート！ 15分間だけ片づけに集中しましょう。

タイマーが鳴ったらそこまでとし、続きはまた翌日に。

●床

まずはパッと部屋を見渡して、床に散らかっているいちばん目につくものを一カ所に集める。

●服

①一カ所にまとめる。②洗濯するもの、クリーニングに出すもの、洗濯の必要がないものに分ける。③洗濯をする。④クリーニングするものを袋に詰めて、休憩後、あるいは明日の○時などと決めてお店に持っていく。⑤洗濯の必要がなく、今の季節に着るものをハンガーにかける。⑥季節はずれのもの、汚れていないものは、衣装ケースや袋に入れる。⑦いらない服を捨てる。

●本

①仕事用と楽しみ用に分ける。②全部収納できるか、本棚を買うべきか、本を処分すべきかを考える。③処分する本を袋に詰める。

●書類

「特に大事なもの」を選び、お菓子の空き箱などに「大事なもの（よく使う）」「大事なもの（たまに使う）」と書き、わかりやすい場所に置く。

●子どものおもちゃ

いくつかのボックスを用意して、乗り物類、ブロックなど、5～6種類に分類し、分けて入れる。それぞれの箱におもちゃの絵を描いておくと、子どもも片づけやすい。

●夫が散らかしたもの

夫の領域をどこか（たとえば書斎）に決めておき、そこだけは散らかっていてもひとまずよしとする。

そのかわり、ほかの場所は散らかさないよう、協力してもらう。

超簡単！15分片づけ法

1 タイマーを用意

・好きなCDでもOK

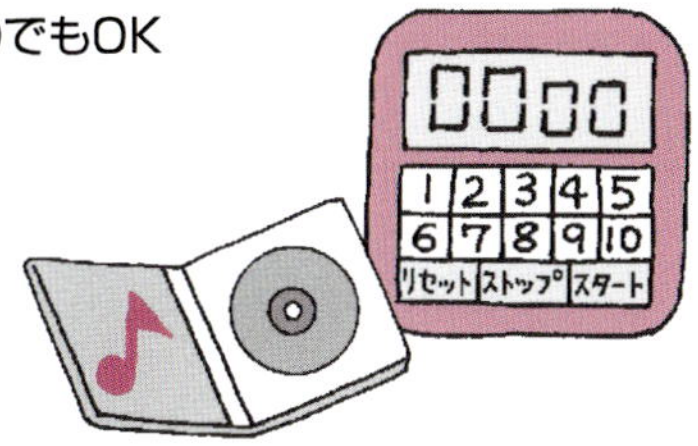

2 15分にセット

・片づけスタート!
・タイマーが鳴るまで一心に片づける

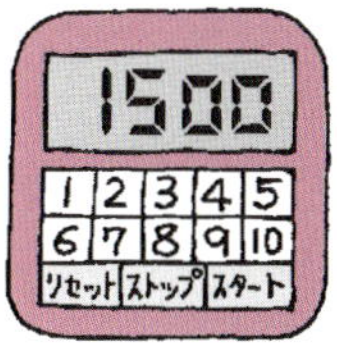

3 まずは床に散らばっているものを一カ所に

・床に物がないと気持ちがよい
・片づけた気分になる

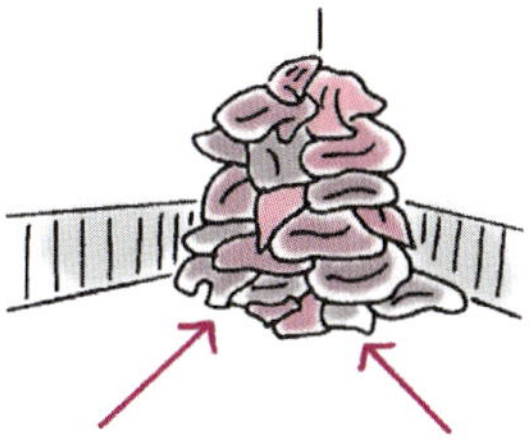

4 服は仕分けする

・家で洗濯するもの、クリーニングに出すもの、今着るもの、季節はずれのもの、捨てるもの

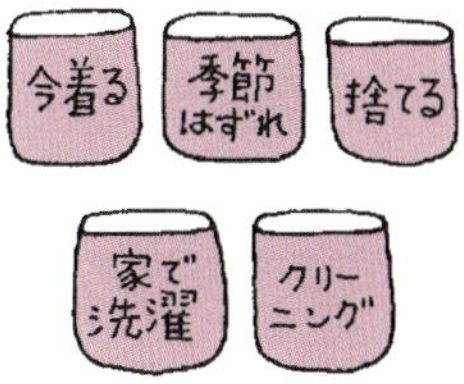

5 本は仕事用、楽しみ用に分ける

・収納スペースが不足している場合は、本棚を買うか、いらない本を捨てる

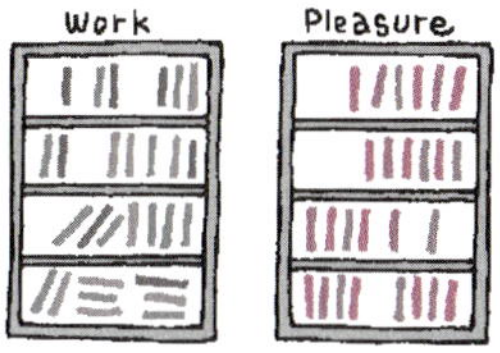

6 書類は重要なものだけ選び出して、場所を決めて保管

・大事なもの（よく使う）
・大事なもの（たまに使う）
・あとは捨てる

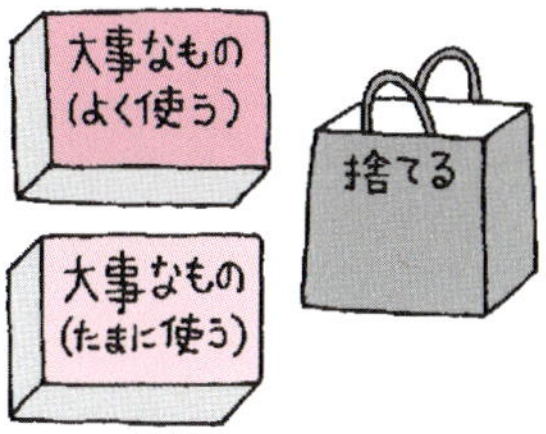

7 子どものおもちゃ

・5〜6個の箱に分類して入れる
・箱に、入っているおもちゃの絵を描く
・できるだけ子どもに片づけさせる

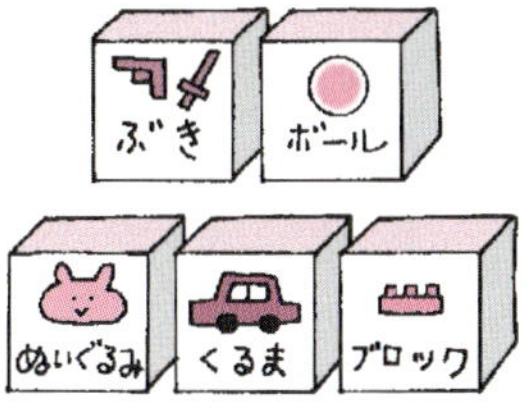

8 夫のもの

・場所を決めて、そこだけは散らかしOKとする

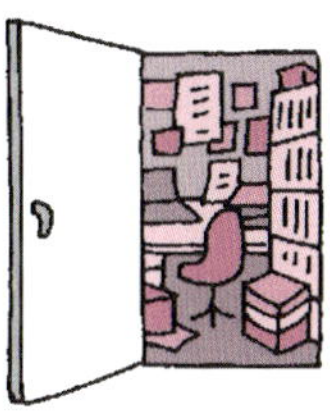

＊定期的に掃除のプロを頼むのも一つの方法

すぐに忘れてしまう

ADHDの人は、「あれ？　今日までにこのハガキを出さなくてはいけなかったのに」「しまった！　書類を持って出るのを忘れた」と何もかも忘れてしまいます。そのため、スムーズに日常生活が送れません。

メモリー不足は大人になっても治らない

やるべきことを先延ばしにしているうちにすっかり忘れてしまう、置いた場所を忘れる、どこにしまったか忘れる、その日の予定をうっかり忘れてしまう、今聞いたことを忘れる——。だれでもこういうことはありますが、ADHDの人はいつもこの調子です。

そのため、一からやり直さなくてはいけなかったり、探し物に時間がかかったり、業務を遂行できなかったりします。

他人にも迷惑をかけることが多く、反省はするのですが、同じ失敗を繰り返してしまいます。

本人には悪気はなく、ただ記憶のお盆にのせられる量が、通常の人より少ないだけなのです。

なんとか大人の知恵で、少なめの記憶を補わなければなりません。

とにかくメモをとって必ず確認する

脳のメモリー不足を補う最も有効な手段は、書くことです。聞くだけより、書くことによって、記憶は定着しやすくなります。

もちろん、ただ書いただけではダメです。常に確認し、メモを活用することを忘れないようにしましょう。

外出や仕事、買い物の予定をはじめ、持ち物、その日にやるべき家事などを、①とにかくメモする、②メモを見ることを忘れない、ことが大切です。

さらに、今週、今月やることをメモ帳やカレンダーに書き込み、毎日チェックします。持ち物はリストにし、手順は手順表を作って、忘れるのを防ぎましょう。

最後の決め手は玄関のドアです。どうしても忘れてはいけないことをリストにして玄関ドアに貼り、確認してから出かける習慣をつけるといいでしょう。

忘れないための工夫をしよう

1 先延ばし癖をやめる

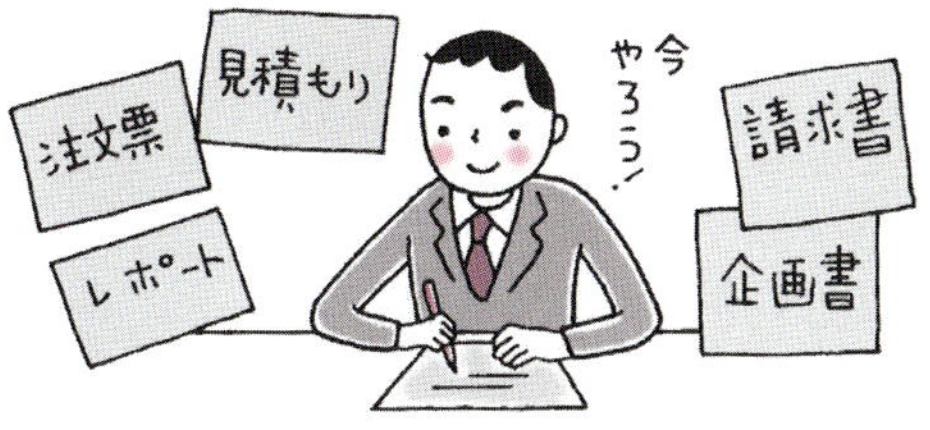

先延ばしにしているうちに、全部忘れてしまう

2 メモする

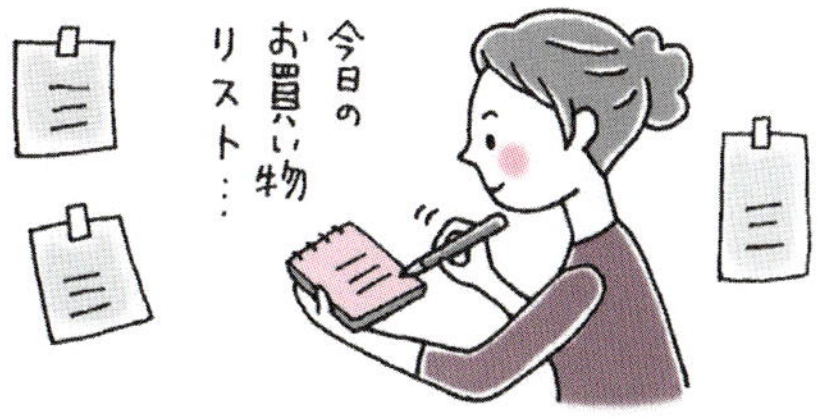

これがいちばん。ただし、書いたものを見ないと意味がない。確認する癖をつける

3 予定表を書く

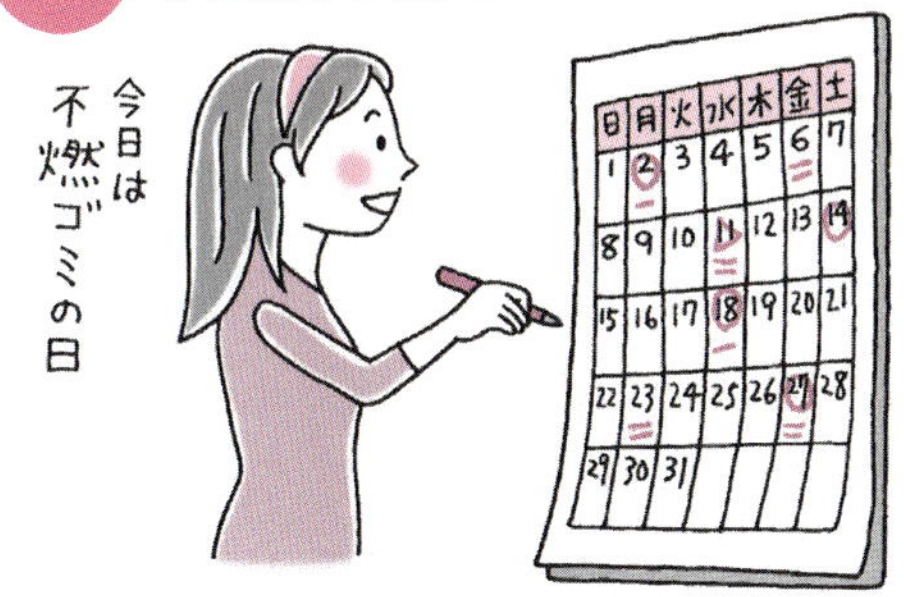

カレンダーなどに、今日、今週、今月の予定を書き入れ、毎日チェックする

4 タイマーやアラーム機能を活用する

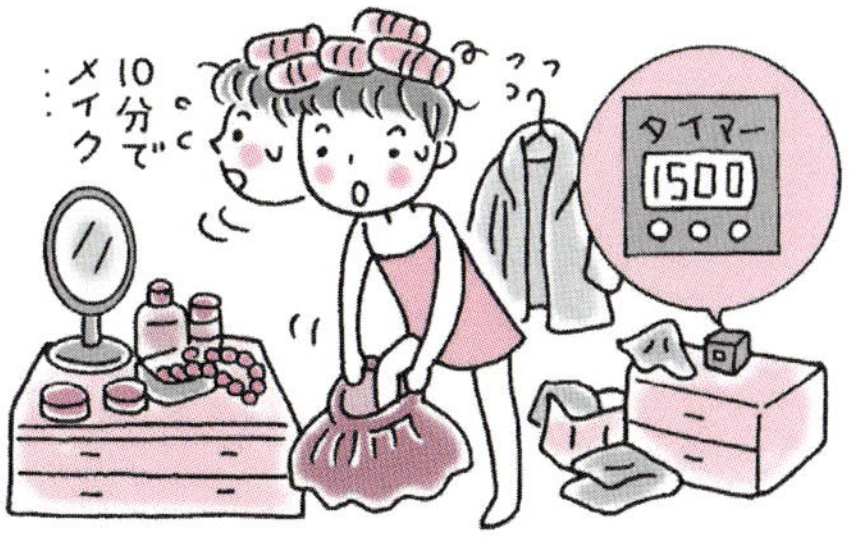

1時間後に外出予定というときなどは、タイマーをセット。携帯のアラーム機能なども活用しよう

5 翌日の準備は前の晩に

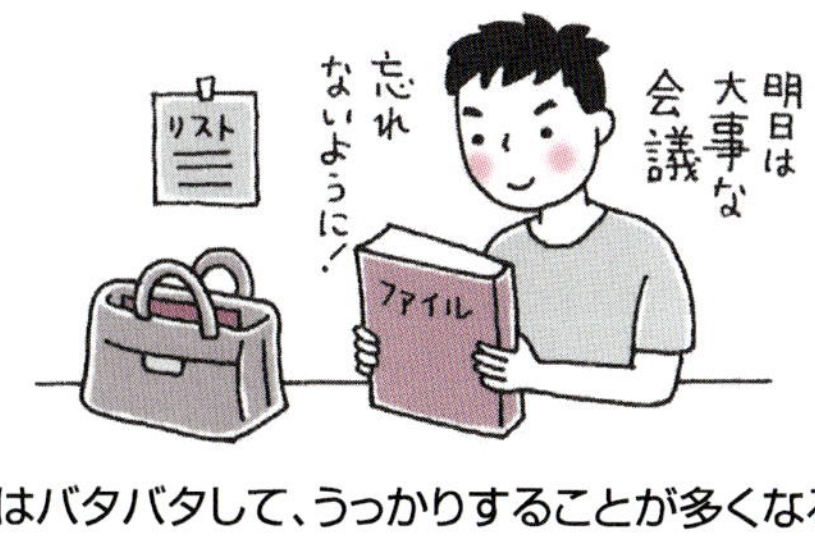

朝はバタバタして、うっかりすることが多くなる。前日の夜に、必要なものをカバンに入れておくと安心

6 玄関ドアに貼り紙をする

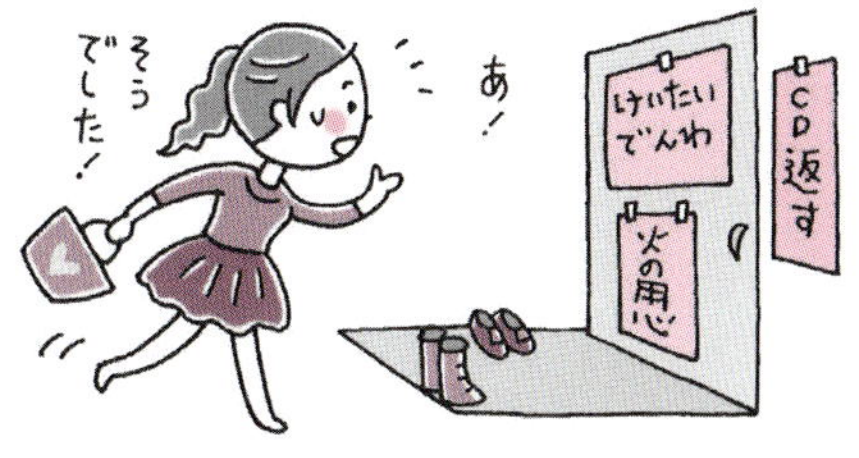

どうしても忘れてはいけない物や予定は、紙に書いて玄関ドアに貼っておく

大人のＡＤＨＤのシーン別解決法⑧

事務処理、学校への連絡がうまくできない

ＡＤＨＤの人は、面倒なことは後回しにしがちです。学校行事への参加申し込みを忘れたり、同窓会の出欠の返事を忘れたり。てきぱき事務処理をしないと、みんなが迷惑します。

困るのは自分だけではない

家庭の主婦はさまざまな事務処理をしなくてはいけませんが、こうした事務的な手続きが、ＡＤＨＤの人は苦手です。

たとえば、クラスの親睦会の出欠の返事などは、どちらかに丸をつけて出せばいいだけなのですが、そのうち、そのうちと思っているうちに忘れてしまいます。

また、子どもには「学校からのプリントを見せなさい」と、口を酸っぱくして言っているのに、自分は学校への提出を忘れてしまうのです。

会費の払い込みを忘れたり、参加申し込み書の提出が遅れたりすると、先生にも迷惑をかけてしまいますし、子どもが困った事態に陥ることもあります。自分が非難されるだけではすまない、ということをまず肝に銘じましょう。

先延ばしにしないですぐにやる

自分が事務処理能力に乏しいことを自覚し、その対策を考えることが大切です。

第一に、先延ばしにするのをやめましょう。面倒だからと先延ばしにしていると、忘れてしまったり、書類をなくしてしまい、結果的に放置することになります。

そうして放置すればするほど、よけいな手間が増え、面倒なことになります。また、ため込めばため込むほど、ますますやる気がなくなります。やるべきことはすぐにやってしまうのが、いちばん簡単で楽な方法です。

その日、ただちに処理できないものは、事務処理専用の箱を作って、そこに入れるようにします。

夫にも協力を頼み、滞っているものはないか、ときどきチェックしてもらったり、インターネットを利用して振込みなどを手伝ってもらうといいでしょう。

なぜ、事務的なことができないのか

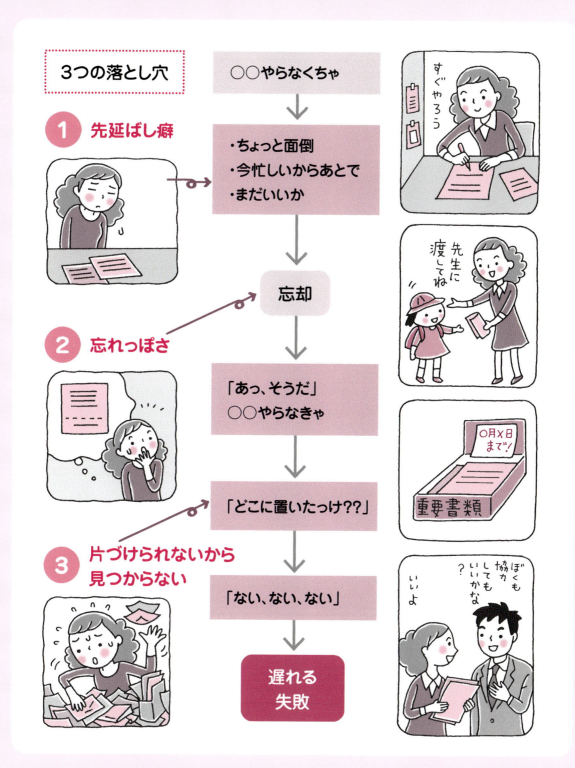

3つの落とし穴

○○やらなくちゃ

↓

1 先延ばし癖

→

- ちょっと面倒
- 今忙しいからあとで
- まだいいか

↓

忘却

← **2 忘れっぽさ**

↓

「あっ、そうだ」
○○やらなきゃ

↓

「どこに置いたっけ??」

← **3 片づけられないから見つからない**

↓

「ない、ない、ない」

↓

遅れる
失敗

親子関係、夫婦関係がうまく築けない

ADHDの特徴が裏目に出て、親子関係や夫婦関係がぎくしゃくすることがあります。そのために、自信を喪失し、ますます家族関係がおかしくなることも。ありのままの自分を認め、愛してあげましょう。

うまくいかないのはADHDのせい

ADHDのお母さんは態度が一貫せず、気まぐれな対応をしがちです。あるときはいいと許可したことも、あるときはダメと言います。判断の基準がよくわからないので、子どもは混乱します。

また、肝心なことを忘れてしまったり、せっかちで何かにつけ子どもをせかしたりします。そのうえ、思いどおりの結果が出ないと、すぐに感情的になって怒るので、子どもは反発します。

このような態度は夫に対しても同じです。家事や子育てがうまくいかないと感情的になり、言い争いが絶えません。

その結果、何をやってもダメだと自分を責め、自信をなくしてしまいます。

でも、うまくいかないのはあなたのせいではなく、ADHDのせいなのです。こう考えるだけで、ずいぶん気が楽になりませんか？

自分の苦手なことは素直に認め、夫や子どもに助けてもらいましょう。家族で十分に話し合い、決めたことを紙に書き留めておきます。やさしい言葉やうれしかったことも書き留め、つらいときにはそれを見て励みにするといいでしょう。

自己評価を高めいつも笑顔で

ADHDの人はマイナス思考に陥りがちです。失敗が多いので、物事をついつい悲観的に見てしまうのです。でも、あなたにもよい面がたくさんあります。自分で気づいていないだけです。

自分がどんな思考パターンに陥りやすいかを客観的に分析し、気持ちを切り替える訓練をしましょう。

こうして、自分に自信を持てれば心に余裕ができ、笑顔でいられるようになります。これが家族円満のいちばんの秘訣です。

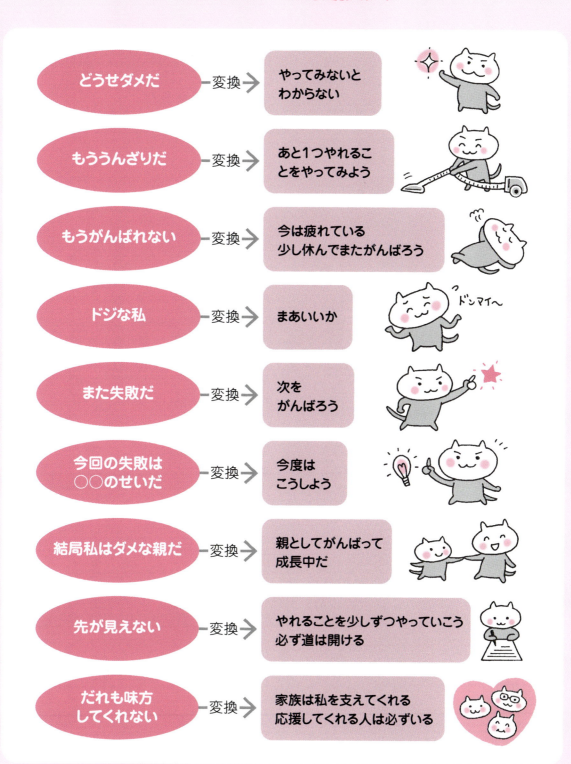

メッセージ変換表

どうせダメだ —変換→ やってみないと
わからない

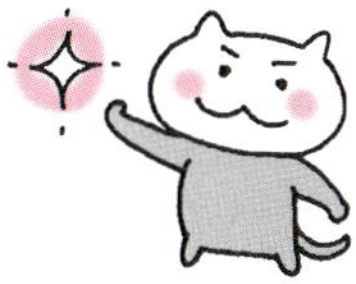

もううんざりだ —変換→ あと1つやれるこ
とをやってみよう

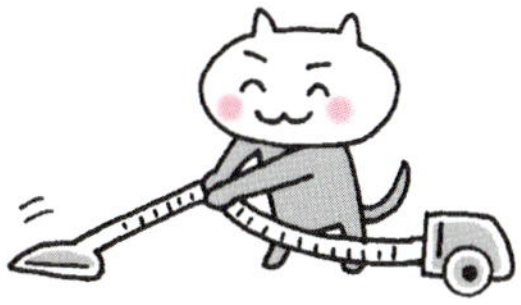

もうがんばれない —変換→ 今は疲れている
少し休んでまたがんばろう

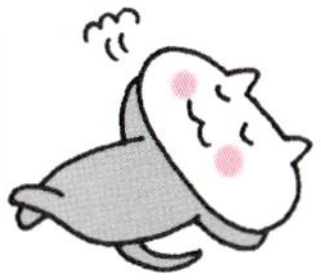

ドジな私 —変換→ まあいいか

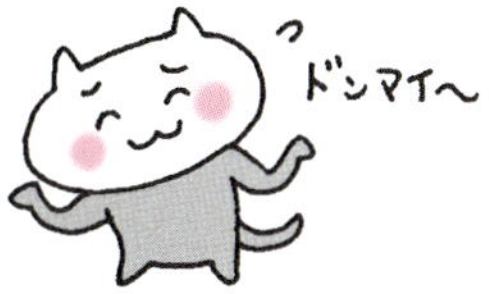

また失敗だ —変換→ 次を
がんばろう

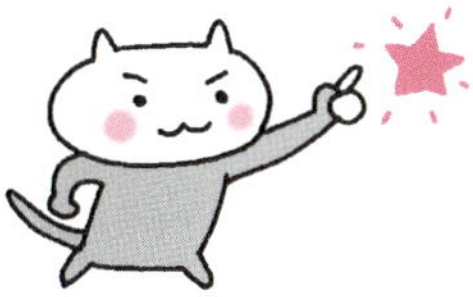

今回の失敗は
○○のせいだ —変換→ 今度は
こうしよう

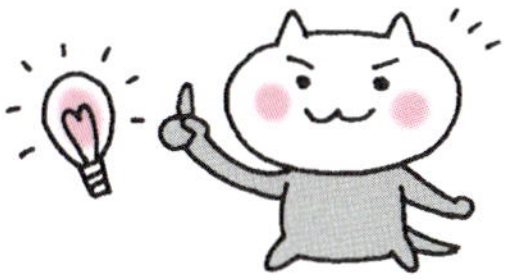

結局私はダメな親だ —変換→ 親としてがんばって
成長中だ

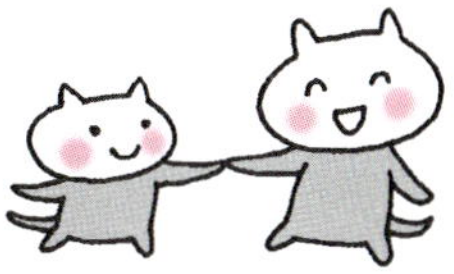

先が見えない —変換→ やれることを少しずつやっていこう
必ず道は開ける

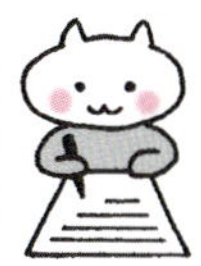

だれも味方
してくれない —変換→ 家族は私を支えてくれる
応援してくれる人は必ずいる

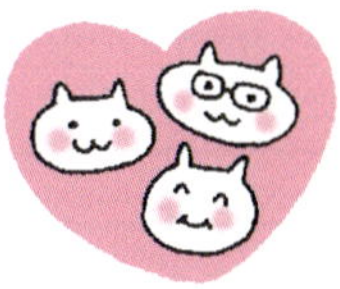

大人のアスペルガー症候群の特徴

アスペルガー症候群の基本的な特徴は、大人も子どもも変わりません。コミュニケーションをとるのが苦手なため、誤解されがちで、空気を読めないヤツというレッテルを貼られることもあります。

相互的なやりとりが苦手

アスペルガー症候群の人は、相互的なやりとりが苦手です。

つまり、話しかけられたら返事をし、あいさつをされればあいさつを返す、相手がニコッと笑えば自分も笑顔を返す――、このように、相手の会話やしぐさ、表情に対してこちらが適切に反応し、それをまた相手が受けとって返すのが、相互的なやりとりです。これを繰り返すことによって、コミュニケーションは円滑に進んでいきます。

定型発達の人は自然に相互的なやりとりができるのですが、アスペルガー症候群の人は、一方的に話し続けるか、相手が話すのを聞くばかりになりがちです。そのため、会話が続かず、いつのまにか孤立してしまうことがあります。

特徴を生かせば社会で通用する

その場の状況を的確に読んだり、臨機応変に対応するのも苦手です。

上司やお客様に敬語を使わずタメ口でしゃべってしまったり、忙しくて同僚が残業しているのに、自分一人定時に帰ってひんしゅくを買ったりします。でも、自分では何が悪いのかよくわかりません。

突然の変更に弱いのもアスペルガー症候群の特徴です。大人になってもその傾向は残り、突然の会議にパニックになったり、急な出張に対応できなかったりします。

このようなことが積み重なって会社に居づらくなり、職を転々とする人も少なくありません。

しかし、自分の適性を知って生かすようにすれば、社会適応もしやすくなります。

営業職や接客業は難しくても、専門的な知識や技術を要する仕事、忍耐力や集中力が必要な仕事、芸術的な感性が求められる仕事などが向いている場合もあります。

大人のアスペルガー症候群の特徴

●相互的なやりとりが苦手で会話のキャッチボールができない

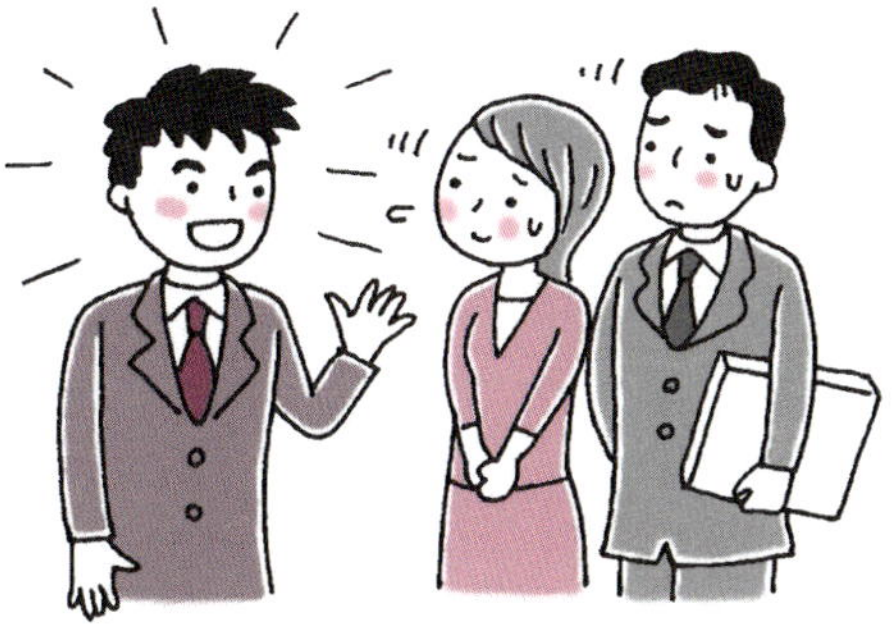

- ●一方的に話し続ける（積極奇異群）
- ●相手の話をひたすら聞いている（受動群）
- ●よけいなことを言ったり、心に思ったことをストレートに言ってしまう

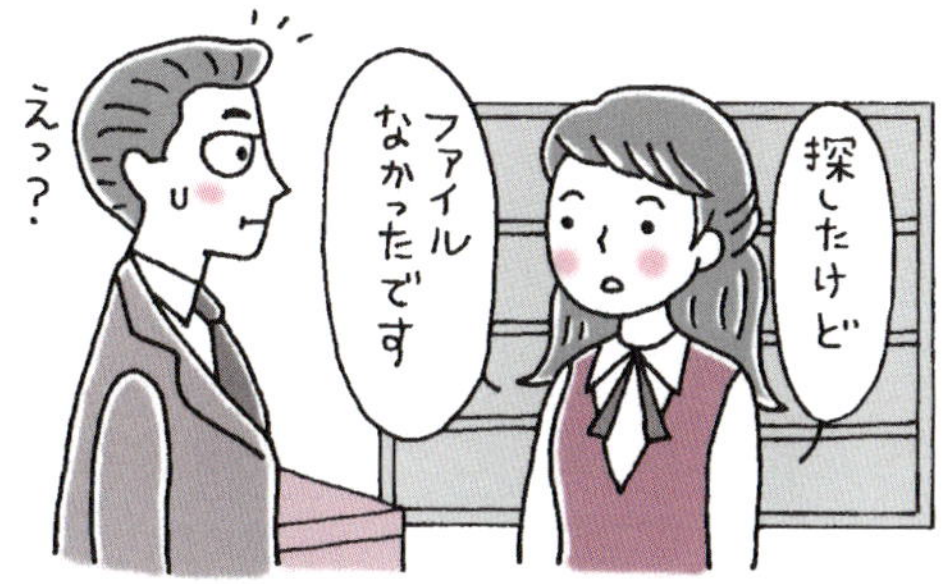
探したけど
ファイルなかったです
えっ？

●礼儀知らずだったり非常識な行動をとったりする

- ●敬語を使わない
- ●自分が悪くても謝らない

●臨機応変に対応できない

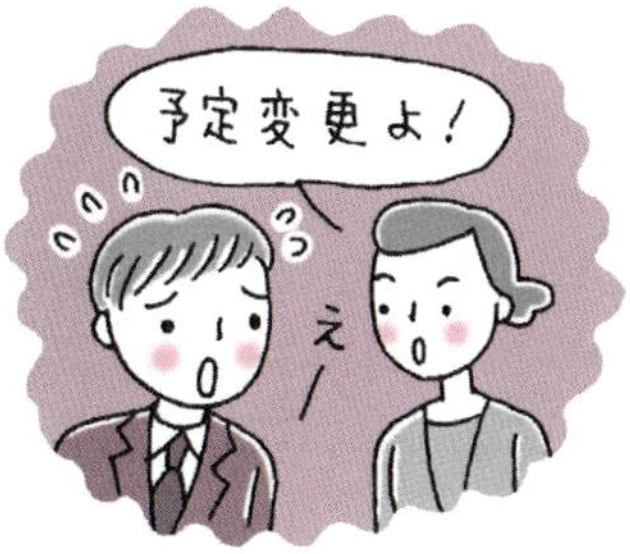
予定変更よ！
え

- ●突然の会議の変更や中止に、ついていけない
- ●自分の仕事が終わったら、何をすればいいのかわからない
- ●アフターファイブに誘われると、いつも断る

アスペルガー症候群のいい面

- ●既成概念にとらわれず感性が鋭い
- ●自由な発想で自分の思ったとおりに行動する
- ●単調な作業もいやがらないでやり抜く
- ●記憶力がよい
- ●独特の感性を持っている
- ●自分が関心のあることには集中力を発揮する
- ●生真面目に物事に取り組む

コミュニケーションの3つの大事な言葉

「ありがとうございます」「申し訳ありません」「恐れ入ります」は、仕事を円滑に進めるためになくてはならないコミュニケーションツールの3つの宝。上手に、こまめに使いましょう。

業務上のコミュニケーションの3つの宝

「恐れ入ります」「ありがとうございます」「申し訳ありません」

これらの言葉は仕事でのコミュニケーションの3つの宝です。これさえ言えれば、たいていの場面は切り抜けられます。

相手の目を見ながら、にっこり笑って言うと効果的です。言葉だけよりも相手に伝わりやすくなるのです。

「ありがとうございます」で人間関係がなめらかに

「ありがとうございます」はコミュニケーションが苦手な人にとって、頼もしく心強い味方になります。

「ありがとうございます」と言われると相手は心がやわらぎます。

「仕事だから、やってあたりまえ、当然」「ありがとうなんて言う必要がない」と思わないで、「ありがとうございます」と声に出して感謝やねぎらいの気持ちを伝えましょう。

コミュニケーションが不器用でも、「ありがとうございます」をこまめに言うと、印象がよくなります。

逆に「ありがとうございます」と言わないと、意図していないメッセージが相手に伝わってしまうこともあります。たとえば、

「あなたの仕事に満足していない」

「私はあなたに不満がある」

などといった具合です。

「申し訳ありません」「恐れ入ります」を上手に使おう

ビジネスの場面では、さまざまなトラブルが起こったり、行き違いが起こりがち。すまないという気持ちを伝えるには、「申し訳ありません」という言葉が役立ちます。こまめに使うとよいでしょう。

また、「恐れ入ります」は、相手の注意を喚起するとき、話のとっかかりをつくるため、相手の好意にこたえるときに役立ちます。

仕事で大切な言葉トップ3

ビジネス会話全般では、普通の会話より、ていねいさが必要。特に役立つのがこの3つです。
「恐れ入ります」「ありがとうございます」「申し訳ありません」

こんな会話をしていませんか

積極奇異型 新しいプロジェクトの企画書を課長に見てもらおうとしている鈴木さん。

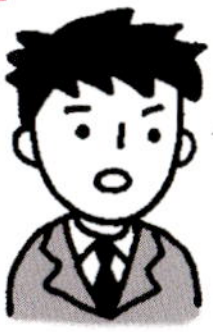
鈴木

「課長。これ見といてください!」 ×

とぞんざいに企画書を課長の机に置きます。

これでコミュニケーション力がアップ!

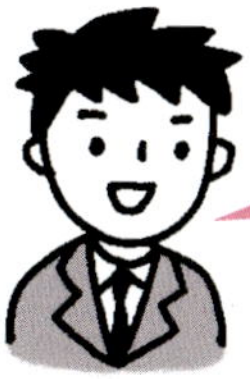

「課長。お忙しいところを恐れ入りますが、企画書を見ていただけますでしょうか」 ○

と丁重にお願いします。

受動型 今日取引先に見せるはずの商品見本が間に合わない。

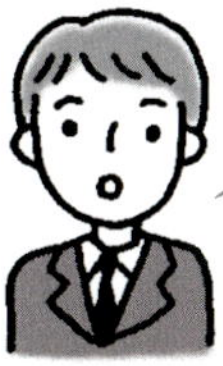
田中

「すみません。間に合わないみたいで」 ×

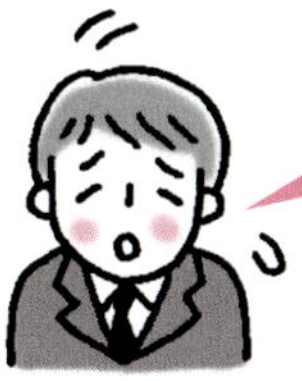

「大変申し訳ありません。手違いで本日は商品見本が間に合わないとのことです」 ○

きちんと謝ることで、この時点でできることはクリアしました。

アドバイス **ていねいな言い回しによって、上司との人間関係、取引先との仕事を円滑に進めることができるのです。**

思ったことをすぐ口に出してしまう

思ったことをすぐに口にしてしまうと、相手が傷ついたり、あなたが誤解されてしまうおそれがあります。言っていいことかどうか、よく考えてから発言するようにしましょう。

言ってはまずいことも言ってしまう理由とは

アスペルガー症候群の人は、思ったことをそのまま言ってしまう傾向があります。

たとえば、「あなたは太っているね」と女性に言ったらどうでしょう。本当に太っていたとしても、相手はいやな気分になるにちがいありません。

わざわざ口に出して、あなたが得することは何もありません。なのに、なぜ言ってしまうのでしょう。

アスペルガー症候群の人が、思ったことをストレートに言ってしまう理由として、次のようなことが挙げられます。

●間違ったことをそのままにしておきたくない、ウソが嫌い、気づいたことは言いたい。

●まわりのことを考えて、言わずにおくことができない。自分の発言が相手にどう受け止められるかを考えていない。

●感情的になって、ふだんなら言わないようなことまで言ってしまう。感情のコントロールができなくなる。

状況を考えて発言することが大切

たとえそれが真実であり、口にすることが正義であったとしても、状況を考えて発言しないと、まわりの人に嫌われてしまいます。

場合によっては、あなたがいると話がスムーズに進まないからと、仲間外れにされることもあります。

このように、不利な状況に追い込まれるおそれがありますので、思ったことをすぐに口にするのはやめましょう。

どうしても言いたいことがあったとしても、ぐっとがまんして、家に帰って冷静に考えてみましょう。信頼できる友達に、言っていいかどうか聞いてみるのもいいでしょう。

それを言ったら相手はどう感じるだろうと、発言する前に考える習慣をつけることが大切です。

思ったことをすぐ口にするとこう思われる

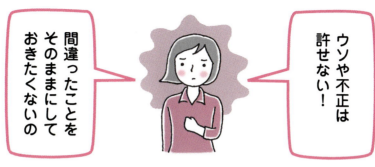

ウソや不正は許せない！

間違ったことをそのままにしておきたくないの

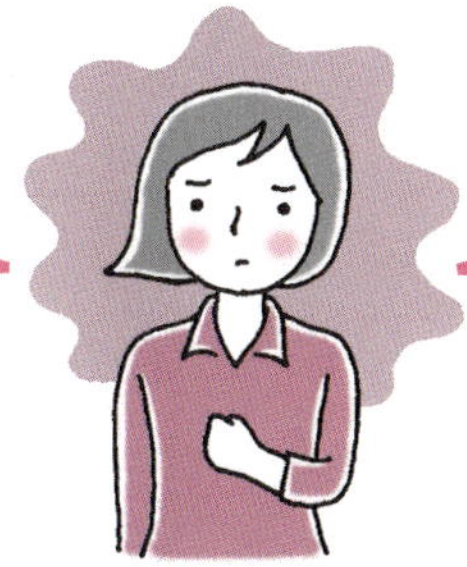

本音を言うことが自分にとって
不利益を招くことに気づいていない

1 あいつ、考えなしに何でも口にするから、面倒。話がややこしくなるから、情報を回さないでおこう

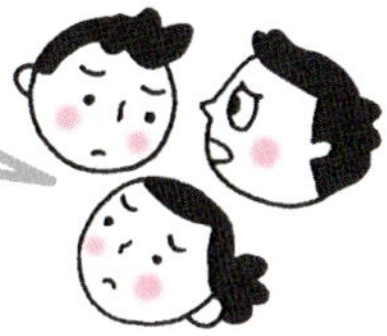

→ **仲間外れになる**

2 彼女の言うことは正論だけど、あんな言い方だと相手のダメージが大きい。まとまる話もまとまらなくなる

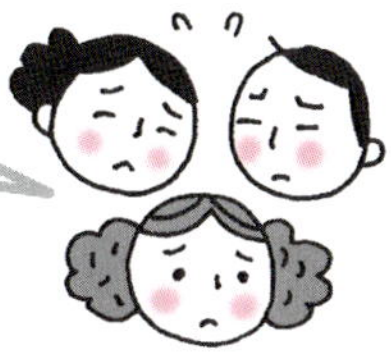

→ **空気を読めない人だと思われる**

3 みんなそう思っているんだから、何も今、わざわざ言わなくてもいいのにね

→ **和を乱す人、目立ちたがりやだと思われる**

4 わかるけど、その言い方はないよね～

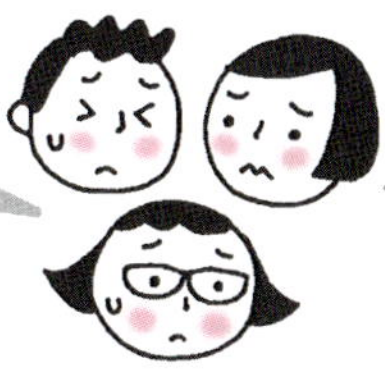

→ **配慮のない人と思われる**

仕事をうまく進められない

アスペルガー症候群の人は、仕事をやる気はあるのですが、変な勘違いをしたり、何をやるべきなのかをよく理解できず、失敗しがちです。職場での基本的なルールを知っておきましょう。

仕事の基本はほうれんそう

職場では、幅広い年代の、より多くの人とのコミュニケーションが求められます。

年齢や立場、考え方や感じ方も違う人たちとの関係をうまく築いていくには、情報を共有して、いっしょに考えていく必要があります。

つまり、あなたが任されている仕事について、その仕事にかかわるチーム全体が状況を理解していなければなりません。

そのためには、「ほうれんそう」が必須です。よくいわれることですが、これが仕事の基本です。

「ほう」とは「報告」です。仕事の結果や途中経過、トラブルも含めて、必ず上司やチームの人たちに報告しましょう。「れん」は「連絡」です。予定や必要な情報は常に連絡して、共有します。「そう」は「相談」です。不安なことや疑問点があったら、自分一人で悩まず、相談しましょう。トラブルが起きたときも、早めに相談して、上司などからアドバイスを受けましょう。

「ほうれんそう」の際には、できるだけ文章にまとめるといいでしょう。そのほうが、あなたの情報や考えが伝わりやすくなります。

ただし、文書にするのに時間がかかりすぎては意味がありません。簡潔明瞭に書くことを心がけてください。

上司の指示がわかりにくいとき

仕事を円滑に進めるには、上司の指示を的確に聞きとらなければなりません。

よく理解できないときは「すみません。確認なのですが、……ということでよろしいでしょうか」と聞いてみましょう。また、「ご指示いただいたことをまとめてみたのですが、これでよろしいでしょうか」と、書いたものを見せてもいいでしょう。

仕事を円滑に進める基本

報告、連絡、相談をまめにする

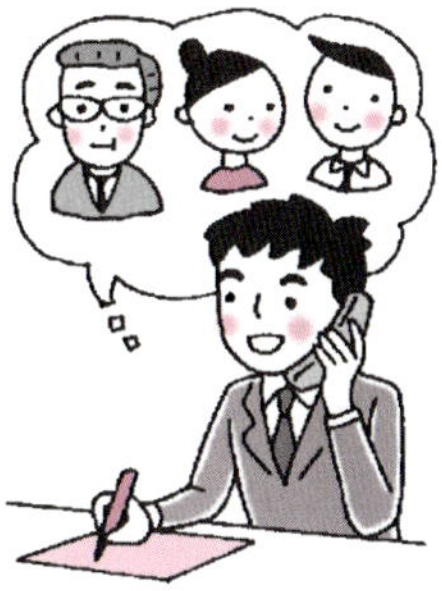

上司やチーム仲間と情報を共有することが大切

チームの一員として仕事をしていると理解する

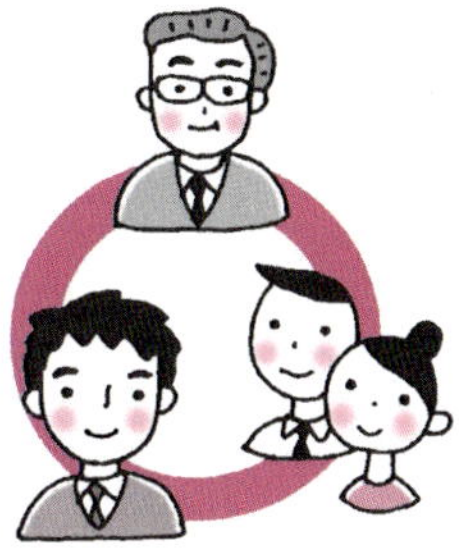

あなた1人で仕事をしているのではない

相手の立場を考える

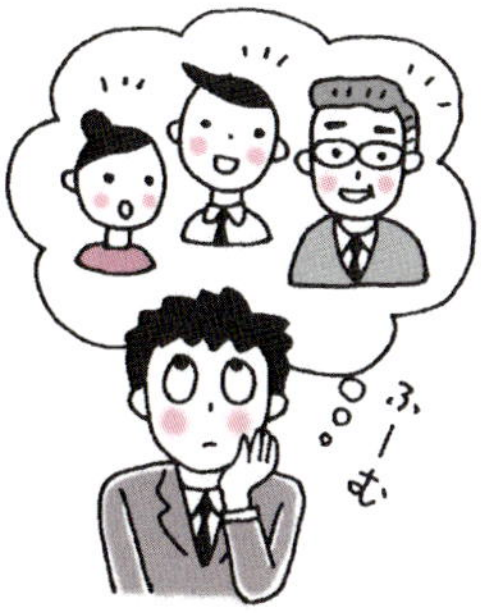
ふーむ

自分の考えだけが正しいわけではない。相手の言い分にも耳を傾けよう

没頭しすぎず全体を見る

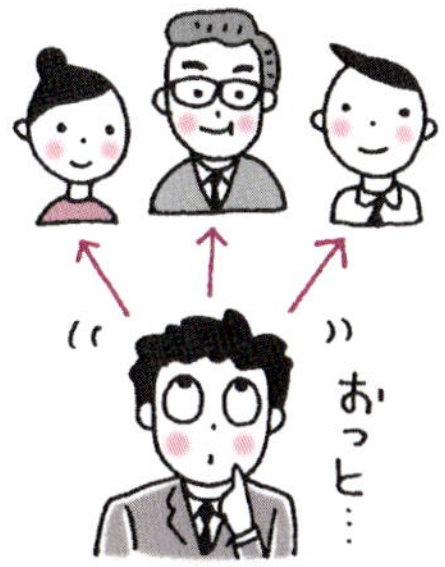
おっと…

自分のやっていることだけに夢中にならないで、全体を見渡す余裕を持とう

上司とのつきあい方

●敬語をきちんと使う

タメロはダメ。ていねいな言葉遣いを心がけよう

●指示がわかりにくいときは確認する

×

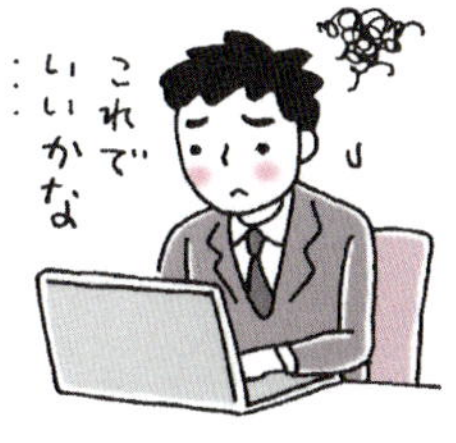
これでいいかな…

よくわからないので、あてずっぽうでやってしまう

×

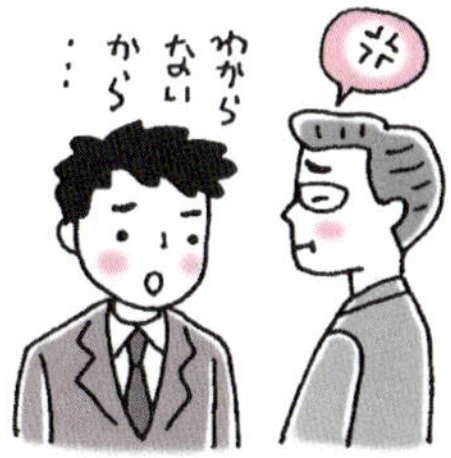
わからないから…

「わからないから、もう1回言ってください」と言う

○

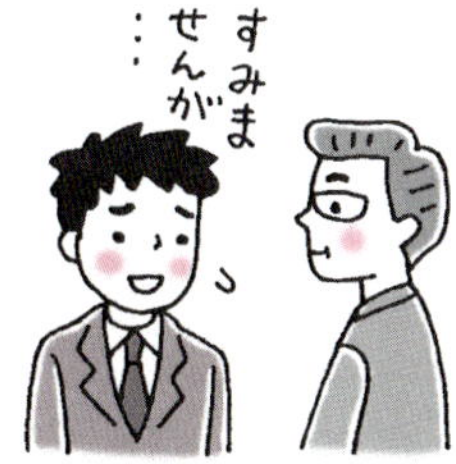
すみませんが…

「すみませんが確認なのですが、……ということでよろしいでしょうか?」とていねいに聞く

○

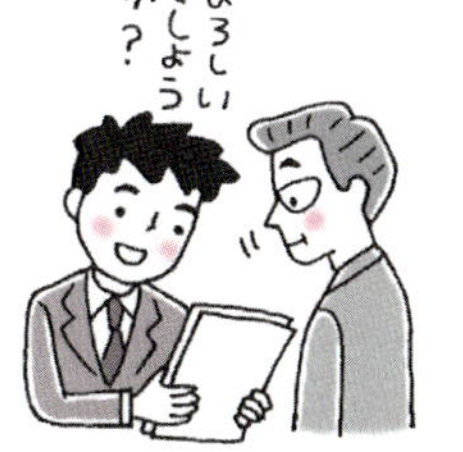
よろしいでしょうか?

「ご指示いただいたことをまとめてみたのですが、これでよろしいでしょうか?」と書いたものを見せる

話がくどくてわかりにくい

大人のアスペルガー症候群のシーン別解決法④

細かいことをくどくど言ったり、自分の興味のあることを延々と話したり、あちこち話が飛んだりすると、相手は聞く気を失ってしまいます。まず結論から言うクセをつけましょう。

会話をするときにはこんなことに注意して

アスペルガー症候群の人は、ささいなことにこだわり、ついくどくど言ってしまいがちです。「話が長い」「何が言いたいのかわからない」などと言われたことはありませんか？

わかりやすく話すには、次のようなことに注意するといいでしょう。

●先に結論を言う

話がどこに向かうのかがわからないと、相手はイライラします。

●細かいことにこだわらない

話がかみあわないときや何度言っても相手が理解してくれないときは、自分が細かいことにこだわっているのだと考え、話題を切り替えましょう。なんとか理解させようと、くどくど言えば言うほど、相手はうんざりして、聞く気をなくします。

●自分ばかりしゃべらない

アスペルガー症候群の人は、つい自分の興味のあることをしゃべり続けてしまう傾向があります。どんなに自分が楽しくても、相手を退屈させてしまっては、よいコミュニケーションとはいえません。

うっかりしゃべりすぎてしまった、と気づいたら、素直に謝りましょう。「すみません。私ばかり話してしまって……」と言って、相手に話すように促します。

あらかじめ、「私は話が長くなりやすいので、そうなったら遠慮なくおっしゃってくださいね」と断っておくのもいいでしょう。

相手の退屈のサインに気づく

相手が次のようなしぐさや行動を見せるときは、話を切り上げるようにしましょう。あなたの話に飽きたというサインですから。

●話題を変えようとする

●あまりあなたのほうを見ない。視線をそらしたり、よそ見をする

●ため息をつく

●席を立つなど、無駄な動作をする

スムーズに会話を進めるコツ

まず、結論を言おう

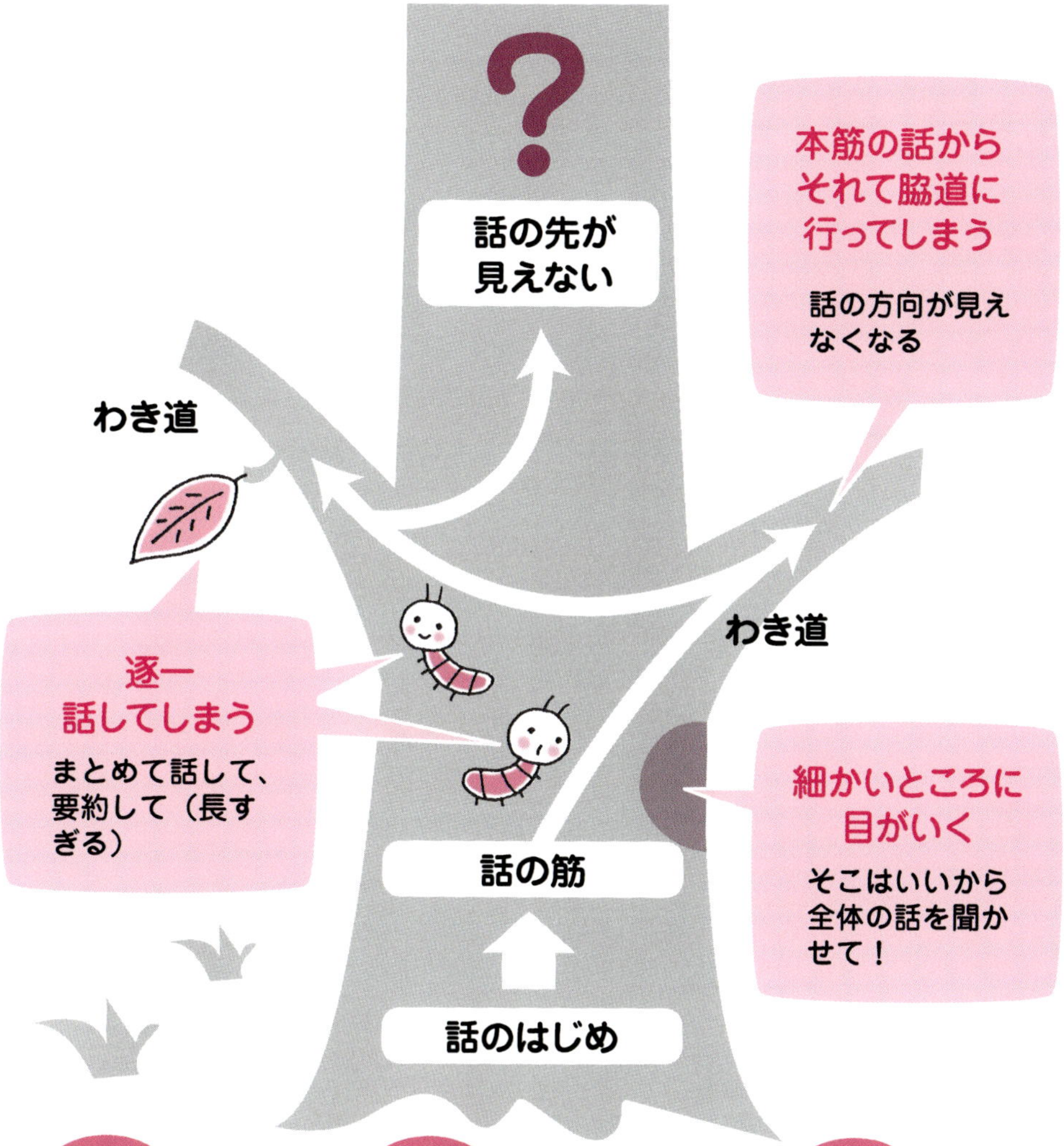

対策1

結論を先に言う

対策2

はじめに「私は話がそれやすいので、もしそうなったらおっしゃってくださいね」と断っておく

対策3

「そこまではわかったから」「まあ、それはおいておいて」「話を戻すと……」などと、まわりから言ってもらうのもよい

初対面の人にプライベートな話までしてしまう

初対面ではあたりさわりのない話をするのが普通です。プライバシーにかかわる話題は、ある程度親しくなるまでは避けましょう。相手と適度な距離を保つことが大切です。

初対面の人とはこみいった話はしない

アスペルガー症候群の人は、人と適切な距離をとることが苦手です。初対面なのになれなれしく話しかけたり、何度も会っているのに他人行儀な態度をとったりすると、相手は戸惑ってしまいます。

相手との距離は少しずつ縮め、親しさの度合いによって、ふさわしい話題を選ぶようにしましょう。

初めて会った人にいきなり、「実は夫がリストラにあって、借金だらけで、どうしたらいいのかわからなくて」などと話し始めたら、相手はドン引きしてしまいます。

自分や家族の学歴の話も、控えましょう。たまたま同じ学校の出身だと盛り上がりますが、そうでない場合は、変な競争意識が生まれたり、自慢と受けとられることがあります。

同様に、相手が仕事関係者ではない限り、自分の職業や会社の名前などは明かさないほうがいいでしょう。もし相手に聞かれたら、「IT関係」とか「建設関係」などとあいまいに答えておきます。

ある程度親しくなるまでは、自分の情報をあまりオープンにしないようにしましょう。相手のプライバシーにかかわるような話題も避けてください。

また、普通はさほど問題にならない話題でも、相手が答えたくなさそうなら、その話は切り上げます。

初対面にふさわしい話題を知っておこう

初対面では、天候や季節の話をするのが無難です。相手の服やバッグをほめるのもいいでしょう。

少し親しくなってきたら、自分の出身地や家族のこと、仕事のことなどを話すと、より親しくなれます。趣味の話もOKですが、あまり熱く語りすぎないようにしてください。自分の趣味について話したら、相手の趣味も聞いてみましょう。

初対面のときにふさわしい話題

天気の話

もっとも無難。

「今日は風が強いですね」

「暑くていやになりますね」

「夕方から雨が降るらしいですよ」

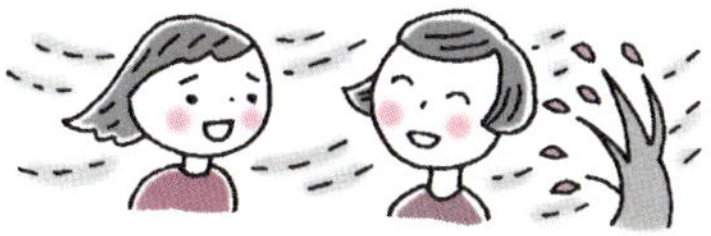

季節の話

「桜が咲きましたね」

「インフルエンザが流行っていますね」

「クリスマスが近づきましたね」

相手をほめる

「ステキなバッグですね」

「ピンク色のストールがお似合いですね」

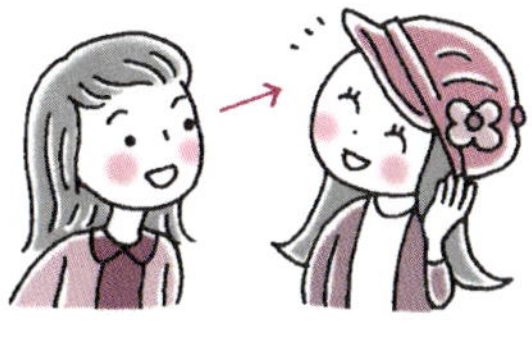

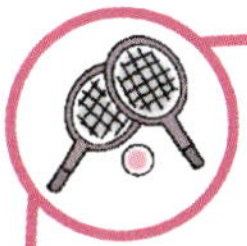

イベントの話

「オリンピックの水泳で金メダルとれてよかったですね」

「昨日の花火大会は雨で中止になって残念でしたね」

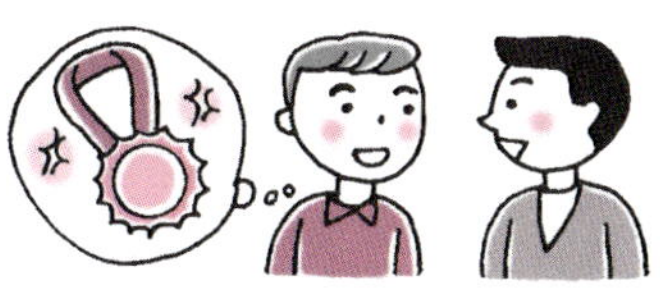

初対面のときに避けたい話題

- ●自分のプライベートな話
- ●相手のプライバシーにかかわる話
- ●自分や家族の学歴の話
- ●政治や宗教の話
- ●相手がふれたくなさそうにしている話題

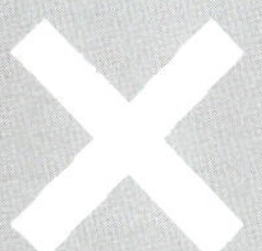

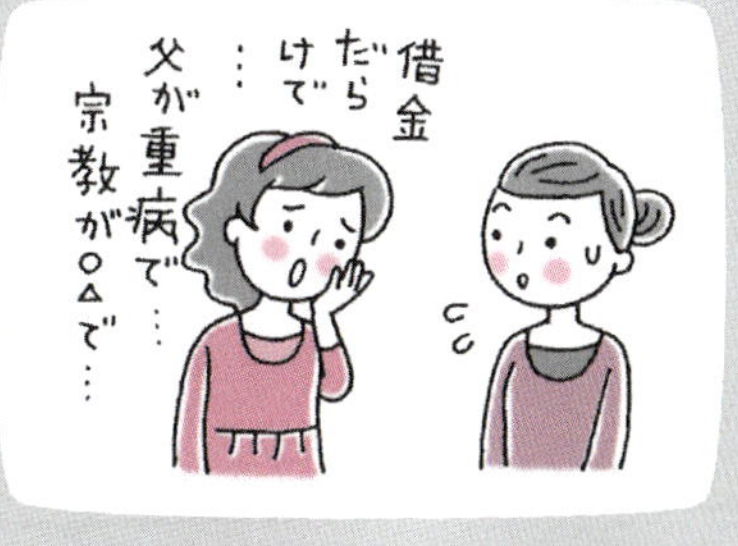

金

大人のアスペルガー症候群のシーン別解決法⑥

銭トラブルに巻き込まれやすい、断れない

アスペルガー症候群の人は、人の言うことをそのまま信じてしまいがちです。悪意を見抜いたり、うまく断ったりできないため、トラブルに巻き込まれやすいのです。断るスキルを身につけましょう。

お金の管理をしっかりする

「お金を貸して」と言われると、アスペルガー症候群の人は素直に貸してしまいかねません。「このことは内緒にしておいてね」と言われると、生真面目にその約束を守ります。

こんなことから、お金のトラブルに巻き込まれたり、勧められるままに、不要なものを買い込んだりして困った事態に陥りがちです。

また、計画性がなく、給料をもらうとすぐに使い果たしたり、友達が喜ぶからと気前よくおごって、自分の生活に支障が出る人もいます。

ですから、お金の管理の仕方を覚える必要があります。家計簿をつけたり、貯蓄計画を立てたりして、無駄遣いしないように心がけましょう。

借金の申し込みには、安易に応じてはいけません。断る自信がなければ、「家族に相談してみるから」と答えましょう。お金がからむことは、まず家族に相談する習慣をつけておくと安心です。

断るスキルを身につけよう

アスペルガー症候群の人は、人に言われたことは、そのとおりにやらなければならないと思い込む傾向があります。どんなに無理なことでも、なかなかノーとは言えないのです。そのため、職場でも多くの仕事を抱えすぎて、体調を崩したり、精神状態が不安定になったりします。

できないことはできないと断るスキルを身につけましょう。

たとえば、急ぎの仕事で手いっぱいなのに、さらに別の仕事を上司に頼まれたら「大変申し訳ないのですが、急ぎの仕事があって、今はちょっとその仕事まで手が回りません」とていねいに言いましょう。

そうすると、その仕事をほかの人に回すなど、上司も次善の策を考えます。断りきれずに引き受けて、結局できないより、ずっといいのです。

断るスキルを身につけよう

上司からの指示を断る

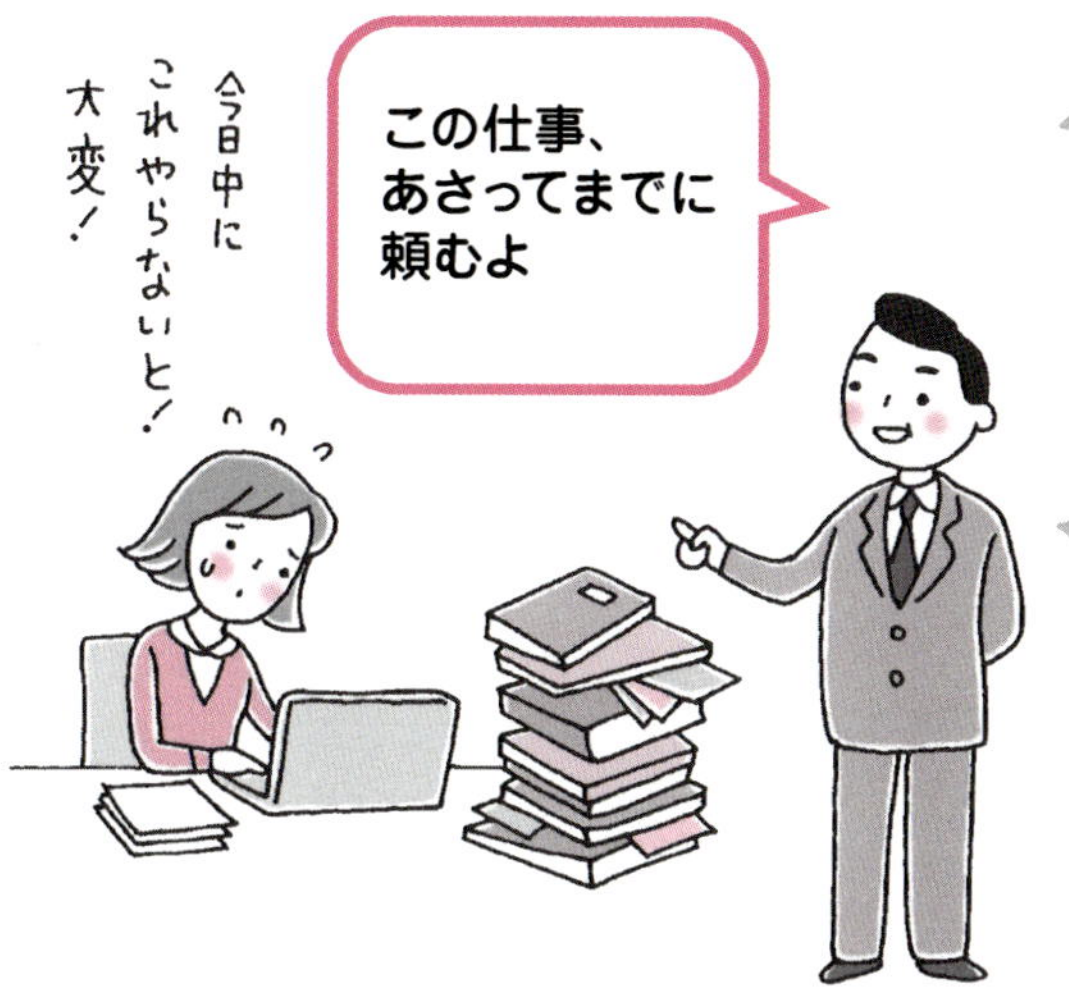

急ぎの仕事があるのに、課長から別の急ぎの仕事を頼まれた

✕

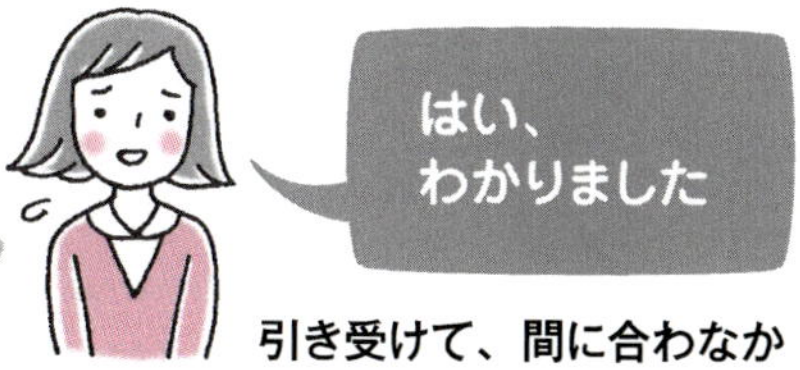
はい、わかりました

引き受けて、間に合わなかったら、「やるっていったじゃないか、どうするんだ」と叱られてしまう

○

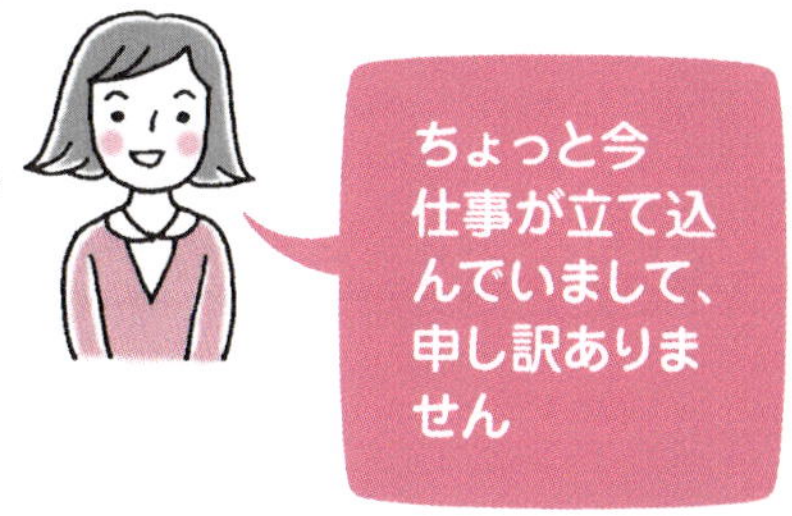
ちょっと今仕事が立て込んでいまして、申し訳ありません

課長はほかの人にその仕事を回す。あなたは自分の仕事を完成。ほかの人に回った仕事も間に合った
みんなハッピー

二次会を断る

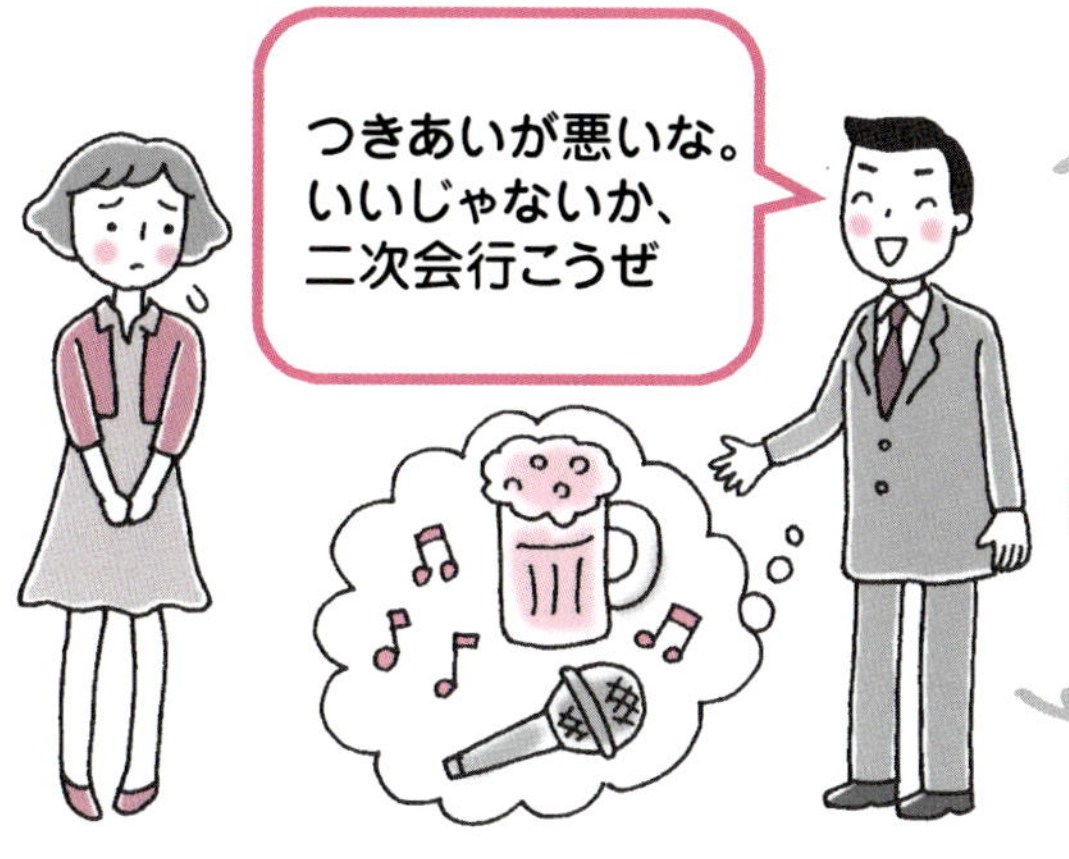

職場の飲み会に誘われ参加したものの、あまり遅くなると明日の仕事に差し支えるので二次会は断りたい

✕

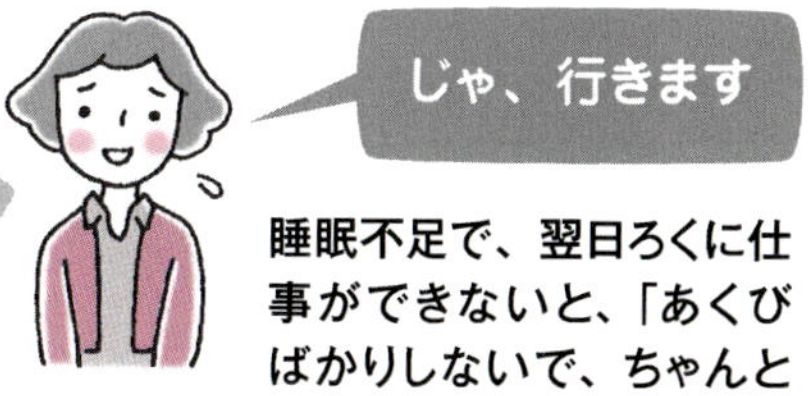

睡眠不足で、翌日ろくに仕事ができないと、「あくびばかりしないで、ちゃんと仕事をやれ」と叱られてしまう

○

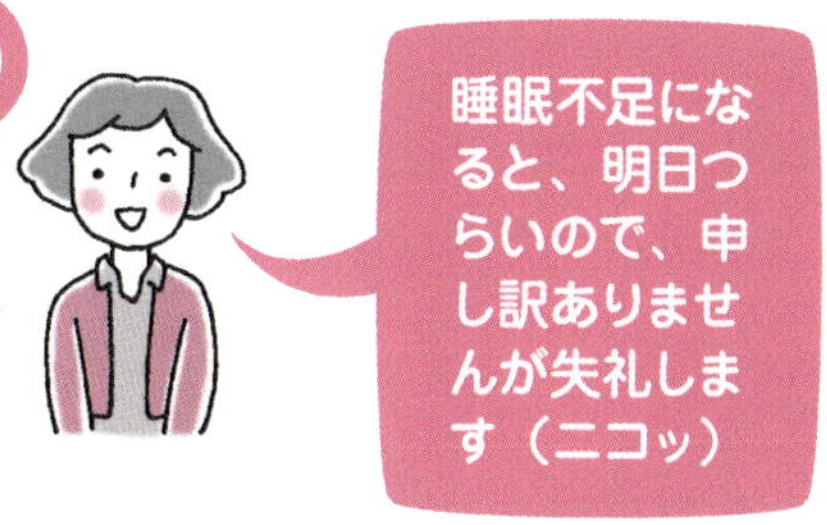
睡眠不足になると、明日つらいので、申し訳ありませんが失礼します（ニコッ）

翌日、いつものとおりきちんと仕事ができる
みんなハッピー

相手を怒らせてしまう

アスペルガー症候群の人はいわゆる「空気を読めない人」です。悪気はなく思ったことをダイレクトに言ったり、言わずもがなのことを言って、相手を怒らせてしまいます。会話力をアップさせて、よけいなトラブルを避けましょう。

言っていいことと悪いことの区別をつける

アスペルガー症候群の人は、相手の気持ちを推し量るのが苦手です。自分の発言が相手にどういう影響を与えるのかよくわからず、感じたことを瞬間的に口に出してしまいます。

また、人の言ったことを真に受けやすいので、「あなたの率直な感想を聞かせて」などと言われると、「そのアイディアは、センスないと思うよ」などとバカ正直に答えます。

このため、相手は「なんて礼儀知らずな人」とか「口のきき方も知らない人」と怒ってしまうのです。

会話のマナーを覚えよう

基本的な会話のマナーを覚え、コミュニケーション力をアップさせると、相手を怒らせることも少なくなるでしょう。

まずは、視線の使い方を覚えましょう。アイ・コンタクトはコミュニケーションの基本です。

人と視線を合わせるのは苦手かもしれませんが、練習しましょう。相手の目を見て話すことによって、相手への関心の高さや自分の気持ちを伝えることができるのです。

その際、体も相手のほうに向けます。足をだらしなく広げたり、組んだりしないようにしましょう。また、イスの背もたれにどっかりもたれると、えらそうに見えてしまいます。

背中にこぶし一つ入るぐらいのすき間を空けて、背筋を伸ばして座りましょう。肩に力を入れてしゃちほこばっていると、緊張感が相手に伝わり、相手も緊張してしまいます。よけいな力は抜いて、リラックスを心がけてください。

このような姿勢を保ち、アイ・コンタクトが自然にできるようになったら、相槌を覚えましょう。

うなずいたり、「それでどうしたの?」などと先を促してあげると、相手は気持ちよくしゃべれます。

コミュニケーション力アップの秘訣

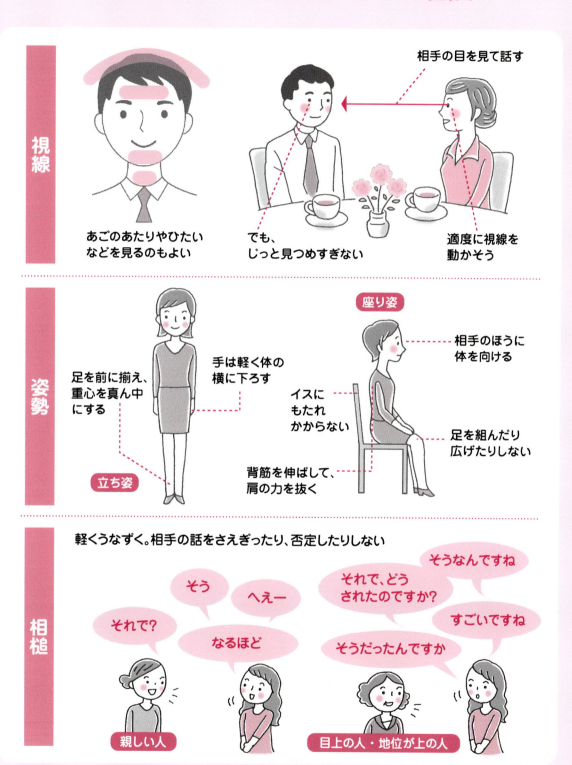

視線

姿勢

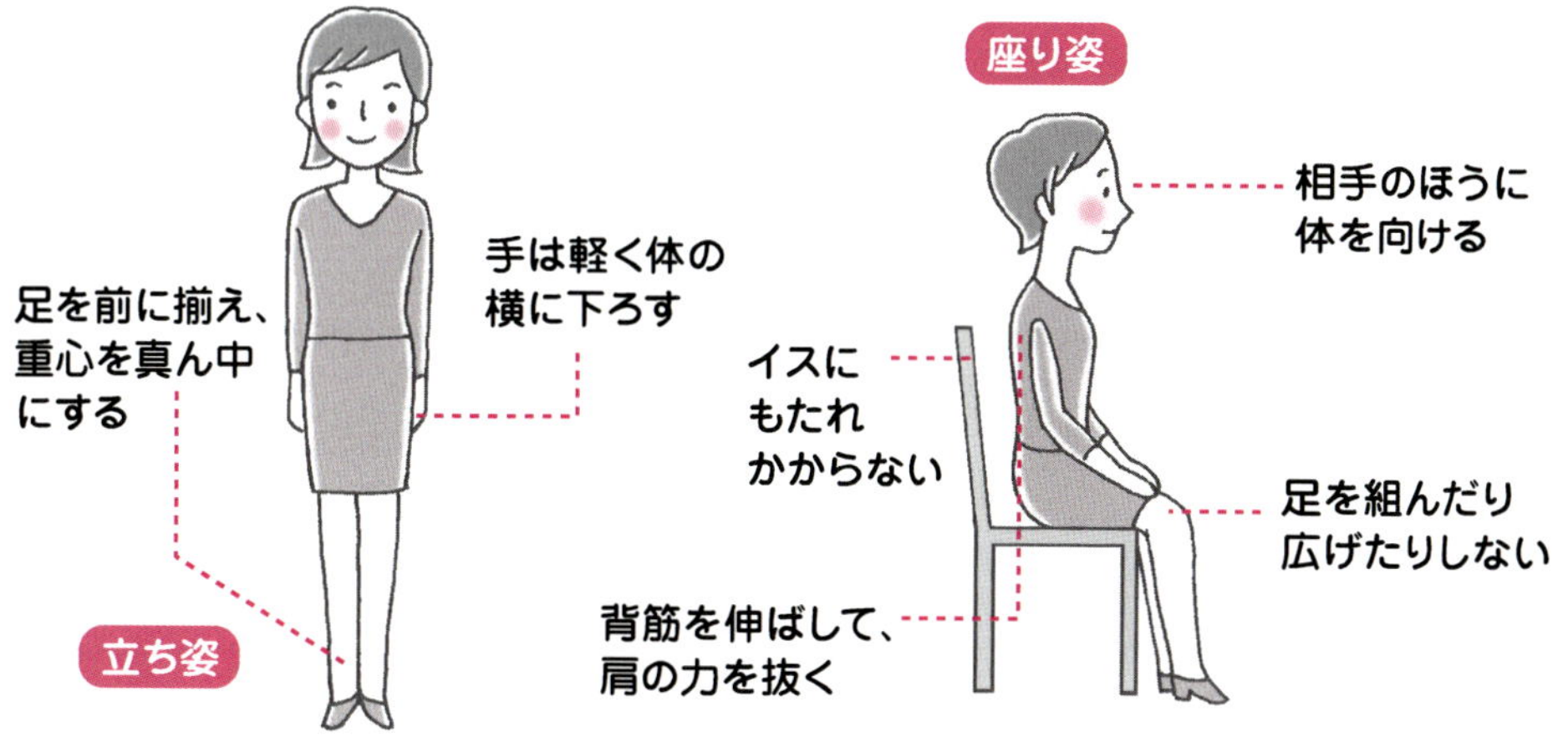

相槌

軽くうなずく。相手の話をさえぎったり、否定したりしない

異

大人のアスペルガー症候群のシーン別解決法⑧

性とのつきあい方がわからない

恋愛では相手の気持ちを尊重して、心地よい関係をつくっていかなければなりません。相手の気持ちを汲みとるのが苦手なアスペルガー症候群の人にしてみれば、ハードルが高いといえます。

思い込みが激しく修正がききにくい

アスペルガー症候群の人は対人関係が苦手です。男女関係は、対人関係のなかでも最難関。相手を好きになっても、どうつきあえばいいのかがわからない人は多いようです。

また、どうすれば異性が喜ぶのかがわからず、相手を喜ばせようと、ずれたことを言ったりやったりして困惑させてしまうこともあります。

たとえば、恋愛小説に出てくるキザな文章をそのまま長々とメールで送りつけたり、映画のヒーローのようにおおげさに振る舞って、しらけさせたりします。

普通なら、相手の態度や言葉から、失敗したとわかるのですが、これでいいはずだと思い込んで、なかなか軌道修正できません。

また、いつも同じ服ばかり着ていて、相手にうとんじられることもあります。外見は大切ですから、清潔感のある服装を心がけましょう。

相手を尊重して自分らしく

アスペルガー症候群の人は、人を信じやすく、悪意や打算を見抜けません。これは長所でもあるのですが、だまされやすいということでもあります。特に女性は、男性に甘い言葉をささやかれるとうれしくなって、自分も相手を好きだと勘違いすることがあります。

また、デートの誘いを断りきれず、誘われるままに、何人もの男性とおつきあいするハメになることもあります。

恋愛のロマンティックな部分にばかり気をとられず、仕事や勉強など、自分にとって大切なこととのバランスをとりながらおつきあいをしていくと、変なトラブルに巻き込まれずにすむでしょう。

恋愛上手になる特効薬はありません。相手を尊重する気持ちを忘れず、無理せず自分らしく振舞いましょう。

恋愛がうまくいくコツ

自分の特徴を知っておく

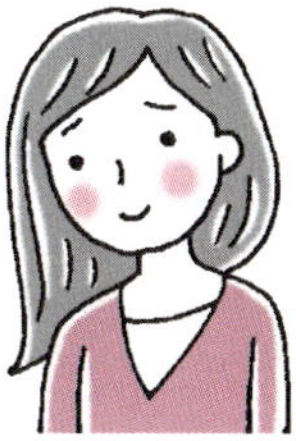

・人を信じやすい
・相手の意図をうまくつかめない
・人の悪意や打算を見抜けない
・几帳面で生真面目
　これは短所でもあるが、長所でもある
・自信を持つ

清潔感のある服装を心がける

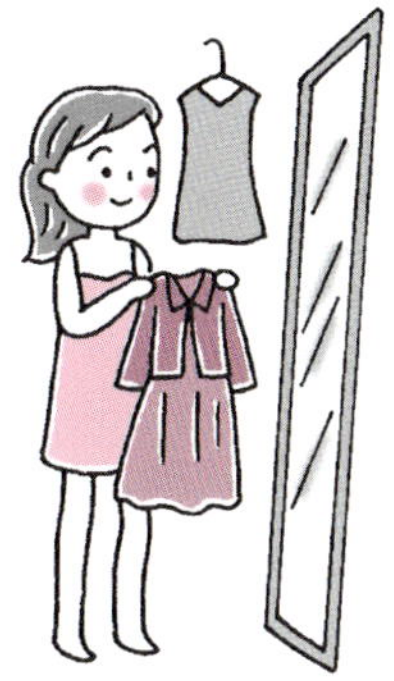

・外見は大切
・いつも同じ服ばかり着ない
・髪も整える

好きだからと自分の気持ちを押しつけない

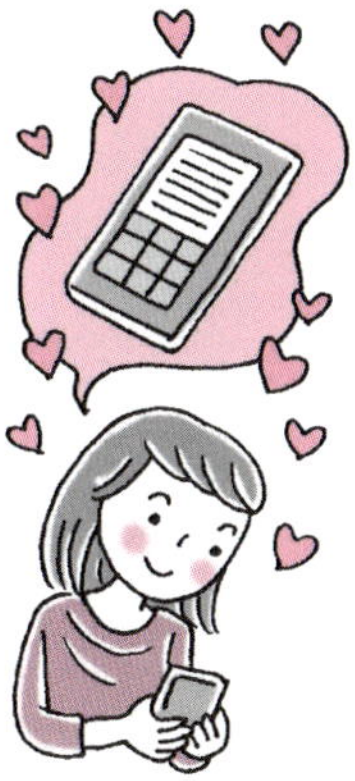

・毎日のように長いメールを送りつけたり、後をつけたりしない

相手の気持ちを尊重して、少しずつよい関係を築いていくように心がける

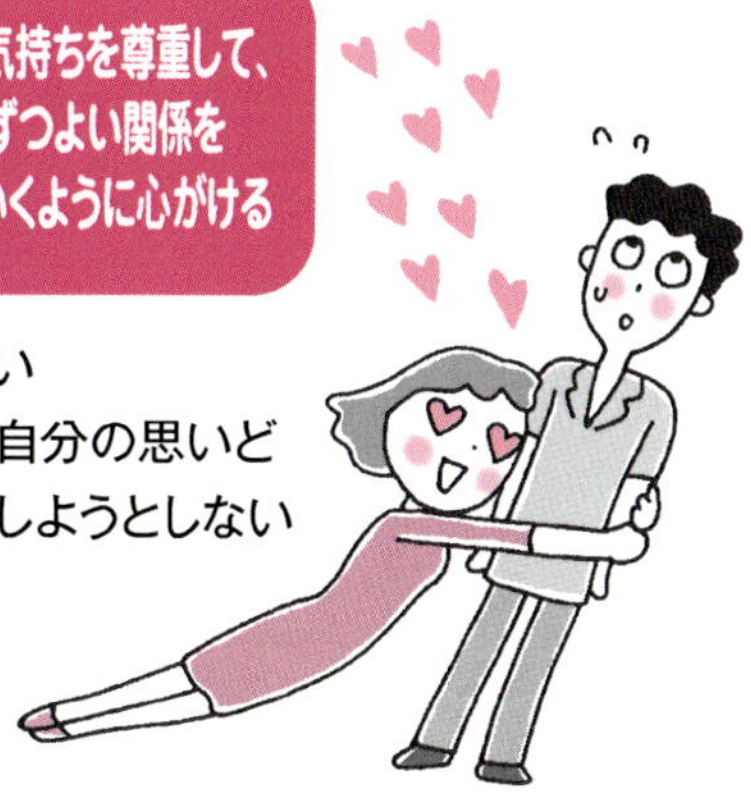

・焦らない
・相手を自分の思いどおりにしようとしない

映画やテレビのまねをしない

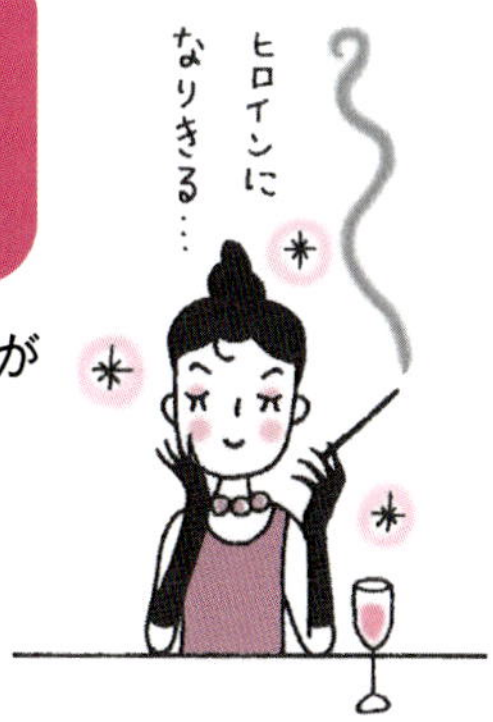

・“めっき”はいつかはがれる
・自分らしい恋愛でよい

誘われるままにずるずるつきあわない

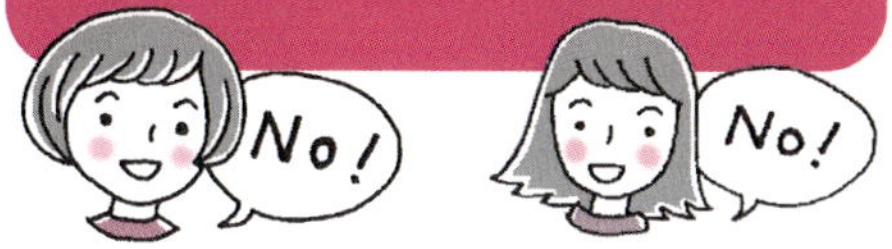

・デートの誘いを断る

「お誘いありがとうございます。うれしいわ。でも、その日は都合がつきません。ごめんなさい」

・おつきあいを断る

「お気持ちはうれしいのですが、おつきあいはできません」

子どもの先生やママ友とうまくつきあえない

子どもにかかわるおつきあいは、神経を遣うものです。関係をこじらせて、子どもに悪影響が出ては困ると思うからです。ほどよい距離を保ち、つかず離れずのおつきあいがおすすめです。

無理やりママ友をつくる必要はない

子どもが幼稚園に入園するようになると、お迎えまでの間にママ友とお茶をしたり、ランチに誘われることが多くなります。

保護者会やPTA活動、学校行事などにも参加しなければならず、アスペルガー症候群の人が苦手な社交シーンが増えていきます。

ママ友とスマートにおつきあいするのは、実はとても難しいものです。「子どもどうしは仲が良くても、ママどうしはいまいち。ママどうしは仲良しだけれど、子どもたちは仲が悪い」など、なかなか思うようにはいきません。孤立しないように、「なんとかしてママ友をつくらなきゃ！」と躍起になっても空回りするだけ、ということもよくあること。

でも、ママ友は子どもたちが成長すれば、自然に疎遠になっていくことがほとんどです。うまくつきあえないと悩むのなら、無理にママ友をつくる必要はありません。やるべきことをきちんとやって、あいさつを交わすぐらいで十分です。

密につきあうほうが、関係はこじれやすいもの。いったんこじれると修復は難しく、深刻なトラブルに発展することもあります。つかず離れずがいちばんです。

先生にはいつも感謝の気持ちを伝える

先生と話すときは、特に緊張するかもしれません。はじめに、「いつも子どもがお世話になっています」と感謝の気持ちを伝えると、雰囲気がやわらぎ、話しやすくなるでしょう。

先生の年齢や教育方針、考え方はさまざまです。その先生に合わせて話し方も工夫しましょう。

子どものことで、注意を受けることがあるかもしれません。そんなときは、まずは謙虚に先生の話に耳を傾けます。その後、できるだけ穏やかに、自分の考えを伝えます。

おつきあいのコツ

ママ友とのおつきあいのコツ

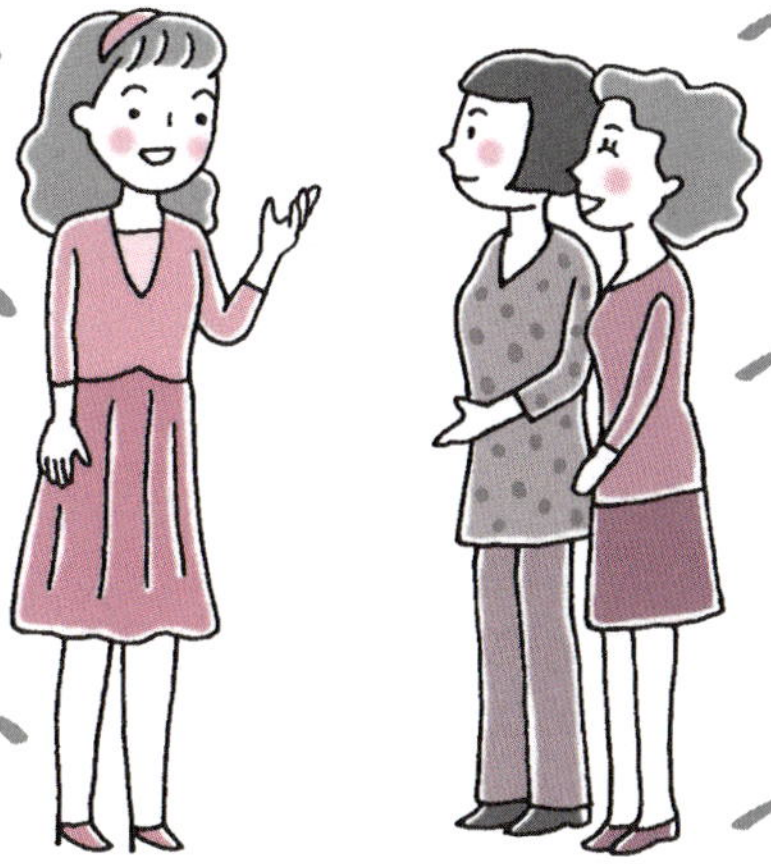

明るくあいさつをする

学校行事やPTA活動でお手伝いが必要なときは、できる範囲で快く手伝う

べったりしたおつきあいは避ける

つかず離れず、適度な距離をおく

ママ友ができなくても、特に不都合はない。しょせん、子どもつながりである

いない人の悪口や噂話にはのらない

先生とのおつきあいのコツ

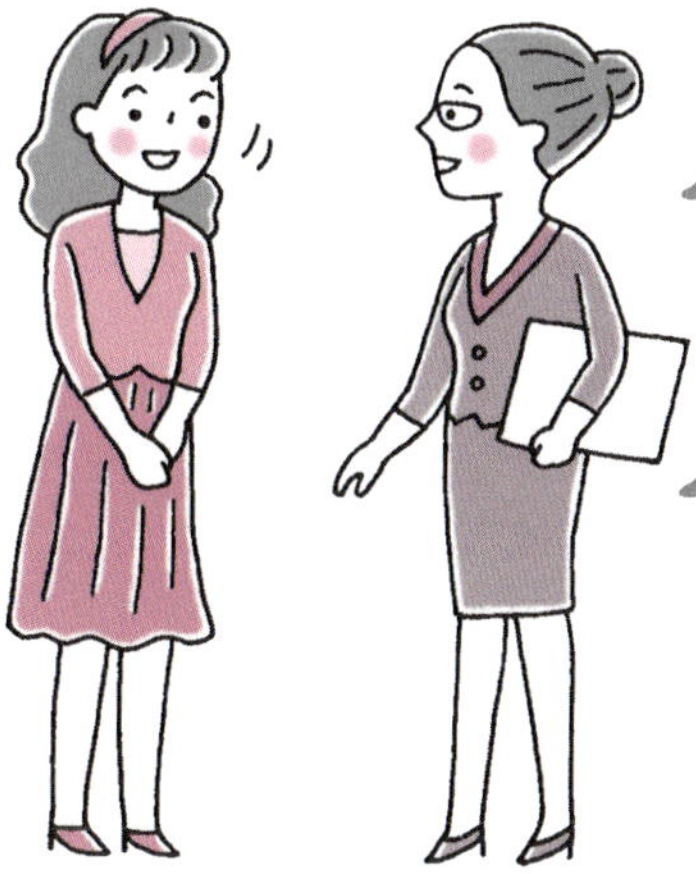

「いつも子どもがお世話になっています」と、はじめに感謝の気持ちを述べる

自分ばかりしゃべらないで、先生の話に耳を傾ける

ていねいな言葉、態度を心がける

先生の意見と異なる意見を述べるときは、穏やかなやわらかい言い回しを心がける

『アスペルガー・ADHD 発達障害 シーン別解決ブック』

あ行

か行

さ行

●表紙デザイン
大薮胤美（フレーズ）
●カバーイラスト
おおの麻里
●本文デザイン
高橋秀哉　高橋芳枝
●本文イラスト
三浦晃子
●編集協力
鈴木智子、津田淳子（フリーウェイ）
●校正
内藤久美子
●編集担当
長岡春夫（主婦の友社）

【著者紹介】
司馬理英子（しば・りえこ）
岡山大学医学部卒業、同大学院修了。1983年渡米。アメリカで4人の子どもを育てるなか、ADHDについて研鑽を深める。1997年『のび太・ジャイアン症候群』（主婦の友社）を執筆、出版。同年帰国し、東京都武蔵野市に発達障害専門のクリニックである「司馬クリニック」を開院。中学生までの子どもと高校生と大人の女性の治療を行っている。2008年ADHDをめぐる状況の変化や新しい知見を盛り込んだ決定版として『のび太・ジャイアン症候群』を改訂し『新版 ADHD のび太・ジャイアン症候群』、2009年『新版 のび太・ジャイアン症候群2 ADHD これで子どもが変わる』を刊行。ほかに著書として、『新版 のび太・ジャイアン症候群3 ADHDとアスペルガー症候群』、文庫版『のび太・ジャイアン症候群』、『よくわかる大人のADHD』、『ADHD・アスペルガー症候群 子育て実践対策集』、『マンガでわかる もしかしてアスペルガー!?～大人の発達障害と向き合う～』、『シーン別アスペルガー会話メソッド』（以上、主婦の友社）、『わたし、ADHDガール。恋と仕事で困ってます。』（東洋館出版社）など、翻訳書として『へんてこな贈り物』（インターメディカル）がある。

最新版《さいしんばん》
アスペルガー・ADHD 発達障害《はったつしょうがい》 シーン別解決《べつかいけつ》ブック

2019年2月28日　第1刷発行
2024年10月20日　第6刷発行

著　者　司馬理英子《しばりえこ》
発行者　大宮敏靖
発行所　株式会社主婦の友社
〒141-0021　東京都品川区上大崎3-1-1 目黒セントラルスクエア
電話 03-5280-7537（内容・不良品等のお問い合わせ）
049-259-1236（販売）
印刷所　大日本印刷株式会社

ISBN978-4-07-435583-9

■本のご注文は、お近くの書店または主婦の友社コールセンター（電話0120-916-892）まで。
※お問い合わせ受付時間　月～金（祝日を除く）　10:00～16:00
※個人のお客さまからのよくある質問のご案内　https://shufunotomo.co.jp/faq/